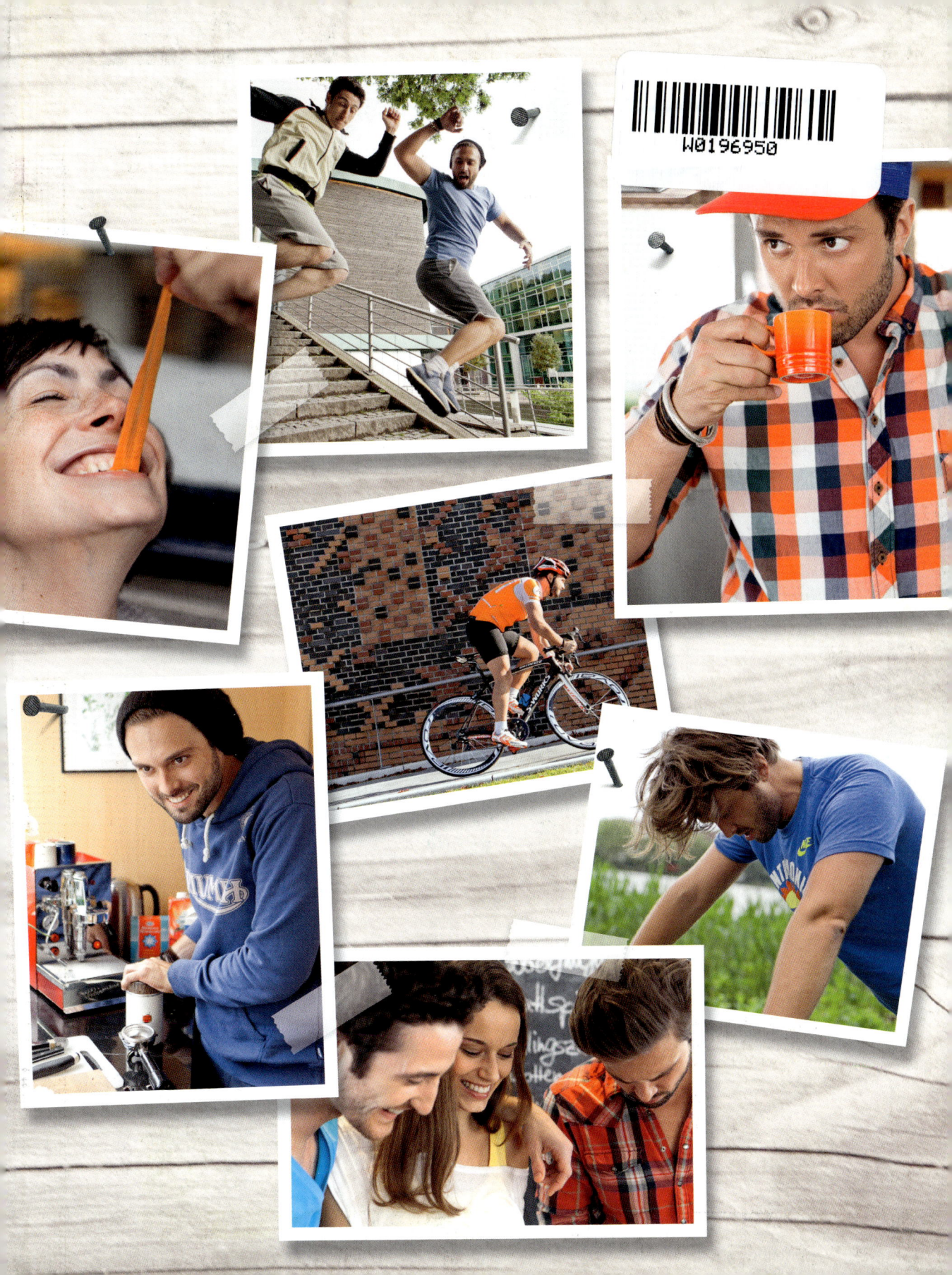

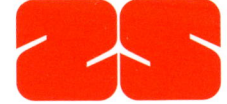

© Verlag Zabert Sandmann
München
2. Auflage 2013
ISBN 978-3-89883-383-7

Konzeption	RAPP Germany (Claudia Bode, Kirsten Schumacher, Dr. Malte Lenze)
Grafische Gestaltung	Georg Feigl, Irene Schulz
Fotografie	Gulliver Theis (weitere siehe S. 212)
Foodstyling	Eliane Muller
Rezeptentwicklung	Michael Koch, Dipl. oec. troph. Antje Stuhr, Dipl. oec. troph. Bettina Zeuch
Trainingspläne	Dipl. Sportwissenschaftler Elmar Trunz-Carlisi (Institut für Prävention und Nachsorge (IPN), Köln)
Redaktion Hamburg	Karin Bökamp, Christian Löwendorf
Redaktion München	Sarah Fischer, Eva Hege
Redaktionelle Mitarbeit	Ulrich Pramann, Martina Solter
Herstellung	Karin Kotzur, Peter Karg-Cordes
Lithografie	Jan Russok
Druck & Bindung	Neografia, Martin

24STUNDEN**DIÄT** von Achim Sam ist eine Marke der Eatletic GmbH.
Weitere Infos unter www.24-stunden-diaet.de

Besuchen Sie uns auch im Internet unter www.zsverlag.de

24STUNDEN**DIÄT**
von ACHIM **SAM**

mit Prof. Dr. Michael Hamm

Fotos von **Gulliver Theis**

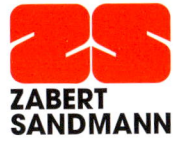

**ZABERT
SANDMANN**

Inhalt

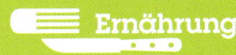 **Ernährung**

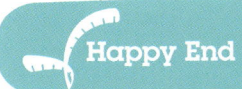 **Happy End**

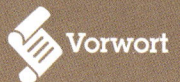

Machen Sie ein Ende **mit der DICKtatur**

Medizinische Notwendigkeit oder modisches Diktat? Was sind die Chancen, wo liegen die Risiken? Kein Thema wird immer wieder aufs Neue so kontrovers diskutiert, wie die Frage nach dem Sinn und Unsinn von Diäten. Gemeinsamer Nenner scheint zu sein: Es gibt kein allgemeingültiges Normgewicht. Das persönliche (Ideal-)Gewicht sollte sich vielmehr am individuellen Wohlbefinden messen und nicht nur am Zeiger der Waage oder der Kleidergröße. Damit soll vor allem der Druck bei Betroffenen genommen werden. Natürlich ist Maßlosigkeit beim Essen und beim Übergewicht keinem zuträglich. Wer viel zu viel wiegt, hat schließlich ein schlechtes Fitnessniveau und fühlt sich auch nicht wirklich wohl, wenn beim Treppensteigen das Knie schmerzt oder er schnell außer Atem kommt und bei der kleinsten Anstrengung der Schweiß ausbricht.

Ein physiologisches Grundprinzip hat jedoch Allgemeingültigkeit: Wir haben beim Essen und Bewegen die Bilanz verloren. Der während der längsten Periode der menschlichen Ernährungsgeschichte ersehnte Traum vom Schlaraffenland ist zum Kalorienalptraum des bewegungsarmen Sitzmenschen geworden. Deshalb muss jedes erfolgreiche Gewichtsmanagement an beiden Seiten der Energiebilanz ansetzen: bei der Energieaufnahme durch Essen und beim Energieverbrauch durch körperliche Aktivität. In keinem Fall kommt das eine ohne das andere aus. Besonders die Erkenntnisse der Sport- und Ernährungsphysiologie erlauben heute ein effizientes Gewichtsmanagement, das mit raschen Anfangserfolgen einen wichtigen Motivationsfaktor setzt. Dieser trägt dazu bei, die ersten verlorenen Pfunde zu halten und den Erfolg im weiteren Verlauf noch zu verbessern.

Die innovative 24STUNDEN**DIÄT** ist so eine Initialzündung, die den Einstieg in eine Änderung des Lebensstils ermöglicht und fördert. Die 24STUNDEN**DIÄT** ist aber nicht nur der Startschuss, sondern auch eine Art Figur-TÜV, mit dem man Ausrutscher und (natürliche) Gewichtsschwankungen nachjustieren kann. Damit unterscheiden wir uns von streng limitierten Diäten, die auf starres Einhalten setzen. Ausrutscher und Genuss sind ausdrücklich erlaubt und zeitnah wieder ausgleichbar.

Aus der Sportmedizin und Sporternährungswissenschaft wissen wir, dass durch Kohlenhydratverknappung beim Essen und Entleerung der Kohlenhydratspeicher durch intensives Intervalltraining der Fettstoffwechsel optimal getrimmt wird. So werden die Türen für eine optimale Nutzung der Fette als Energiequelle geöffnet. Und wir halten sie offen, wenn wir sie durch kohlenhydratarme, aber eiweißakzentuierte Mahlzeiten am 24STUNDEN**DIÄT**-Tag nicht wieder verschließen. Das Eiweißangebot schützt in Verbindung mit dem sportlichen Training zusätzlich vor dem Raubbau am eigenen Körper – sprich vor dem Verlust von Muskelprotein, was einer der Gründe für den gefürchteten Jo-Jo-Effekt nach strengen Diäten ist.

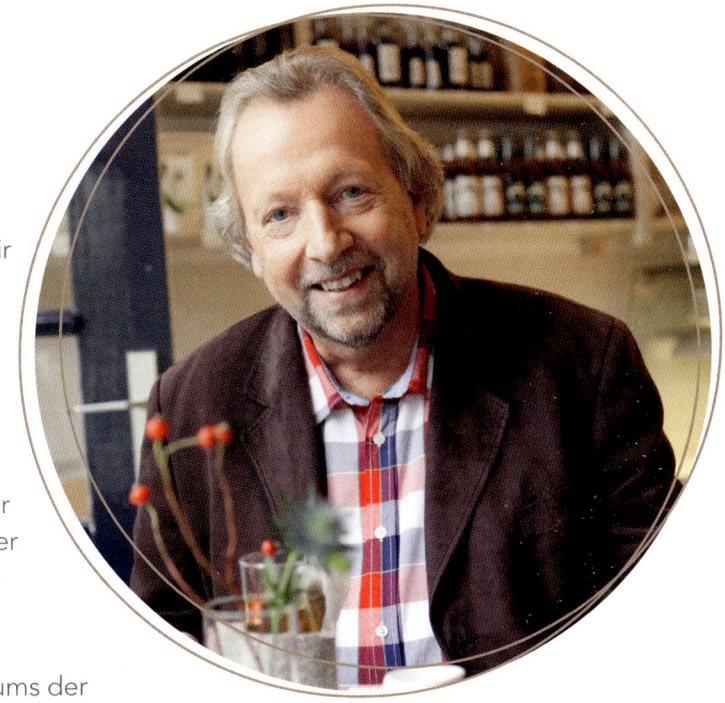

Achim Sam hat als Absolvent des Studiums der Ökotrophologie und aufgrund seiner eigenen Diät-karriere (im positiven und negativen Sinn) sowie als Leistungssportler die Grundidee und die Grundbausteine des erfolgreichen 24STUNDEN**DIÄT**-Konzepts in unser gemeinsames Buch eingebracht. Mir hat er als seinem Dozenten schon während des Studiums durch vielseitige Seminar- und Diskussionsbeiträge seine Überlegungen vermittelt. Ich bin später gerne darauf eingestiegen und habe die erste wissenschaftliche Untersuchung angebahnt, die die bislang nicht für möglich gehaltene Steigerung der Fettverbrennung in so kurzer Zeit dokumentiert. Daraus ist eine Schnellmethode zum Abnehmen geworden, die jedoch ein hohes Maß an Mittun und sportlichem Einsatz voraussetzt. Es ist kein einfacher Weg, der hier aufgezeigt wird, aber ein effizientes Erfolgsrezept, das die Nachteile bekannter Crash-Diäten außen vorlässt und vielfältige Bestätigung in der Praxis gefunden hat.

Ich wünsche allen Anwendern viel Erfolg und zahlreiche Anregungen für ein genussvolles, figur- und leistungsfreundliches Essen.

Ihr

Prof. Dr. troph. Michael Hamm
Ernährungswissenschaftler
Hamburg

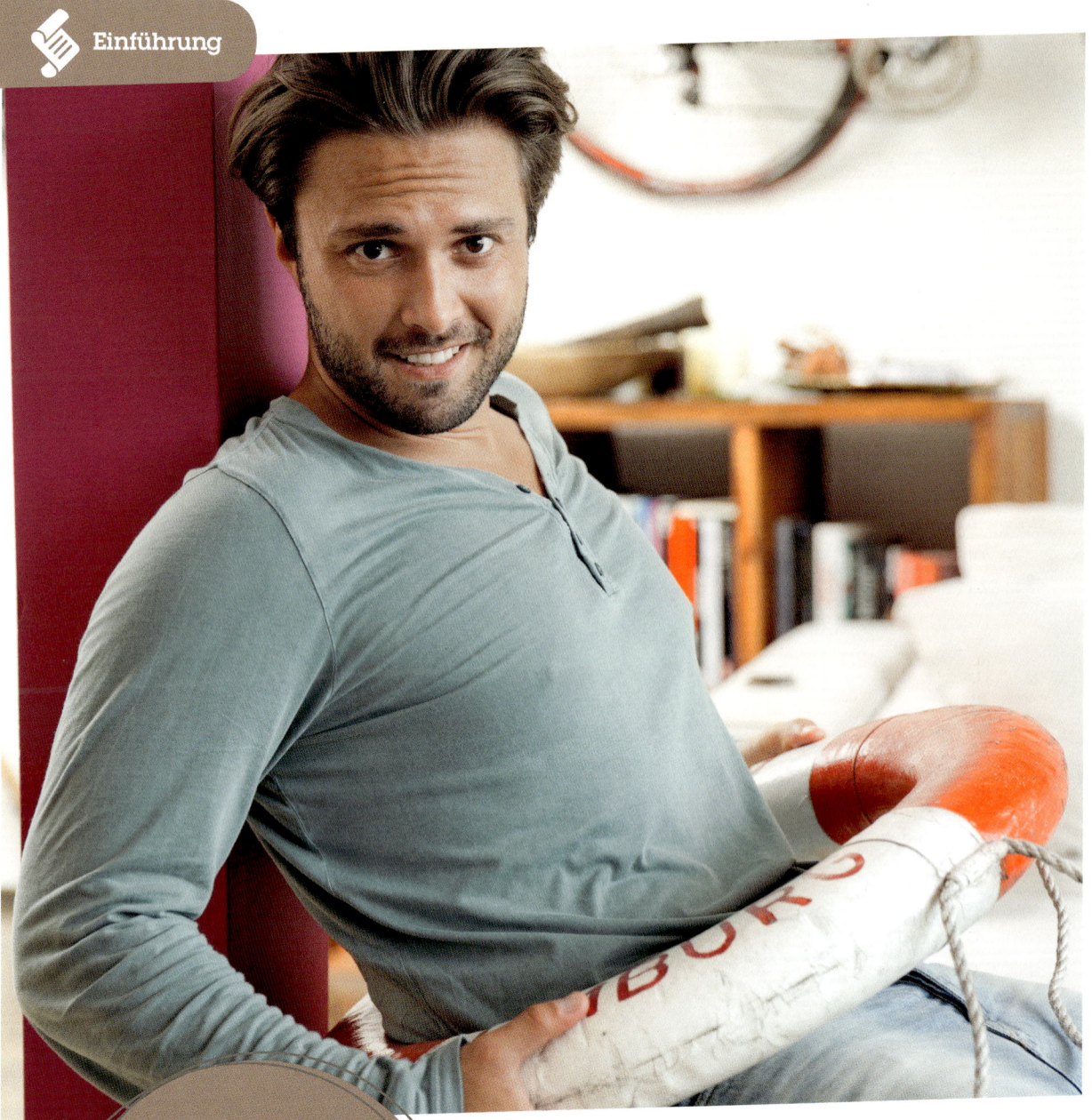

Meine Figur
mein Problem

Das Drama meiner frühen Jahre

Ich fühle mich wohl in meinem Körper, fit, beweglich, belastbar. Ich bin ganz gut in Form und erlebe meinen Alltag meist völlig unbeschwert. Eine Erleichterung. **Denn es gab Zeiten, da habe ich wirklich keine gute Figur abgegeben.** Ich fühlte mich eher wie eine wandelnde Problemzone. Ja, ich war mal dick. Und mit dick meine ich jetzt nicht nur Babyspeck – ich war (zumindest) so dick, dass ich deswegen in der Schule jahrelang gehänselt wurde. In den Sportstunden wurde ich oft als Letzter in eine Mannschaft gewählt – und beim 1000-Meter-Lauf schaffte ich oft nur 500 am Stück. Peinlich. Und dass immer andere Jungs genau jene Mädels abbekamen, in die ich mich verschossen hatte – naja, das war nicht gerade förderlich für mein Selbstbewusstsein. Ich weiß also ganz genau, wie sehr man unter Gewichtsproblemen leiden kann.

Mit 14 war ich ein **echter Moppel**

Nein, an diese Zeiten denke ich nicht wirklich gerne zurück. Es ist kein Zufall, dass kaum Fotos von damals existieren. Dafür habe ich bewusst und unbewusst schon gesorgt. Meine Eltern (unten Mitte) brauchten ziemliche Überredungskünste, wenn sie mich mal knipsen wollten. Zwei der wenigen Dokumente aus dieser Zeit (links unten und auf der nächsten Seite) zeigen mich noch am Anfang meiner Moppel-Karriere. Mit 14 wog ich schließlich genauso viel wie mein Vater. Man muss dazu wissen, dass ich aus einer soliden Metzgerfamilie stamme, ich bin quasi mit

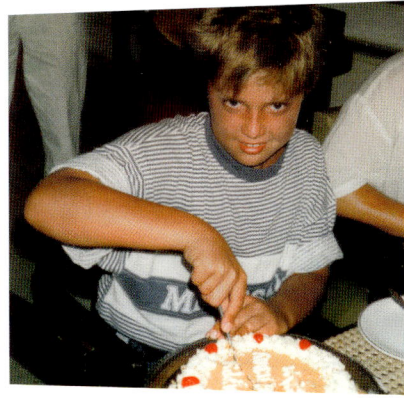 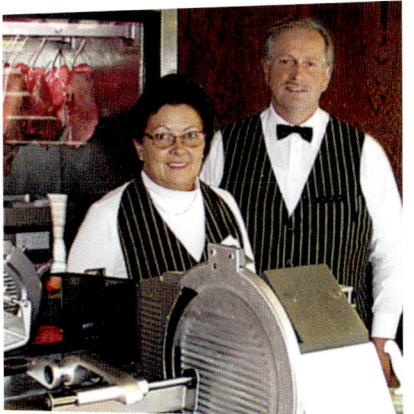 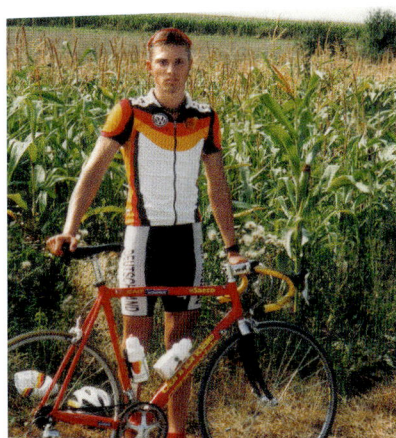

»Wurst und Fleisch satt« aufgewachsen. Und da reden wir jetzt nicht von fettarmer Ware. Nicht, dass wir uns missverstehen, ich mag Fleisch und Wurst bis heute. Sehr sogar, allerdings in wohldosierten Mengen. Doch zu meiner Schulzeit haben die Mitschüler meinen Wursthunger in der Währung »LKW« gemessen. Zwei LKW in der großen Pause – das stand für zwei **L**eber**käsw**ecken. Und meine sportliche Betätigung? Die einzige des Tages war der Sprint von der Schule an den Mittagstisch, besonders, wenn es Apfelpfannkuchen von Oma gab. **Klar, meine Eltern haben mich – wie es sich gehört – im örtlichen Fußballverein, dem Turnverein Großwallstadt, angemeldet. Aber ich war mehr Maskottchen als Mitspieler.** Meist hockte ich im Clubheim bei einer doppelten Portion Pommes rotweiß – was mir eindeutig besser schmeckte als der Ballsport.

Wie ich in **acht Wochen 20 Kilo** loswurde

Schließlich suchte ich mir eine neue Sportart, bei der ich mir nicht selber lächerlich vorkam und die mir dabei helfen sollte, endlich abzunehmen. Aber natürlich wollte ich auch nicht auf mein gewohntes Mahlzeitenpensum verzichten müssen – schließlich stand schon damals fest: Gutes Essen wurde mir ja quasi mit in die Wiege gelegt. Also eine klassische Leidenschaft, die Leiden schafft. Und weil mich Räder irgendwie schon immer faszinierten, kaufte ich mir mein erstes Mountainbike. Stolz auf das neue Gefährt, ging ich jeden Samstag mit meinem Onkel Stephan auf große Tour. **Auf dem Sattel fühlte ich mich leicht, und es beflügelte mich, durch die Wälder des Spessarts zu strampeln, manchmal bis zu sechs Stunden lang.** Und tatsächlich: Es tat sich wirklich was. Woche für Woche blieb Kilo um Kilo auf der Strecke. Und das Schönste: Ich begann, mich zum ersten Mal in meinem Körper wohlzufühlen.

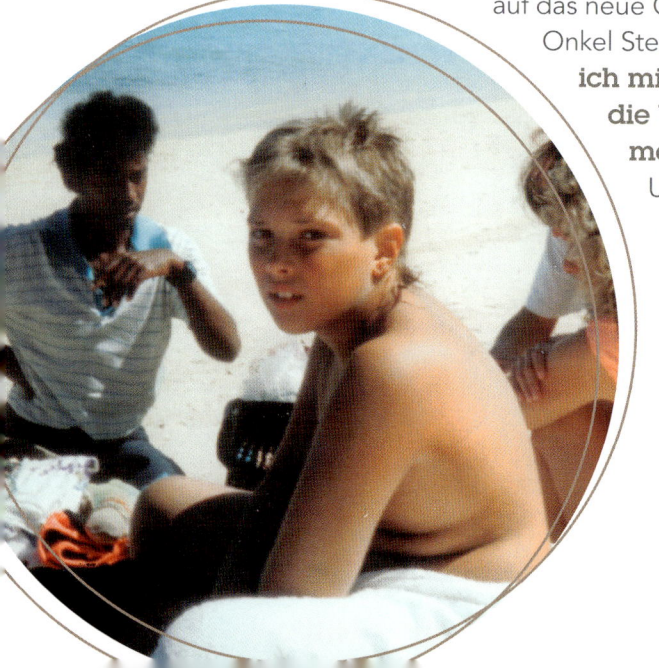

Das Rad-Virus hatte mich voll erwischt, und ich bewegte mich sukzessive in die Situation hinein, eine Sportart intensiv zu betreiben, die mir das fehlende Selbstvertrauen schenkte, mich fitter machte und aus meinem Waschbärbauch ein Waschbrett modellierte. **Innerhalb von nur acht Wochen speckte ich 20 Kilo ab und wurde sogar hessischer Landesmeister in der Jugendklasse – ein emotionales Highlight, dass mich nachhaltig prägte.**
Nach der Mittleren Reife habe ich eine Metzgerlehre begonnen. Warum ausgerechnet Metzger? Das hatte natürlich mit meiner Familienhistorie zu tun, noch mehr aber damit, dass ich unbedingt Radprofi werden wollte. Deshalb entschied ich mich für einen Job, der morgens früh begann und auch früh am Nachmittag endete – der also Zeit fürs Training ließ.
Das erste Lehrjahr absolvierte ich in einem echten »Sklavenladen«. Morgens um vier Uhr antreten. Und, anders als erhofft, dauerte die Schufterei bis 17 Uhr – und später. Mir blieb also nichts anderes übrig, als nachts um drei Uhr aufs Fahrrad zu steigen und mit Stirnlampe zur Arbeit zu fahren. Bei Wind und Wetter, denn Busse fuhren um diese Uhrzeit nicht, und einen Führerschein hatte ich noch nicht.

Radfahren – meine Droge

In der Phase ging es mit meiner Radkarriere steil bergab – ich war nur am Buckeln. Zeit zur Regeneration? Null. Ich musste auch am Wochenende ran. Irgendwann hatte ich keine Lust mehr zu trainieren – vor lauter Frust blieb ich einfach im Bett liegen. Schließlich hatte mein Vater ein Einsehen und holte mich in seinen Betrieb. Aber als Chef- und Innungsmeister-Sohn wurde ich natürlich nicht in Watte gepackt. Mein Alltag: sechs Stunden Ausbeinen und Wurstmachen und dann bis zu sechs Stunden rauf aufs Rennrad – manchmal fiel mir beim Abendessen vor Erschöpfung der Kopf in die Spaghetti. Aber immerhin hatte ich genug Zeit fürs Training und war wieder motiviert. Ich wurde in den hessischen Landeskader berufen und bin sogar einige Einsätze für die deutsche Nationalmannschaft gefahren. Doping? Diese Frage stellt sich heute ja leider reflexartig, wenn's um den Radsport geht. Ja, ich erlebte Radfah-

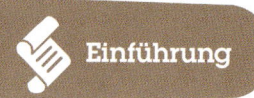

ren tatsächlich als eine Art Droge. Weil ich jetzt so viel essen konnte, wie ich wollte – und trotzdem schlanker wurde und mich rundum besser fühlte. **Es kam natürlich vor, dass vor einer Meisterschaft mal zwei, drei Kilo zu viel auf den Rippen waren. Dann legte ich einfach eine zusätzliche Trainingseinheit ein und reduzierte Kuchen, Schokolade & Co. – und zack, war der Zeiger auf der Waage wieder im grünen Bereich.**

Als Radrennfahrer war ich zwar gut, aber doch nicht gut genug für eine Profikarriere. Also beschloss ich zu studieren, absolvierte das Fachabitur und schrieb mich an der Universität Hamburg für den Studiengang Ökotrophologie ein, also Ernährungswissenschaften. Alles lief bestens. Nur: Leider haben Fettzellen ein langes Gedächtnis. Mein hanseatisches Studentenleben war eher bewegungsarm, aber mein Essverhalten blieb genauso wie damals, zu meiner aktiven Zeit. Prompt waren wieder fünf Kilo drauf. Schleichend wurden es 20 Kilo, bis ich sogar satte 30 Kilo über meinem alten Wettkampfgewicht (68 Kilo) lag. Aber ich wollte keine neue **Dick**tatur mehr erleben.

Das Thema der Semesterarbeit:
Crash-Diäten

Während des Studiums fand ich keine Zeit für stundenlangen Ausdauersport. Ich fragte mich: Mit welchem Training und mit welcher Ernährung habe ich damals als Rennfahrer am meisten Gewicht verloren? **Es waren die kurzen, sehr intensiven Phasen, gekoppelt mit einer Zuckereinschränkung.** Diese schlichte Erkenntnis machte ich zum Thema einer Semesterarbeit: Crash-Diäten und Fasten – und wie man diese Methoden optimieren muss, damit sie langfristig zum Erfolg führen. Meine These und meine Überzeugung: Es muss doch möglich sein, die Fettreserven des Körpers mit einem Intensivprogramm schnell und effektiv anzuzapfen und gleichzeitig die Muskeln zu schonen.

Ein Versuchskaninchen war schnell gefunden: ich. Meinen Selbstversuch startete ich mit einer abendlichen Trainingseinheit: Laufen, einmal um die Alster (etwa 7,5 Kilometer), zwischendurch Tempospitzen – ich ging für jeweils ein bis zwei Minuten bis an meine Leistungsgrenze. Danach war ich völlig platt. Ich hatte aber die schnell verfügbare Energie meines Körpers, die Kohlenhydrate, erfolgreich verbrannt.

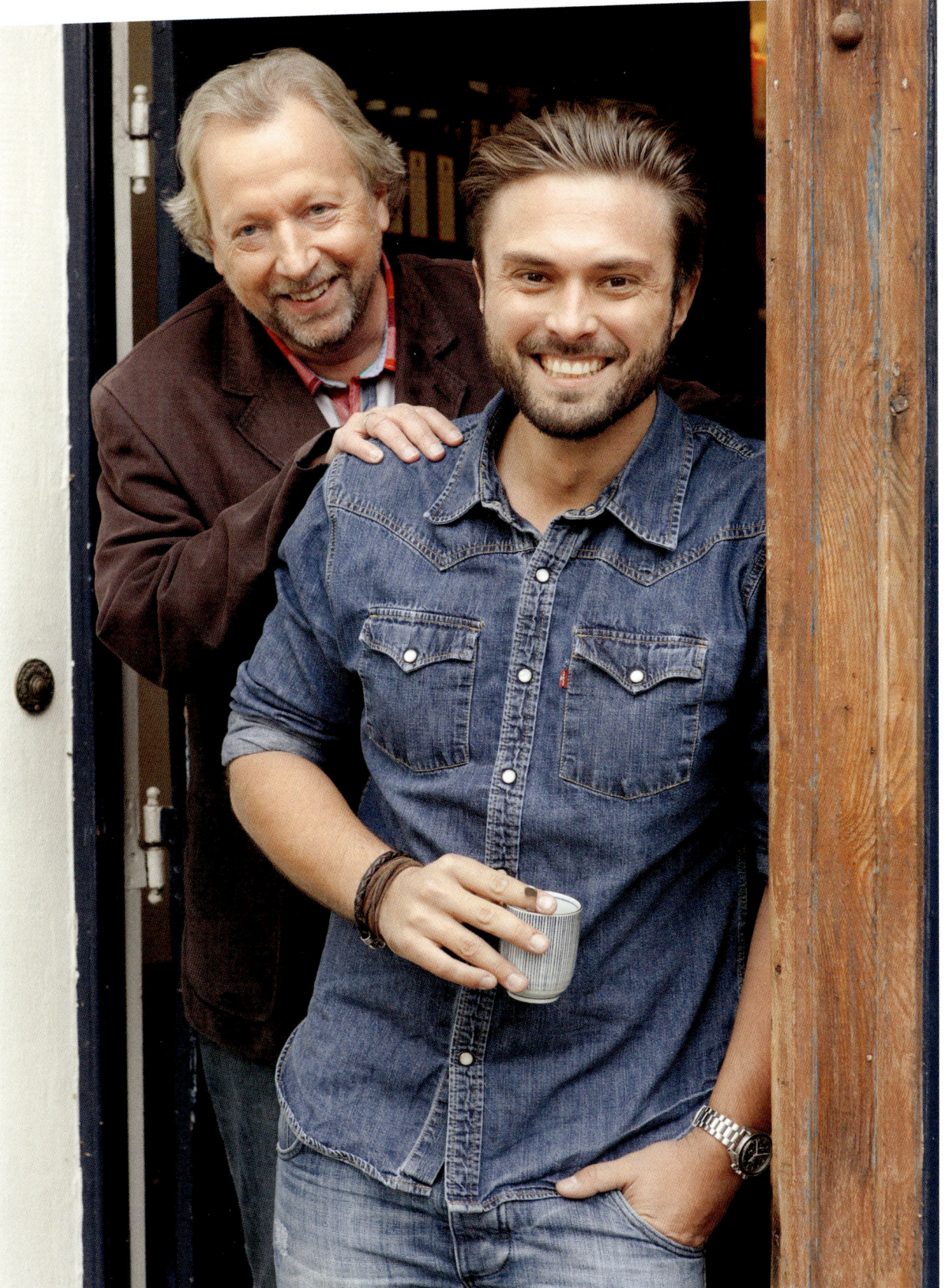

Mein **Mentor:**
Prof. Dr. Michael Hamm

Jetzt galt es, laut meiner These, weitgehend auf Zucker zu verzichten, aber dem Organismus genau so viel Eiweiß zur Verfügung zu stellen, dass er nicht sein eigenes Eiweiß als Energiequelle abbaut – also die Muskeln verschont. So wollte ich den Körper auf maximale Fettverbrennung trimmen. Anderntags gab es auch keinen Kohlenhydrate-Nachschub (Brot, Kuchen, Süßkram) – um den Fettstoffwechsel nicht zu blockieren. Aber ich aß weiterhin eiweißreiche Mahlzeiten (Fisch, Milchprodukte). Und siehe da: **Nach zwei Tagen hammerhartem Spezialprogramm war ich unglaubliche vier Kilo leichter!**

Dies berichtete ich meinem damaligen Dozenten und wissenschaftlichen Mentor Prof. Dr. Michael Hamm (Foto siehe S. 13), der sich seit 30 Jahren intensiv mit dem Thema Sporternährung und Gewichtsreduktion beschäftigt, zahlreiche Bücher darüber geschrieben hat und einer der führenden Experten auf diesem Gebiet ist.

Die wissenschaftliche **Basis**

Professor Hamm war zunächst skeptisch und äußerte seine allgemeinen Bedenken gegenüber Crash-Diäten und den damit verbundenen Nachteilen in Bezug auf die Körperzusammensetzung (nur geringer Fettabbau) und das Risiko des gefürchteten Jo-Jo-Effekts. Doch ich konnte ihn

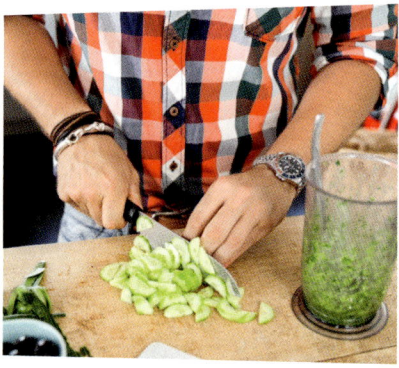
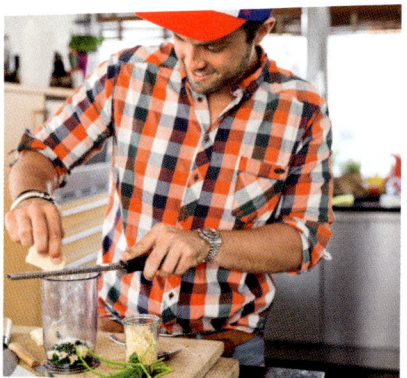
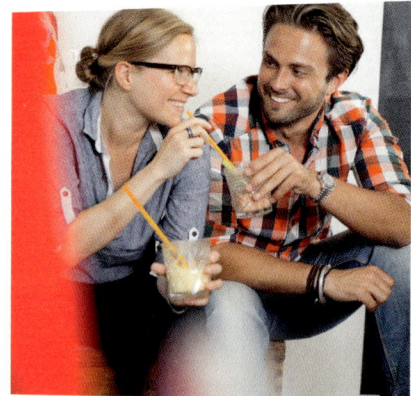

mit guten Argumenten überzeugen, und wir begannen gemeinsam, aus dem Diät-Ansatz ein ganzheitliches und nachhaltiges Reduktions-Konzept zu entwickeln. Zusätzlich legte Professor Hamm Wert auf eine fachkundige und verlässliche Einschätzung eines anerkannten Sportmediziners. Und so ließen wir das Programm von Prof. Dr. Aloys Berg an der Universität Freiburg in einer Pilotuntersuchung wissenschaftlich testen (siehe Kapitel »Diätrevolution«; S. 20). Mit guten Ergebnissen – der Grundstein für die 24STUNDEN**DIÄT** war gelegt.

Der **schnelle Weg** zum Erfolg

Bereits im Grundstudium vermittelte mir Prof. Dr. Michael Hamm ein Praktikum bei einem namhaften Sport- und Lifestyle-Magazin. Die Redaktion suchte gerade Teilnehmer für ein großes Rad-Event: die Deutschland-Tour für Jedermänner. Natürlich wollte ich dabei sein und speckte vor der Rundfahrt 20 Kilo ab. Später bot mir das Magazin ein Volontariat an, parallel zu meinem Studium. In dieser Zeit der Doppelbelastung rauschte mein Gewicht mal wieder fünf bis zehn Kilo hoch, dann wieder fünf bis zehn Kilo runter – je nachdem, ob es intensive Lernphasen oder auch Zeit fürs Training gab.

Das macht mir keine Sorgen mehr. Als ehemaliger Leistungssportler kenne ich meinen Körper jetzt ganz gut und weiß – wenn die Hose wieder kneift oder ich in Topform kommen will – wie ich schnell, effektiv und gesund wieder ein paar Kilo loswerde: mit meiner 24STUNDEN**DIÄT**.

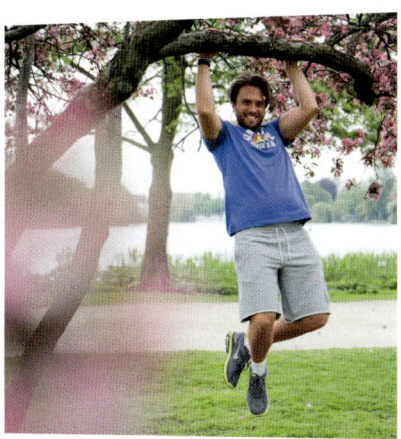
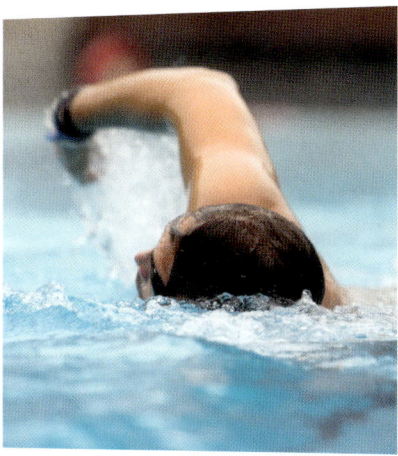
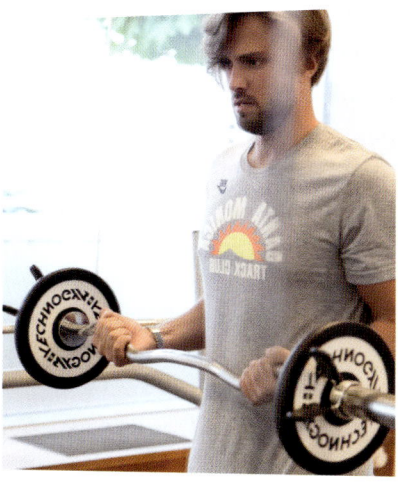

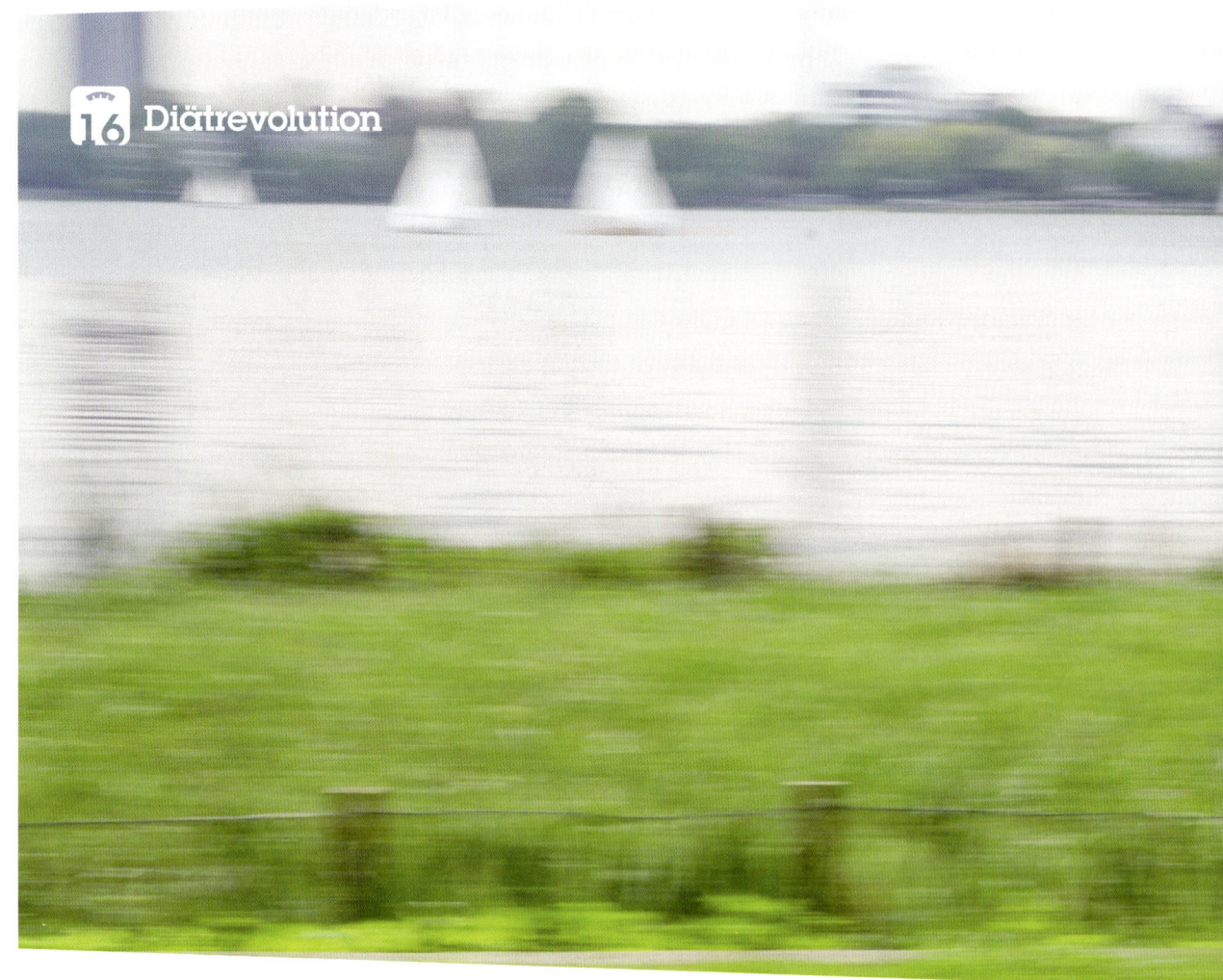

Die Diätrevolution
Sprinten Sie Ihren Kilos davon

Als Supermodel Cindy Crawford in einem Interview einmal nach dem Geheimrezept ihres tollen Körpers gefragt wurde, soll sie darauf gesagt haben: »Was alle so bewundern, ist das Resultat extrem harter Arbeit!« Wie wir aussehen, hängt also auch davon ab, was wir bereit sind dafür zu tun. Sie werden sehen, die 24STUNDEN**DIÄT** ist nicht einfach, dafür kurz und effektiv – also halten Sie durch, es lohnt sich!

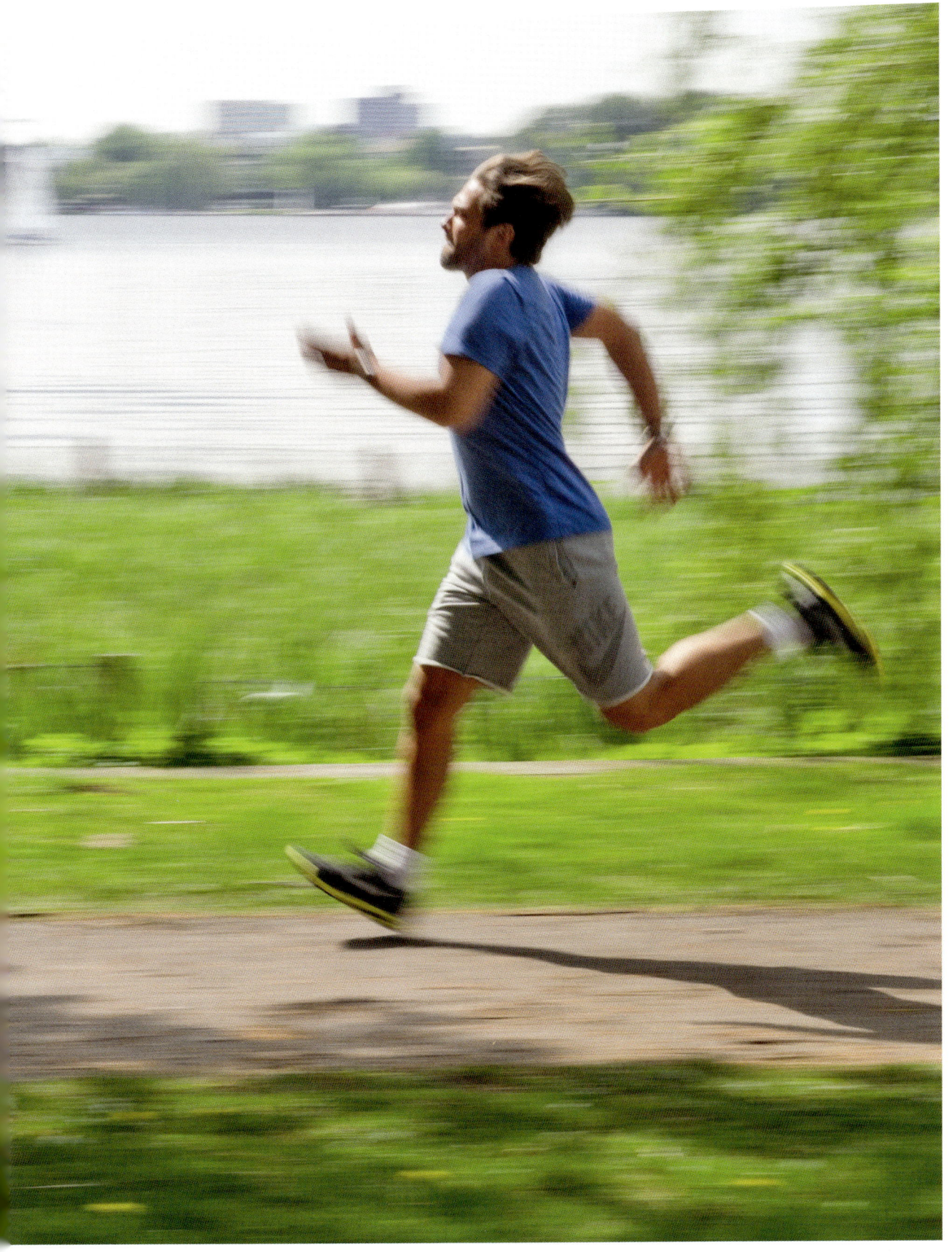

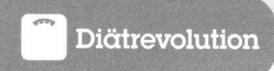

Eine **Blitz-Diät**, die wirklich **funktioniert!**

»Genialer Fett-weg-Trick« oder »Mogelpackung?« – nicht nur die Redakteurin von »taff« war sehr misstrauisch, als sie das erste Mal von der 24STUNDEN**DIÄT** hörte. Im Netz diskutierten Hunderte über die neue Form unserer Crash-Diät: »Sehr fragwürdig«, »na ja«, »zu schön, um wahr zu sein« lauteten die Kommentare. Die meisten waren total skeptisch, ganz nach dem Motto: »Habe die Diät zwar noch nicht ausprobiert, kann mir aber nicht vorstellen, dass sie funktioniert«.

Doch die 24STUNDEN**DIÄT** funktioniert tatsächlich, und zwar, weil sie die konventionellen Gesetzmäßigkeiten des Körpers clever nutzt. Zugegeben, wir hatten zunächst auch unsere Zweifel, ob wir unserer Methode und der Waage tatsächlich trauen können. Laut der Deutschen Gesellschaft für Ernährung (DGE) **haben etwa 80 Prozent aller Frauen und 30 Prozent der Männer bereits einen Diätversuch hinter sich.** Egal, um welche Diät es sich handelt, keine funktioniert wirklich. Schon bald sind die alten Pfunde wieder drauf – oft sogar noch mehr. Und nun sollen Sie einer Diät vertrauen, die verspricht, dass Sie in 24 Stunden, also bereits nach einem Tag, schon deutlich schlanker sind und zudem das Gewicht auf Dauer halten können?

Das **Prinzip** der 24STUNDEN**DIÄT**

Unser Körper hat drei Energiequellen: Kohlenhydrate in Form von Glykogen, Muskelprotein und Fett. Leider greift unser Organismus nicht gern auf seine Fettdepots zurück, weil diese seine eisernen Reserven für absolute Notzeiten sind. Notzeiten, die bei unserem heutigen Lebensstandard aber niemals eintreffen. Wie bekommt man den Körper also dazu, trotzdem seine Speckpolster abzubauen?

Das Prinzip ist leicht erklärt: **Solange dem Körper Kohlenhydrate zur Verfügung stehen, wird er diese als Energiequelle nutzen.** Sie sind schnell verfügbar, sehr ökonomisch und in der Regel ausreichend vorhanden. Um Kohlenhydrate in die Zellen zu schleusen und zur Energiegewinnung zu nutzen, benötigt der Körper das Hormon Insulin – und Insulin blockiert zusätzlich den Fettabbau (siehe S. 43).

Erst, wenn die Kohlenhydratspeicher zur Neige gehen, greift der Körper auf seine Fettreserven zurück – und oftmals leider auch auf sein Muskelprotein. Doch wenn es um erfolgreiches Abnehmen geht, ist der Verlust von Muskelmasse absolut kontraproduktiv! Denn Muskeln sind unsere

Motoren, die Energie verbrauchen. Je mehr Muskelmasse, desto höher unser Energieverbrauch und umso leichter das Abnehmen.

Eine Diät, die erfolgreich sein will, muss also zwingend zwei Grundprinzipien beherzigen: erstens, die Leerung der Kohlenhydratspeicher, damit der Körper gezwungen wird, zur Energiegewinnung seine Fettreserven maximal anzuzapfen. Und zweitens, der bestmögliche Schutz von Muskelprotein, damit nicht langfristig der Energieverbrauch des Körpers sinkt und das Abnehmvorhaben in der Jo-Jo-Falle endet, wenn wieder »normal« gegessen wird.

Mit dem Konzept der 24STUNDEN**DIÄT** ist es uns gelungen, genau diese Grundprinzipien umzusetzen. Deshalb ist sie so erfolgreich – und zwar nachhaltig!

Und so funktioniert es konkret: Die Diät beginnt am Vorabend mit einem intensiven Intervalltraining. Hier gilt es, wirklich bis an seine Grenzen zu gehen. Das sorgt dafür, dass die Kohlenhydratspeicher geleert werden. Nach dem Training empfiehlt sich ein leichtes, kohlenhydratarmes und eiweißbetontes Abendessen. So werden die Kohlenhydratspeicher nicht gleich wieder aufgefüllt und gleichzeitig wird das Muskelprotein vor dem Abbau geschützt. Am nächsten Tag geht es weiter mit moderatem Ausdauertraining. Hierbei muss man sich nicht mehr völlig verausgaben, denn die Kohlenhydratspeicher sind ja schon geleert – ab jetzt werden die Fettdepots maximal zur Energiegewinnung herangezogen! Um diesen Vorgang optimal zu unterstützen, ist die Ernährung an diesem Tag kalorien- und kohlenhydratarm, dafür reich an viel hochwertigem Eiweiß. Mit diesem Konzept erreichen Sie in minimaler Zeit die maximale Fettverbrennung. Das hat die Praxis gezeigt, und wissenschaftliche Untersuchungen konnten dies untermauern.

!

DER SCHNELLSTE WEG ZUR **WUNSCHFIGUR**

Die 24STUNDEN**DIÄT** ist ein genau aufeinander abgestimmtes Bewegungs- und Ernährungsprogramm, mit dem Sie bereits in kürzester Zeit die maximale Fettverbrennung erreichen.

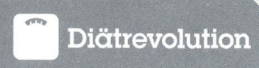

Wissenschaftlich untersucht
und in der Praxis bewährt

Wie effektiv ist die 24STUNDEN**DIÄT**? Wie viel Gewicht kann man damit an einem Tag verlieren, und wie hoch ist dabei die Fettverbrennung? Um das herauszufinden, haben wir im März 2010 mit Prof. Dr. Aloys Berg an der Universität Freiburg erste Tests durchgeführt. Was bereits viele im Alltag sehr erfolgreich ausprobiert hatten, sollte nun wissenschaftlich überprüft und bestätigt werden. **Die Probanden absolvierten exakt das Kompaktprogramm der** 24STUNDEN**DIÄT** und wurden jeweils vor, während und nach der Diät mehrfach untersucht. Hierfür wurde

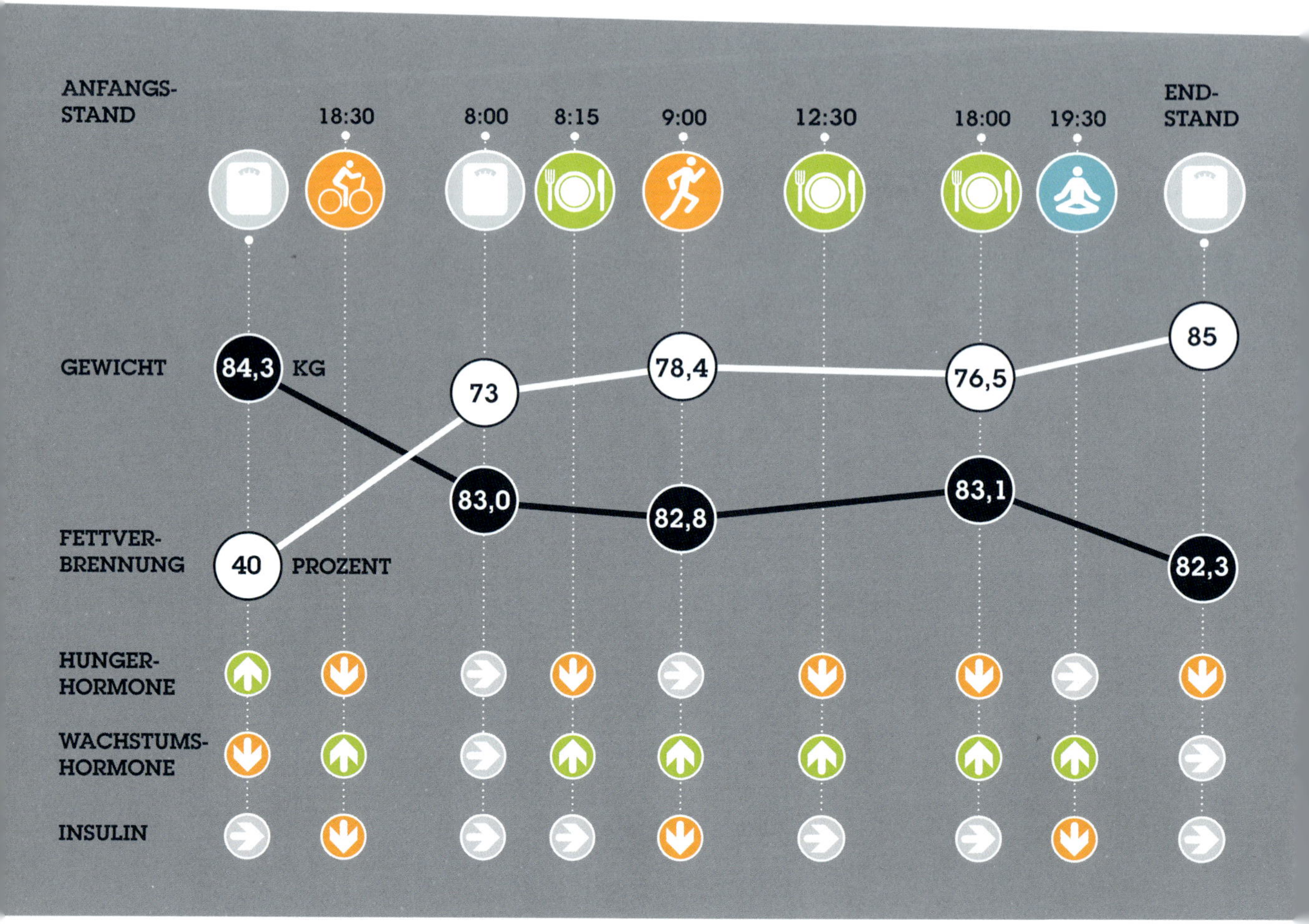

	ANFANGS-STAND	18:30	8:00	8:15	9:00	12:30	18:00	19:30	END-STAND
GEWICHT	84,3 KG		73		78,4		76,5		85
FETTVER-BRENNUNG	40 PROZENT		83,0	82,8			83,1		82,3
HUNGER-HORMONE	⬆	⬇	➡	⬇	➡	⬇	⬇	➡	⬇
WACHSTUMS-HORMONE	⬇	⬆	➡	⬆	⬆	⬆	⬆	⬆	➡
INSULIN	➡	⬇	➡	➡	⬇	➡	➡	⬇	➡

unter anderem die Körperzusammensetzung der Probanden bei den einzelnen Diätphasen mit dem Bioimpedanzverfahren ermittelt und der Stoffwechsel per Spiroergonometrie bestimmt. In unserer Grafik (links unten) lässt sich der Testverlauf eines Probanden (Anfangsgewicht 84,3 Kilo) genau verfolgen. Anhand von Atemgasmessungen stellten die Freiburger Forscher fest, dass die Fettverbrennung trotz Nahrungsaufnahme bereits nach kurzer Zeit enorm anstieg und sogar Maximalwerte erreichte. Das Gewicht sank parallel um zwei Kilo.

Außerdem beeinflusst die 24STUNDEN**DIÄT** jene Hormone positiv, die die Fettverbrennung steuern, also letztlich auch für unser Körpergewicht verantwortlich sind. Die Grafik links zeigt beispielsweise den Verlauf des Hungerhormons Ghrelin, das während der 24STUNDEN**DIÄT** gesenkt wird. Ebenfalls wird das Speicherhormon Insulin über den kompletten Verlauf in Schach gehalten. Beides führt dazu, dass man trotz Diät satt bleibt. Außerdem werden die muskelaufbauenden und fettverbrennungsfördernden Wachstumshormone gesteigert.

Schlanke **Fakten**

Hier noch einmal eine Zusammenfassung der erstaunlichen Ergebnisse der Universität Freiburg zur 24STUNDEN**DIÄT**:

- Alle Probanden, auch die weniger sportlichen, erreichten bereits nach kurzer Zeit die maximal mögliche Fettverbrennung.
- Die extreme Fettverbrennung wird trotz der speziellen eiweißreichen Nahrungsaufnahme kaum beeinflusst. Demnach sichert die 24STUNDEN**DIÄT** die maximal mögliche Energiegewinnung aus Körperfett über den gesamten Zeitraum ihrer Durchführung.
- Mit der 24STUNDEN**DIÄT** wurde ein durchschnittlicher Gewichtsverlust von 1,42 Kilogramm erreicht, der höchste gemessene Wert betrug 2,01 Kilogramm, der niedrigste 0,56 Kilogramm.
- Der Bauchumfang reduzierte sich in 24 Stunden um bis zu 1,3 Zentimeter, im Durchschnitt um 0,83 Zentimeter.
- Aufgrund der hohen Fettverbrennungsrate und des guten körperlichen Zustands der Probanden nach der Diät kann davon ausgegangen werden, dass mit der 24STUNDEN**DIÄT** bereits nach kurzer Zeit ein maximaler Fettverlust bei gleichzeitig geringem Muskelverlust erreicht wird. Demnach sind die üblichen Folgen von Crash-Diäten – wie z. B. ein verstärkter Jo-Jo-Effekt – nicht zu befürchten.

Die Kalorien-Kalkulation
zur 24STUNDENDIÄT

Unser Körper verbraucht ständig Energie. Selbst, wenn wir uns in absoluter Ruhe befinden und einen nüchternen Magen haben. Dieser Energieverbrauch nennt sich Grundumsatz oder Ruhe/Nüchtern-Umsatz. Dazu kommt der Erhaltungsumsatz für normale Freizeit- und Berufsaktivitäten. Außerdem können wir zusätzlich Energie durch Sport verbrauchen (»Aktivitätsumsatz«). Dieser Energieverbrauch ist ganz unterschiedlich – je nachdem ob, wie viel, wie und welcher Sport getrieben wird.

Die Berechnung unten zeigt den theoretischen Fettverlust eines 92 Kilo schweren Mannes an einem 24STUNDENDIÄT-Tag. Wenn er sich an das vorgegebene Sportprogramm und eine Energiezufuhr von 1000 Kalorien hält, ergibt sich ein Energiedefizit von 3100 Kalorien – das entspricht 440 Gramm Fett! Frauen haben einen geringeren Grundumsatz als Männer, daher fallen die Gewichtsabnahmen und auch der Anteil des Fettverlustes etwas niedriger aus. Viele positive Rückmeldungen von erfolgreichen Anwenderinnen zeigen aber immer noch Gewichtsverluste von bis zu 1,5 kg pro 24STUNDENDIÄT-Anwendung.

Mann (92 kg)

Grundumsatz (Ruhe/Nüchtern-Umsatz)	2200 kcal
+ Erhaltungsumsatz	600 kcal
+ Aktivitätsumsatz (Diät-Sportprogramm)	1300 kcal
= **Gesamtenergiebedarf 24 Stunden**	4100 kcal
– Energieaufnahme bei der 24STUNDENDIÄT	1000 kcal
= **Energiedefizit**	– 3100 kcal

Entspricht einem Fettverlust von etwa   **440 g***

* Um ein Kilogramm Körperfett zu verbrennen, müssen insgesamt 7000 kcal eingespart werden, deshalb entspricht das Energiedefizit des 24STUNDENDIÄT-Probanden von 3100 kcal etwa 440 Gramm Fettverlust.

Für wen ist die 24STUNDENDIÄT geeignet? Und für wen nicht?

Die 24STUNDENDIÄT ist gesundheitlich absolut unbedenklich und weitaus weniger belastend für den Körper als andere Diätprogramme. Und da das Programm nur an einem einzigen Tag in der Woche durchgeführt wird, stellt es keine langfristige körperliche Belastung dar. Auch die Gefahr einer Mangelversorgung besteht nicht.

Da Sie bei der 24STUNDENDIÄT jedoch ein intensives Training absolvieren, **sollten Sie unbedingt fit und gesund sein.** Kreislaufsensible sollten sich auf keinen Fall zum Durchhalten zwingen. Wenn Sie unsicher sind, empfehlen wir Ihnen, sich im Zweifelsfall vorher von Ihrem Arzt durchchecken zu lassen.

Ungeeignet ist die 24STUNDENDIÄT
• bei krankhaftem Über- oder Untergewicht
• während Schwangerschaft und Stillzeit
• bei chronischer Niereninsuffizienz
• bei Leberfunktionsstörungen
• bei Diabetes
• bei bestehenden Herz-Kreislauf-Erkrankungen
• für Kinder und Jugendliche

STIMMT IHR BMI?

Die 24STUNDENDIÄT ist nichts für Sie, wenn Sie einen Body-Mass-Index von unter 20 oder über 30 haben – also bei Unter- oder bedenklichem Übergewicht. Die Voraussetzung für unser Figurprogramm ist außerdem eine gute gesundheitliche Verfassung!

Leistungssportler, aufgepasst: clever abnehmen ohne Leistungseinbruch

Die 24STUNDENDIÄT eignet sich aufgrund ihrer muskelschonenden Eigenschaften perfekt zum schnellen Gewichtmachen vor Wettkämpfen (z.B. in Sportarten wie Ringen, Judo, Boxen etc.). Bei herkömmlichen Methoden (wie »abkochen« in der Sauna oder mit Schwitzanzügen joggen und wenig trinken) geht überwiegend Wasser verloren. Die Folge dieser Gewichtsmanipulation ist ein hoher Elektrolytverlust, der anschließend im Wettkampf zu Krämpfen und zum Leistungseinbruch führen kann – mit dem Schweiß schwinden somit nicht selten auch die Siegeschancen! **Mit der 24STUNDENDIÄT nehmen Sie ab – ohne hohen Kraft-, Muskel- und Elektrolytverlust.** Allerdings gilt dies nicht für Ausdauersportler (z.B. Radrennfahrer und Marathonläufer), die auf eine gute Kohlenhydratversorgung angewiesen sind.

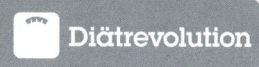

Protokoll eines **erfolgreichen** Selbstversuches

Zusätzlich zu den Untersuchungen an der Universität Freiburg absolvierte der Autor Achim Sam das 24STUNDEN**DIÄT**-Programm ein ums andere Mal. Dabei wurde er jeweils von Sport- und Ernährungswissenschaftlern begleitet und am

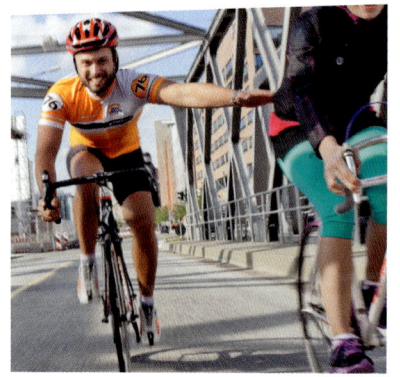

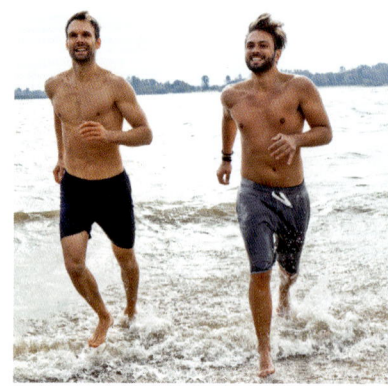

TAG ————————————— **TAG** —————————————

DIE **VORBEREITUNG**

Bei der Ausgangsmessung werden mein Gewicht und der Körperfettgehalt bestimmt. **Ergebnis: 92,4 Kilogramm – davon 17,4 Kilo Fett!** Mit einem speziellen Messverfahren wird zudem meine Stoffwechsellage ermittelt. Daran kann man erkennen, dass mein Körper gerade überwiegend Energie aus Kohlenhydraten gewinnt – die Fettverbrennung ist ganz gering. Am Abend fahre ich eine Stunde auf dem Fahrradergometer nach einer bestimmten Trainingsvorgabe. Während dieser Einheit verbrauche ich 1350 Kalorien. Das Ziel ist, den Energieumsatz zu erhöhen und den Körper zu zwingen, Fettreserven zu nutzen.

DER 24STUNDEN**DIÄT-TAG**

Bereits die zweite Messung zeigt, dass mein Körper morgens schon fast ausschließlich Fett zur Energiegewinnung nutzt. **Mein Gewicht ist um 1,7 Kilogramm gesunken, das Körperfett um 350 Gramm!** Über den Tag verteilt esse ich drei spezielle Gerichte und absolviere ein leichtes Bewegungsprogramm. Die parallel laufenden Untersuchungen ergeben, dass meine Fettverbrennung trotz der Nahrungsaufnahme weiterhin auffällig hoch ist.

Institut für Leistungsdiagnostik an der Endoklinik in Hamburg untersucht.
Sein Fazit: Die 24STUNDEN**DIÄT** ist kein leichter Weg, aber sie ist derzeit die
schnellste und effektivste Methode, um Fett loszuwerden.

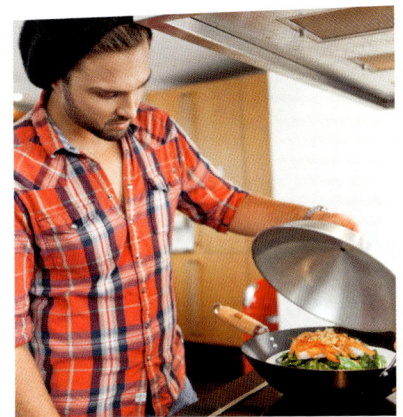
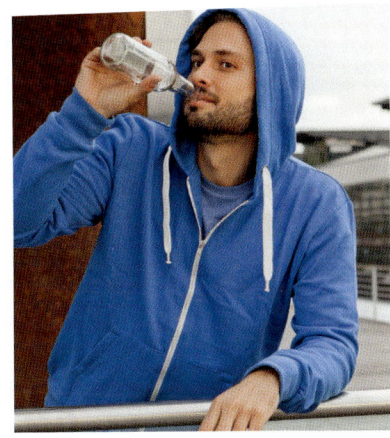

TAG ——————————————————— **HEUTE** ————————————————→

DIE **NACHUNTERSUCHUNG**

Am nächsten Morgen zeigt die Waage weitere **500 Gramm weniger** an. Der Körperfettgehalt bleibt annähernd konstant.

Ab jetzt esse ich wieder ganz normal. Und dennoch steigt mein Gewicht kaum an. In den folgenden Tagen pendelt es sich dann schließlich bei **90,5 Kilogramm** ein. **Macht also fast zwei Kilo minus!**

Ich habe in den darauf folgenden Wochen noch **weitere fünf Kilo abgenommen.** Auch, weil ich noch zweimal die 24STUNDEN**DIÄT** eingelegt habe. Mittlerweile halte ich mein **Wohlfühlgewicht, das stabil bei etwa 85 Kilogramm liegt**. Wenn ich doch einmal über die Stränge geschlagen habe (was durchaus immer wieder mal vorkommt), lege ich am nächsten Tag einfach eine 24STUNDEN**DIÄT** ein.

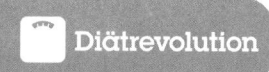
Das sind **unsere 5 Erfolgsfaktoren:**

1 Mit unserem ausgeklügelten Sportprogramm werden zunächst einmal die Kohlenhydratspeicher geleert; erst dann nämlich greift Ihr Körper maximal auf seine eisernen Fettreserven zurück.

2 Die Kalorienaufnahme wird auf 800 bis 1000 Kilokalorien für Frauen und 1000 bis 1200 Kilokalorien für Männer reduziert. Es sollte nicht bedeutend mehr oder weniger sein – und vor allem in der richtigen Zusammensetzung: Proteinbetont und kohlenhydratreduziert, damit der Körper nicht die wertvollen Muskeln zur Energiegewinnung heranzieht, sondern – wie gewünscht – Fett. Weil die Muskulatur nicht abgebaut wird, wird außerdem der gefürchtete Jo-Jo-Effekt vermieden.

3 Unsere speziellen Rezepte sind besonders reich an essenziellen Aminosäuren (Bausteine der Eiweiße), aber extrem kohlenhydratarm. So wird ein übermäßiger Insulinanstieg verhindert – das gewährleistet eine ungestörte Fettverbrennung. Und zudem bleiben Heißhungerattacken aus.

4 Durch das exakt aufeinander abgestimmte Bewegungs- und Ernährungsprogramm werden die »Hunger-/Sättigungshormone« (Ghrelin und Leptin) positiv beeinflusst. Die Folge: Sie haben trotz geringerer Nahrungsaufnahme weniger Appetit. Außerdem wird der Körper animiert, sein Körperfett schneller zur Energiegewinnung bereitzustellen.

5 Im Anschluss an die 24STUNDEN**DIÄT** erhalten Sie ein umfassendes Ernährungsprogramm und viele Tipps, wie Sie Ihr Gewicht auf Dauer stabilisieren oder sogar noch weiter reduzieren können.

Klingt anstrengend? Ja, aber der Clou ist: **Es reicht, wenn Sie das Programm an nur einem Tag in der Woche umsetzen!** Die Belohnung: Innerhalb von 24 Stunden können Sie etwa zwei Kilogramm Körpergewicht mit maximalem Fettanteil verlieren und außerdem bis zu 1,3 Zentimeter Bauchumfang! Sind das nicht gute Gründe, um diese spezielle Diät 24 Stunden lang durchzuhalten?

SCHNELL ABNEHMEN, SCHLANK BLEIBEN.

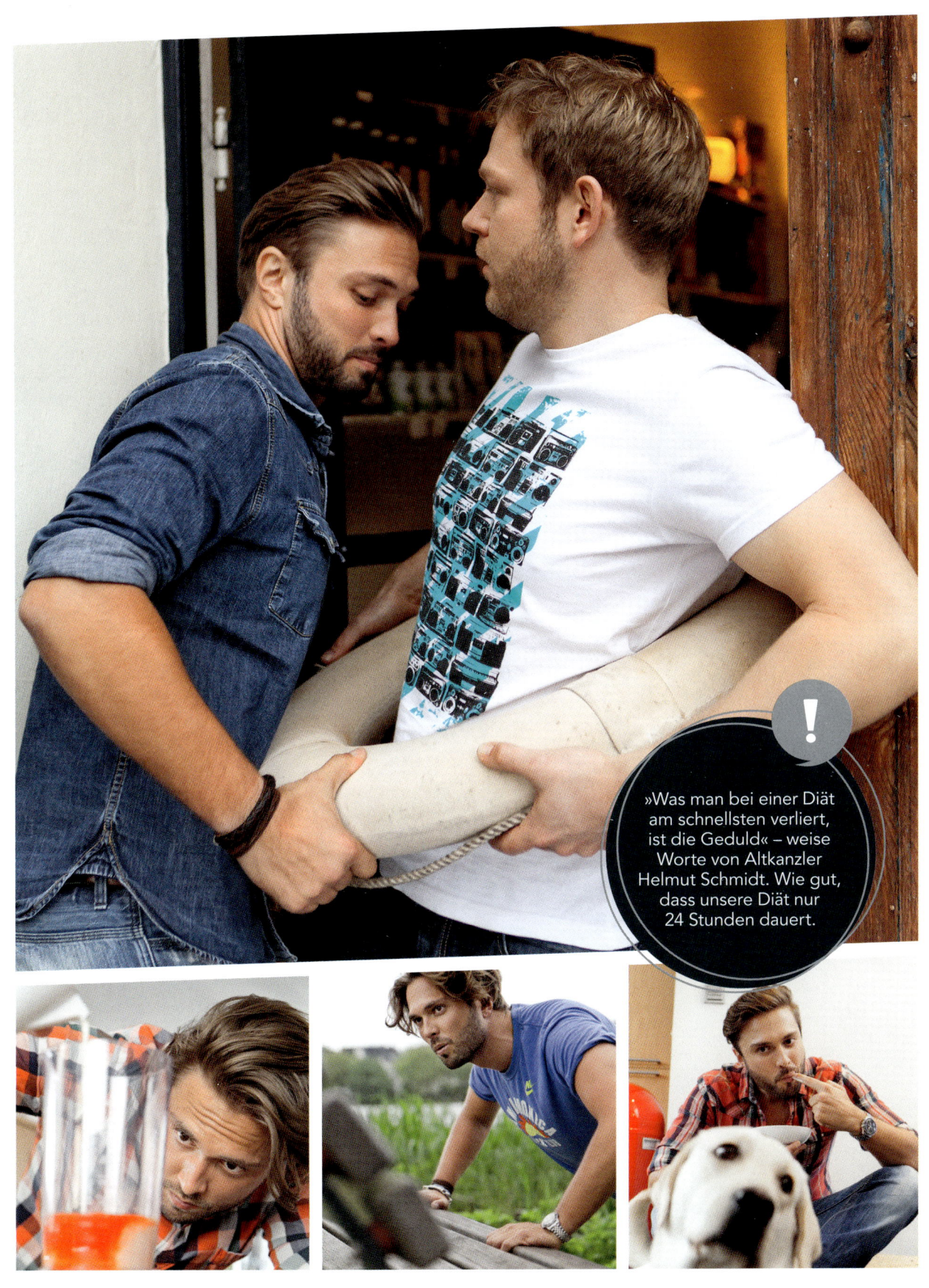

»Was man bei einer Diät am schnellsten verliert, ist die Geduld« – weise Worte von Altkanzler Helmut Schmidt. Wie gut, dass unsere Diät nur 24 Stunden dauert.

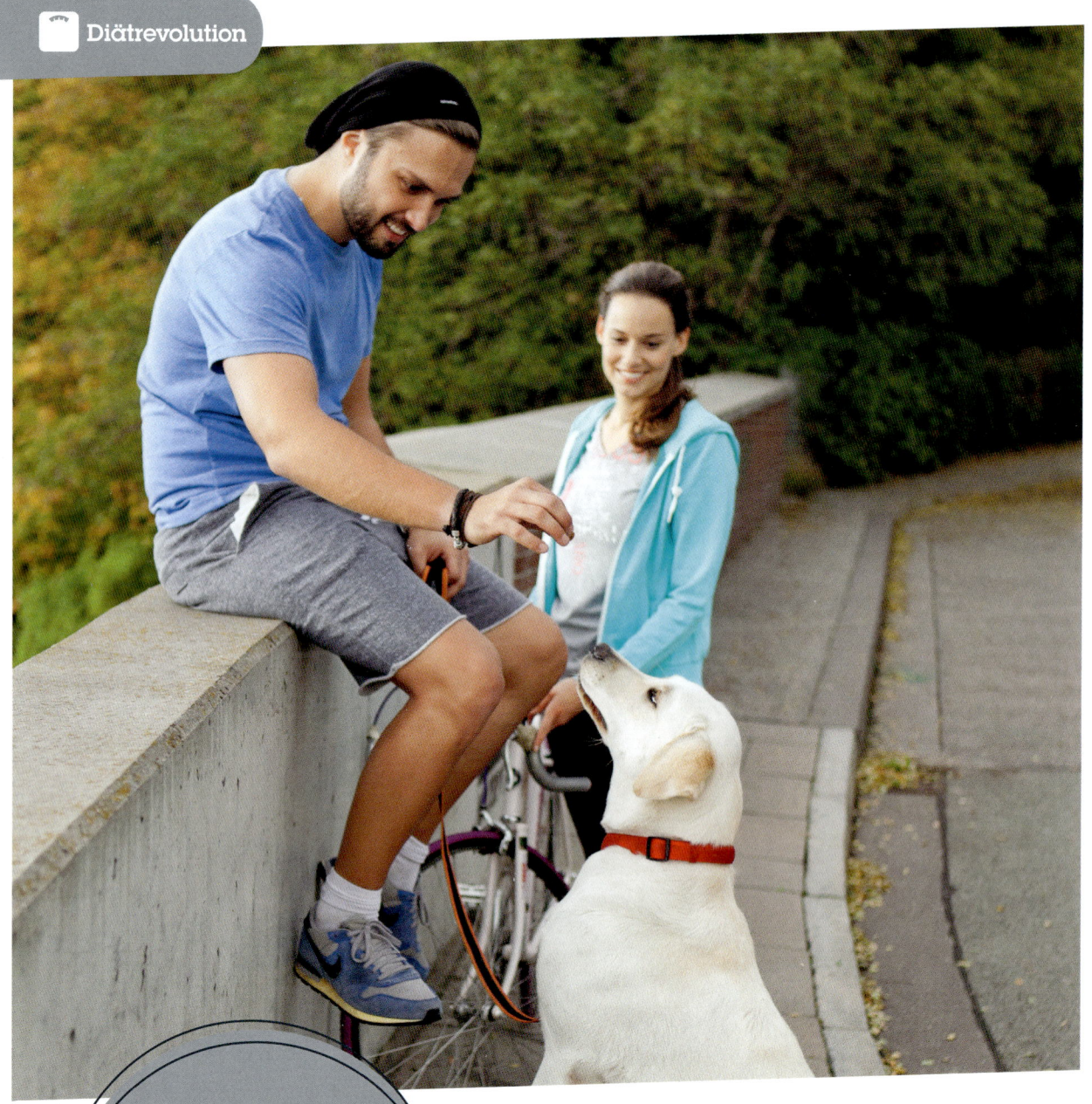

BLITZANLEITUNG
für SIE & IHN

Schnell abnehmen – können Sie haben! Planen Sie die 24STUNDEN**DIÄT** ein- bis zweimal pro Woche in Ihren Alltag ein, bis Sie Ihr Zielgewicht erreicht haben. Wie Sie sich zwischen den Diättagen ernähren und Ihre Figur dauerhaft im Griff behalten, erfahren Sie im Kapitel »Happy End«.

Wann ist der beste **Zeitpunkt**?

Sie können die 24STUNDEN**DIÄT** natürlich an jedem x-beliebigen Tag durchführen. Wir empfehlen aber das Wochenende, denn Berufstätige können das Sportpensum sonst nur schwer bewältigen. **Der optimale Start: am Freitagabend.** Der Samstag ist dann der Diättag – und am Sonntag dürfen Sie schon wieder entspannen.

Wie viel **Sport** muss ich treiben?

Ohne Bewegung funktioniert die 24STUNDEN**DIÄT** nicht. Um Ihren Körper auf Fettverbrennung zu programmieren, müssen Sie am Vorabend die Kohlenhydratspeicher so weit wie möglich leeren. Das bedeutet: **je nach Kondition ein mehr oder weniger langes und intensives Intervalltraining.** Am besten auf dem Fahrrad, dem Laufband oder beim Joggen. Dieses Training sorgt dafür, dass am nächsten Tag gleich von Beginn an die Fettdepots zur Energiegewinnung herangezogen werden. Vormittags sollten Sie eine moderate Bewegungseinheit einlegen: ein leichtes Ausdauertraining bei mäßiger Belastung. Und dann haben Sie es auch schon fast geschafft! Mehr Details zum Sportprogramm und ausführliche Trainingspläne finden Sie im Kapitel »Bewegung«.

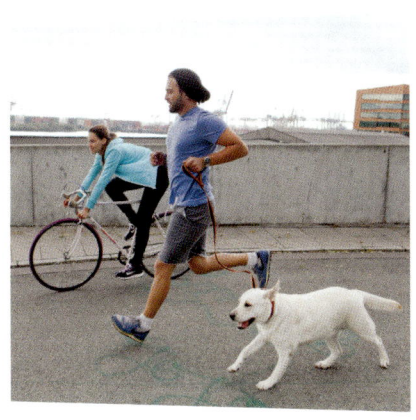 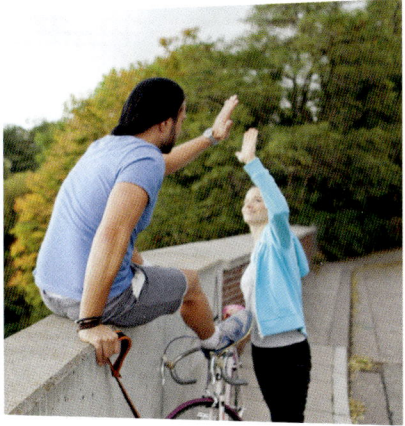 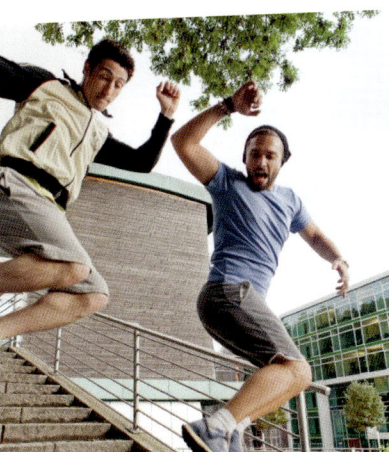

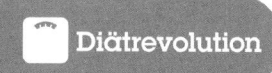
Was **darf** ich essen?

Vielleicht kennen Sie von früher noch die sogenannten Schalttage? Man aß nur Reis oder Früchte, um den Stoffwechsel zu entlasten und das Gewicht zu kontrollieren. **Die** 24STUNDEN**DIÄT hingegen kombiniert eine kalorienreduzierte, aber eiweißreiche Kost mit einem speziellen Sportprogramm** – und ist damit gleich doppelt effektiv. Sie sollten auf keinen Fall fasten, sonst besteht die Gefahr, dass der Körper zur Energiegewinnung die eigene Muskelmasse abbaut. Und die wollen wir doch lieber aufbauen! Aus diesem Grund enthalten die Mahlzeiten viele magere Eiweißquellen wie Geflügel, Fleisch, Fisch, Milchprodukte oder Ei. **Der hohe Eiweißanteil sorgt zudem für längere Sättigung, kurbelt den Stoffwechsel an und ist ideal für eine optimierte Fettverbrennung in der Nacht.**

Vermeiden Sie am **Vortag** (vor dem Intensivtraining zum Leeren der Kohlenhydratspeicher) mittags lieber Pasta, sonst müssten Sie länger Sport treiben, um die Kohlenhydrate wieder wegzutrainieren! Etwa zwei Stunden vor dem Training sollten Sie nichts mehr essen und **auf koffeinhaltige Getränke (Kaffee, Cola, Energy-Drinks etc.) verzichten,** denn Koffein schont die Kohlenhydratspeicher – und die sollen ja geleert werden! Nach dem Sport gibt es ein eiweißreiches Abendessen, um die Fettverbrennung über Nacht nicht zu blockieren. Dann folgen Sie der genauen Anleitung für die 24STUNDEN**DIÄT**. Bei den Mahlzeiten wählen Sie aus über 70 Rezepten Ihre Lieblingsgerichte aus (siehe Kapitel »Ernährung«). Unsere vielen Alternativen sorgen für kulinarische Abwechslung, auch wenn Sie die 24STUNDEN**DIÄT** regelmäßig wiederholen möchten!

Wie viele **Kalorien** dürfen es sein?

Männer haben gut lachen: Sie dürfen mehr essen als Frauen, um gleich viele Kalorien einzusparen. Der Grund: Sie haben durch ihre Körperzusammensetzung (mehr Muskeln) einen höheren Grundumsatz. **Männer dürfen am Diättag insgesamt 1000 bis 1200 Kilokalorien verzehren, Frauen nur 800 bis 1000.** Diese Vorgabe bezieht sich nur auf die vier Mahlzeiten am Diättag; das Abendessen nach dem Sport am Vorabend zählt dabei nicht mit. Die Kilokalorienaufnahme sollte sich einigermaßen gleichmäßig auf die vier Mahlzeiten verteilen – wobei der Snack ruhig etwas leichter sein darf, zugunsten eines reichhaltigeren Mittag- oder Abendessens. Männer können gegebenenfalls bei einer der Mahl-

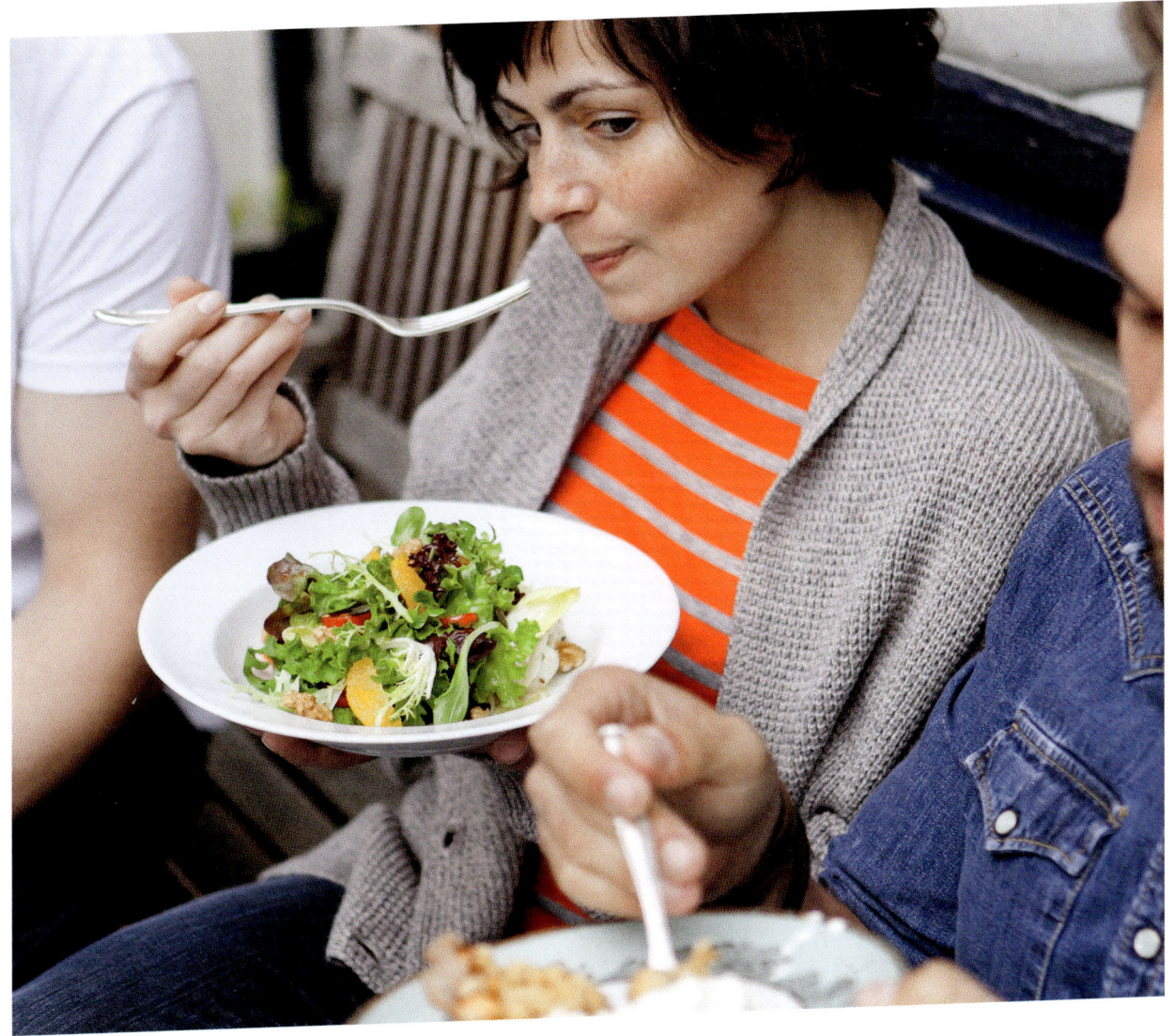

zeiten eine doppelte Portion oder auch einen zweiten Snack essen, um auf ihre Kalorienvorgabe zu kommen. Die Abstände zwischen den Mahlzeiten sollten möglichst groß sein (etwa vier Stunden), weil der Körper dann nicht ständig Insulin ausschüttet und die Fettverbrennung so nicht ausgebremst wird. Wichtig: Trinken Sie viel, um die Stoffwechselprozesse zu unterstützen – am besten Mineralwasser (etwa 2,5 Liter pro Tag).

Was muss ich außerdem **beachten**?

Klar, dass Sie die eingesparten Kalorien NICHT gleich wieder doppelt und dreifach nachfuttern, sondern weiter wie gewohnt essen sollten. Dann steht dem Erfolg der 24STUNDEN**DIÄT** auch nichts im Weg.

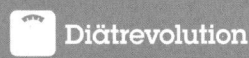

Der Fett-weg-Countdown:
das Wichtigste auf einen Blick

So nehmen Sie mit der 24STUNDEN**DIÄT** erfolgreich ab.

**Vorbereitung
am
Vorabend**

1 Intervalltraining zum Speicherleeren

Damit Sie ideal in die 24STUNDEN**DIÄT** starten, müssen die Kohlenhydratspeicher weitgehend geleert werden – erst dann greift der Körper intensiv auf seine Fettreserven zurück. Für dieses Training sollten Sie kerngesund sein, denn es wird anstrengend. Je nach Leistungsvermögen sind etwa 60 Minuten notwendig, bis die Speicher aufgebraucht sind. Je besser Sie trainiert sind, desto länger dauert es. Sie wissen, dass es so weit ist, wenn Sie wirklich erschöpft sind! Ideal steuern lässt sich die Belastung auf dem Laufband oder Fahrradergometer. Eine exakte Anleitung finden Sie im Kapitel »Bewegung« unter »Intervall-Pläne« (ab S. 72). Falls Sie sich den Sportprogrammen nicht gewachsen fühlen, trainieren Sie einfach so lange, wie Sie es schaffen: Sie tun sich in jedem Fall etwas Gutes! Für eine optimale Regeneration sollten Sie außerdem viel trinken.

Nachts

2 Viel schlafen

Tagsüber bezog der Körper seine Energie vor allem aus Kohlenhydraten, doch jetzt nach dem Training hauptsächlich aus Fetten. Mit den folgenden Regeln lässt sich der Fettverbrennungseffekt deutlich steigern:

• Die letzte große Mahlzeit sollte drei bis vier Stunden vor dem Schlafengehen erfolgen – so wird die Bildung wichtiger Wachstumshormone angeregt.

• Essen Sie abends keine kohlenhydratreichen Lebensmittel mehr (Brot, Nudeln, Kartoffeln, süße Getränke, Knabberkram, Schokolade ...), um eine Insulinausschüttung zu vermeiden. Viele köstliche kohlenhydratarme Rezepte finden Sie im Kapitel »Ernährung« (ab S. 88).

• Versuchen Sie, mindestens sieben Stunden zu schlafen. Schlafmangel macht hungrig! Bei einem Defizit senkt der Körper das Sättigungshormon Leptin und produziert gleichzeitig mehr appetitanregendes Ghrelin. Übrigens, dunkle Schlafzimmer fördern die Produktion von Melatonin (Schlafhormon), das uns tief und erholsam schlummern lässt.

Halbzeit!

③ Frühstück (siehe Kapitel »Ernährung« ab S. 96)

Morgens

④ Stoffwechseltraining zur Erhöhung der Fettverbrennung

Zwischendurch

Sicher sind Sie vom anstrengenden Vorabendtraining und der Ernährungsumstellung etwas müde. Trotzdem sollten Sie sich zu einem leichten – und wir meinen wirklich leichten – Training aufraffen. Gehen Sie diesmal nicht bis an die Belastungsgrenze, sondern trainieren Sie betont gemäßigt. Exakte Anleitungen finden Sie im Kapitel »Bewegung« unter »Ausdauer-Pläne« (ab S. 82). Sie sollten sich beim Training noch unterhalten können. Wer sich überdurchschnittlich schlapp fühlt, kann auch walken oder zügig gehen. Ziel: moderate und lockere Bewegung, um nach dem Essen auf die maximale Fettverbrennung umzuschalten, ohne die Muskeln anzugreifen.

⑤ Mittagessen (siehe Kapitel »Ernährung« ab S. 106)

Mittags

⑥ Snack (siehe Kapitel »Ernährung« ab S. 130)

Zwischendurch

Männer essen entweder einen zweiten Snack oder eine doppelte Portion von einer der Hauptmahlzeiten.

⑦ Abendessen (siehe Kapitel »Ernährung« ab S. 148)

Abends

Versuchen Sie danach wieder reichlich und gut zu schlafen. Wie Sie Ihr Gewicht erfolgreich stabilisieren oder sogar noch weiter abnehmen, lesen Sie im letzten Kapitel »Happy End« (ab S. 170).

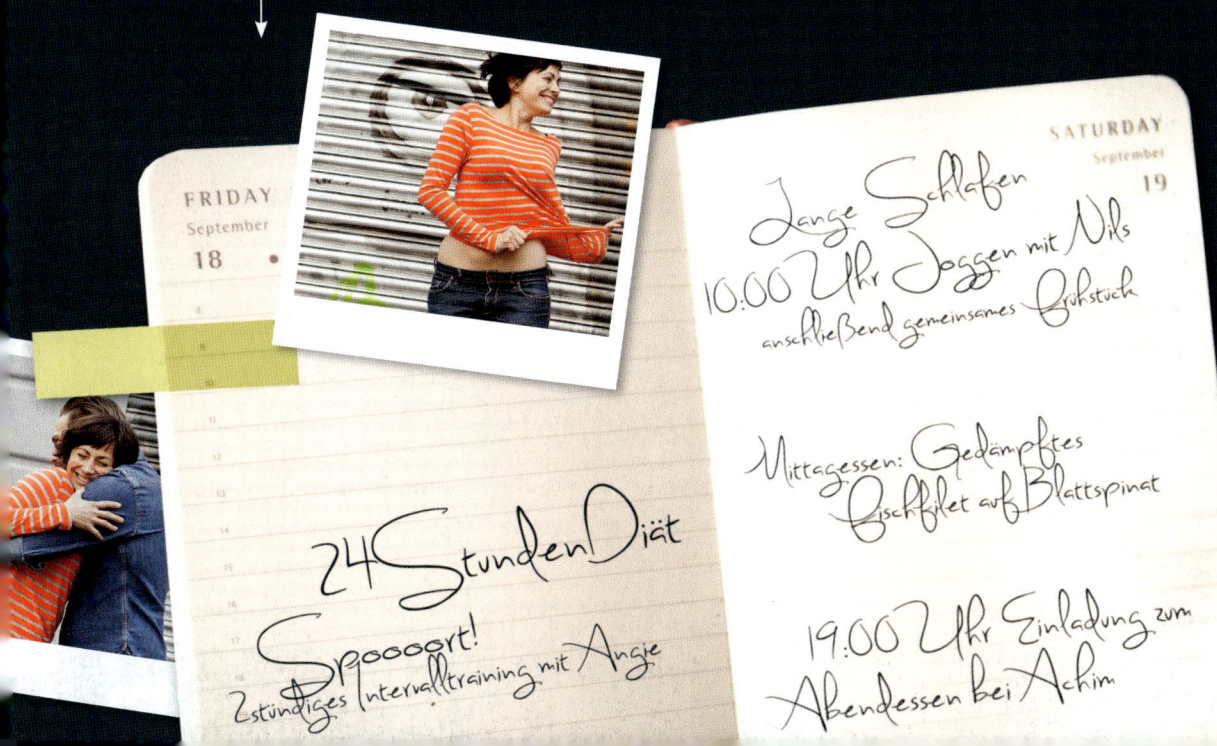

FRIDAY
September
18

24 StundenDiät

Spooooort!
2stündiges Intervalltraining mit Angie

SATURDAY
September
19

Lange Schlafen
10.00 Uhr Joggen mit Nils
anschließend gemeinsames Frühstück

Mittagessen: Gedämpftes
Fischfilet auf Blattspinat

19.00 Uhr Einladung zum
Abendessen bei Achim

Basiswissen
Die Erfolgsformel der 24STUNDEN**DIÄT**

Welche Stoffwechselprozesse laufen im Körper während einer Diät ab? Worauf kommt es beim erfolgreichen Abnehmen wirklich an? Wie kann ich mit der richtigen Ernährung meinen Organismus gezielt auf Fettverbrennung programmieren, um mein Gewicht besser in den Griff zu bekommen?

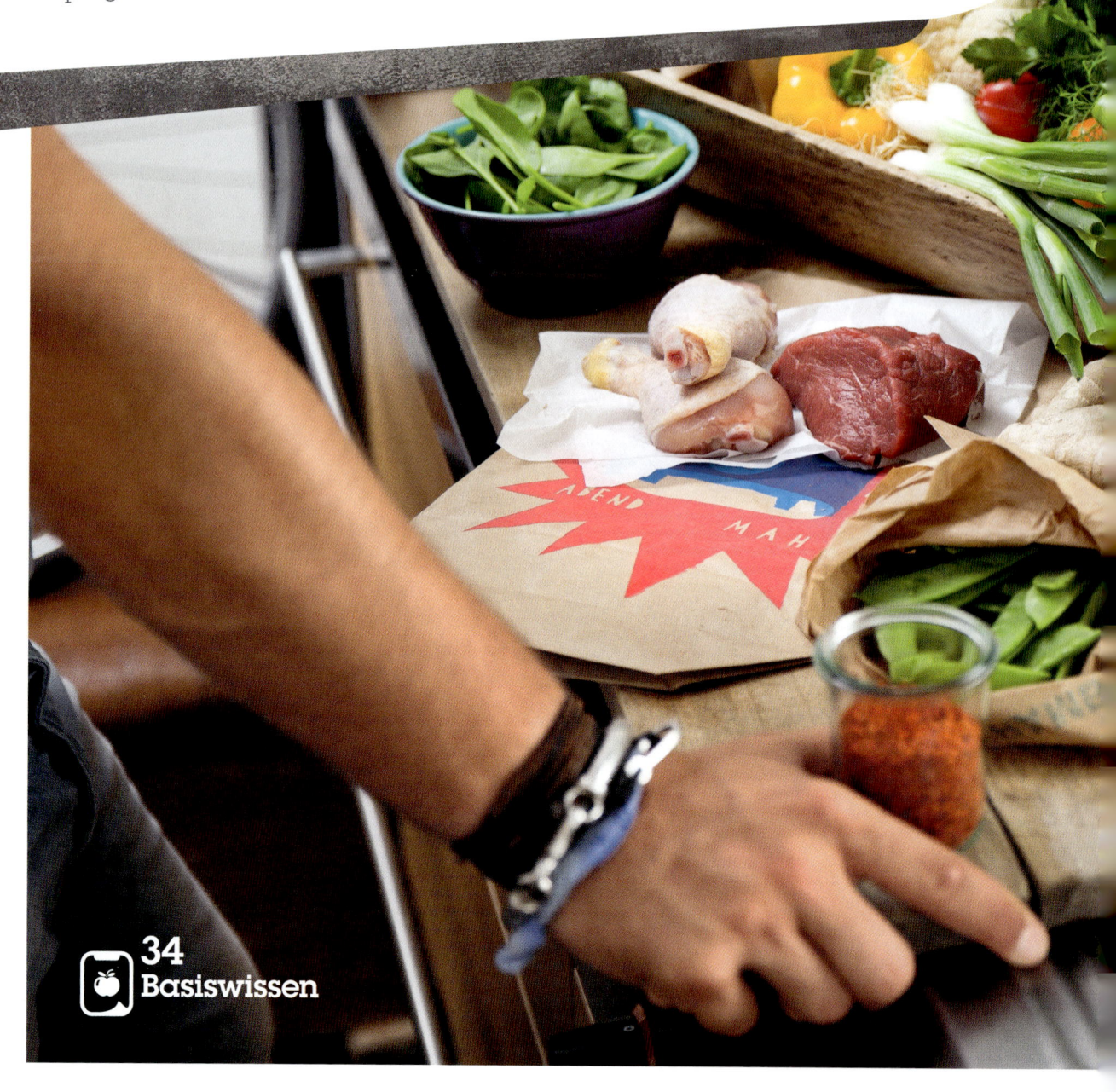

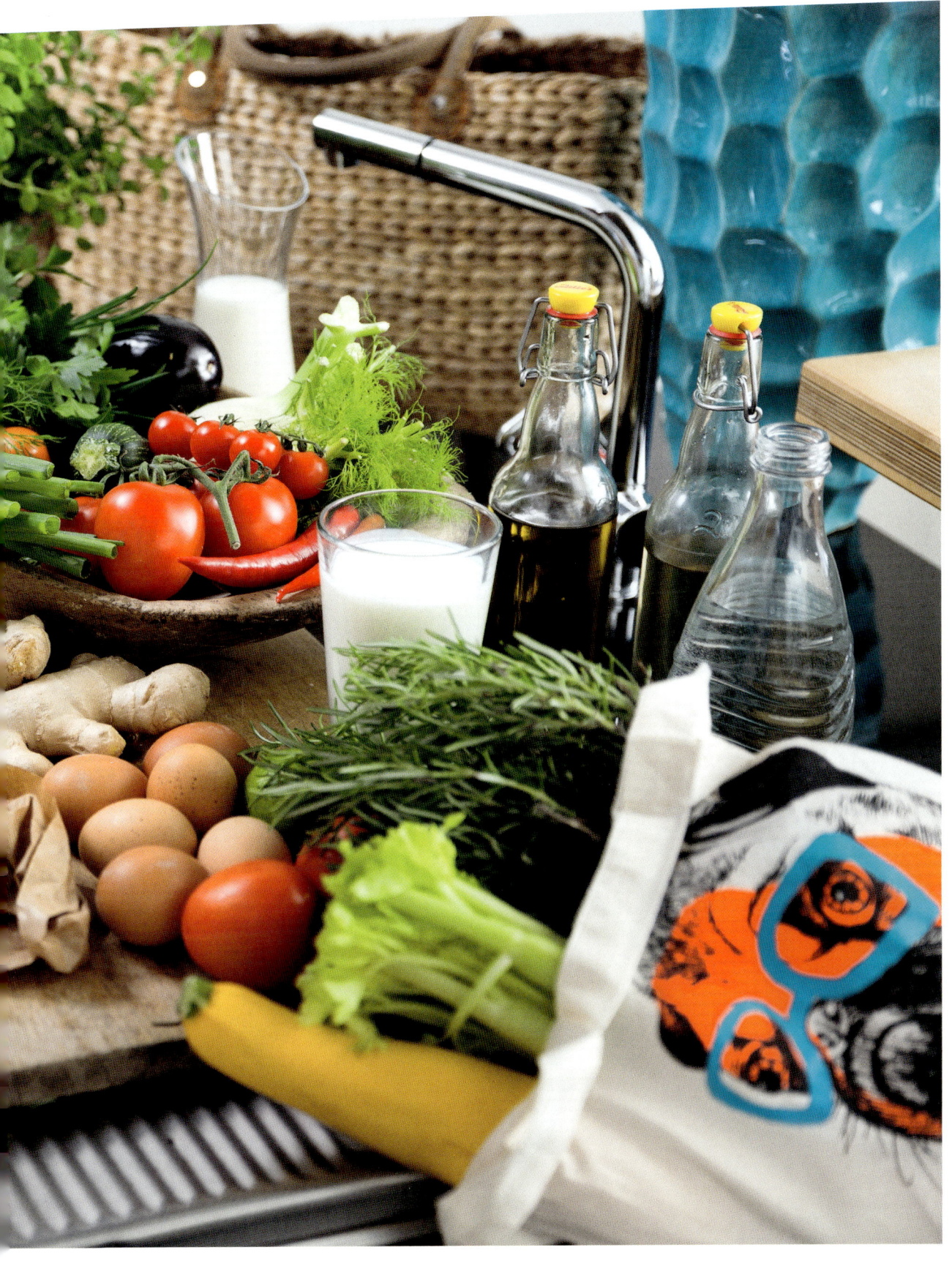

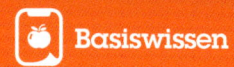
Nichts wie **ran an den Speck!** **Worauf es** beim Abnehmen **ankommt**

Unser Körper ist ein großartiges Gesamtkunstwerk, das nach einem komplizierten und perfekt abgestimmten Betriebsplan funktioniert. Das gilt auch, wenn wir Gewicht verlieren wollen. Je mehr wir also darüber wissen, was bei einer Diät in unserem Körper abläuft und wie wir mit bewusster Ernährung und Bewegung unseren Stoffwechsel beeinflussen können, umso besser. Tatsächlich kann Wissen schlanker machen.

Kalorie ist Kalorie – oder nicht?

Wenn unsere Energiezufuhr unseren Energiebedarf übersteigt, wenn wir also durchs Essen mehr Energie aufnehmen als der Körper verbrauchen kann, ist eine Kalorie gleich einer Kalorie – egal, ob sie aus Fett, Kohlenhydraten, Eiweiß oder Alkohol stammt. Es ist nun mal ein evolutionäres Naturgesetz, dass jeglicher Energieüberschuss in unserem Körper gespeichert wird – und zwar in Form von Fettpolstern. **Und leider ist es besonders einfach, dem Körper viel Energie in Form von Fett zuzuführen.** Denn ein Gramm Fett liefert schon neun Kalorien, ein Gramm Alkohol sieben Kalorien, Eiweiß und Kohlenhydrate haben dagegen nur vier Kalorien pro Gramm. Allerdings: Wer maßlos Kohlenhydrate, vor allem in Form von Süßem, Nudeln & Co. zu sich nimmt, und körperlich wenig tut, kann auch so zu viel Energie aufnehmen, die dann im Körper gespeichert wird – und zwar als Körperfett. Unterm Strich zählt also die Energiebilanz. Wenn diese überschritten wird, halten Kohlenhydrate nicht schlank, und wenn Sie nicht mehr essen, als Sie verbrauchen, macht auch Fett nicht fett. Dennoch: Trotz gleichen Energiegehalts von Eiweiß und Kohlenhydraten steht unserem Organismus beim Verbrennen von Eiweiß weniger Energie zur Verfügung als bei der Verwertung von Kohlenhydraten. Das schließen Wissenschaftler aus thermodynamischen Berechnungen (»Thermogenese«; siehe S. 51).

Gibt es »gute« und »böse« Kalorien?

Diese Frage drängt sich förmlich auf, wenn man über die unterschiedliche Rolle der Kohlenhydrate und Fette bei der Entstehung von Übergewicht nachdenkt. Der Körper verbrennt immer bevorzugt Kohlenhydrate, außerdem Eiweiß und Alkohol und erst ganz zuletzt Fett. Während die Oxidationsrate (Außmaß der Verbrennung) für Kohlenhydrate, Eiweiß und Alkohol bei vermehrter Zufuhr steigt, sieht es beim Fett anders aus: Eine vermehrte Fettaufnahme erhöht nicht automatisch die Verbrennungsrate. Kohlenhydrate werden im Körper am ökonomischsten in Energie umgewandelt. Fett hingegen ist der ideale Energiespeicher. Zweifellos begünstigt unsere heutige Ernährungsweise mit einer kalorienreichen Kost und hohem Fettanteil besonders die Ausbildung der Fettdepots. **Überschüssige Nahrungskalorien aus Fett werden ohne große Umwandlungsverluste in den Fettdepots abgelagert.** Und hohe Insulinspiegel sorgen dafür, dass der Fettstoffwechsel in der Sackgasse Fettspeicherung endet, denn Insulin hemmt die Nutzung der Fette als Energiequelle (siehe S. 41ff).

Gewicht verlieren – aber das richtige!

Bei einem normalgewichtigen Mann machen Eiweiß- und Fettsubstanz jeweils etwa den gleichen Anteil aus. Das ändert sich, wenn Fett an der Körperkomposition in zu hohem Ausmaß beteiligt ist. Während ein schlanker Mann mit 70 Kilogramm Körpergewicht zu etwa 60 Prozent aus Wasser und zu jeweils 17 Prozent aus Fett und Eiweiß besteht, sieht es bei einem Übergewichtigen mit 100 Kilogramm deutlich schlechter aus: nur 47 Prozent Wasser und 13 Prozent Eiweiß, aber satte 35 Prozent Fett. Wenn wir an Körpergewicht zunehmen, besteht dieses in der Regel (Gewichtszunahme durch gezieltes Muskelaufbautraining einmal ausgenommen) zu etwa 75 Prozent aus Fett und zu 25 Prozent aus fettfreier Körpermasse, vorwiegend Wasser. Wenn wir Körpergewicht verlieren, besteht dieses jedoch nicht unbedingt zum gleichen Verhältnis aus Fett und fettfreier Masse wie beim Zunehmen. **Entscheidend ist, wie sich die Nahrung beim Abnehmen zusammensetzt und ob wir gleichzeitig Sport treiben.** Oberstes Ziel muss dabei sein: ein möglichst hoher Fettverlust bei bestmöglicher Erhaltung der Muskulatur. Nur so kann man sichergehen, nicht früher oder später in der Jo-Jo-Falle zu landen.

!

KÖRPER-ZUSAMMENSETZUNG

Messen Sie Ihren Abnehmerfolg nicht nur auf der Waage, sondern schauen Sie in den Spiegel. Der zeigt besser an, ob Ihr Verhältnis von aktiver Köpermasse (Muskeln) zu passiver Körpermasse (Fettgewebe) stimmt.

Die **falsche Diätstrategie** schont das Fett …

…und greift die Muskeln an! Das ist das Dilemma bei fast allen Diäten. Denn bei strenger Kalorieneinschränkung baut der Körper in den ersten Tagen hauptsächlich Kohlenhydrate und Proteine ab. Dabei wird Wasser freigesetzt, was letztlich der Hauptgrund für den schnellen Gewichtsverlust ist. Erst ab dem dritten Tag ohne Essen verbrennt der Körper zunehmend Fett. Anders bei unserer 24STUNDEN**DIÄT**: **Durch intensives Training werden die Kohlenhydratspeicher schneller geleert, sodass der Körper früher auf die Fettdepots zugreifen muss.** Unter Hungerbedingungen, z. B. bei rigorosen Crash-Diäten, sowie extremen Anforderungen im Leistungssport, kann auch Körpereiweiß als Energiequelle herangezogen werden. Es kommt zum Abbau von Eiweiß, zu einer sogenannten katabolen Stoffwechsellage, die hinsichtlich unserer stoffwechselaktiven Muskelsubstanz ausgesprochen unerwünscht ist.

Strenges Fasten: ein Horror für Ihren Körper

Der Verlust an aktiver Muskulatur, die dem Körper ja auch Konturen gibt, ist nicht nur optisch ein Nachteil, er verlangsamt zudem die Stoffwechselrate – das bedeutet, Grundumsatz und Kalorienverbrennung sinken. **Genug Nahrungsproteine hingegen schützen während einer Diät vor dem »Raubbau« am eigenen Körper.**
Am stärksten ist der Verlust von Körpereiweiß übrigens beim totalen Fasten bzw. einer Nulldiät nur mit Wasser. Deshalb gab es schon sehr früh in der Fastengeschichte das proteinergänzte Fasten, zunächst mit Molke oder Buttermilch als Trinkflüssigkeit, später in Form proteinreicher Trinknahrungen und Formuladiäten. In Verbindung mit körperlicher Aktivität bleibt dabei die stoffwechselaktive und körperformende Muskulatur am besten erhalten. Und die Muskulatur ist für den Energieumsatz

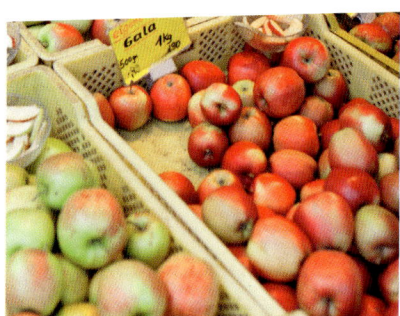
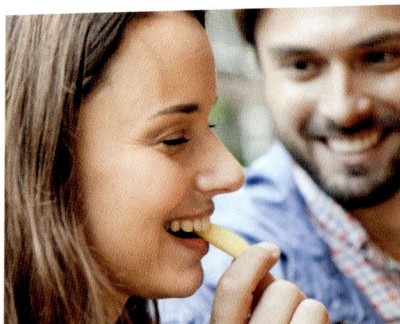
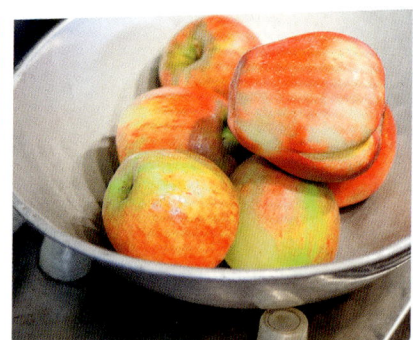

ganz besonders wichtig: Muskulöse Menschen verbrennen auch in Ruhe-
phasen mehr Kalorien und Fett als Personen mit wenig Muskeln und
einem hohen Körperfettanteil. Je mehr Muskelmasse Sie also besitzen,
desto größer ist Ihr »Motor« und umso höher auch Ihr »Benzin«- bzw.
Kalorienverbrauch – und das sogar im Leerlauf, also im Ruhezustand.
Zahlreiche Studien belegen, dass eiweißreiche Diäten – wie unsere
24STUNDEN**DIÄT** – einen raschen Fettverlust bei einem bestmöglichen
Muskelerhalt gewährleisten. Dadurch sinkt der Grundumsatz kaum und
der Jo-Jo-Effekt bleibt aus. Die 24STUNDEN**DIÄT** verbessert im Gegen-
satz zum Fasten oder Heilfasten das Fett-Muskel-Verhältnis und senkt
damit das Risiko unter anderem für Herz-Kreislauf-Erkrankungen und Diabetes. Anders bei Nulldiäten oder totalem Fasten: Da bleibt das Fett
quasi unberührt, während sich das Fett-Muskel-Verhältnis verschlechtert.

Wer nichts isst, verbraucht kaum Fett, sondern **wertvolle Muskeln**

Ob wir nun eine eiweißreiche Diät oder eine Nulldiät machen oder gar
auf striktes Fasten setzen – auf der Waage muss sich der Gewichtsverlust
bei allen drei Abnehmformen gar nicht mal dramatisch unterscheiden.
Es gibt Studien, die nach einer Vier-Wochen-Kur jeweils einen mittleren
Gewichtsverlust von 11 bis 14 Kilogramm attestieren.
ABER: Im Vergleich zur Nulldiät ist der Fettverlust bei
einer Eiweißdiät fast doppelt so hoch: Hier werden
bis zu 79 Prozent Fettgewebe abgebaut – und kaum
Muskelprotein. Das Fett-Muskel-Verhältnis verbessert
sich also deutlich. Erfreuliche Nebenwirkung: Das
Risiko der üblichen negativen Begleiterscheinungen
beim Abnehmen (siehe Info rechts) sinkt.

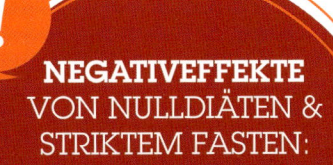

!

NEGATIVEFFEKTE
VON NULLDIÄTEN &
STRIKTEM FASTEN:

verminderter Grundumsatz,
gestörter Elektrolythaushalt,
Kreislaufstörungen, Muskelverlust,
Jo-Jo-Effekt, Übersäuerung,
Verstopfung

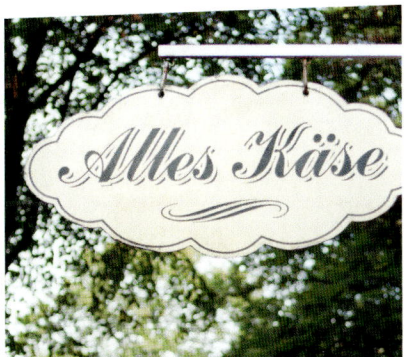

Alles Käse

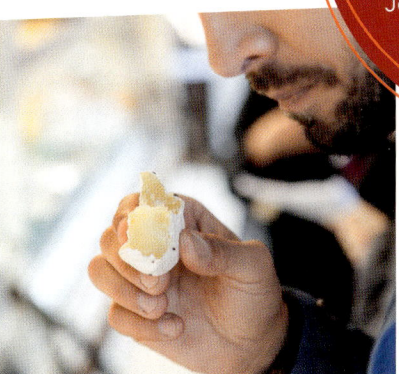

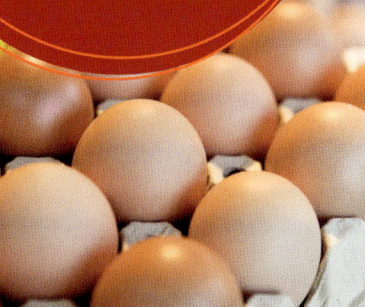

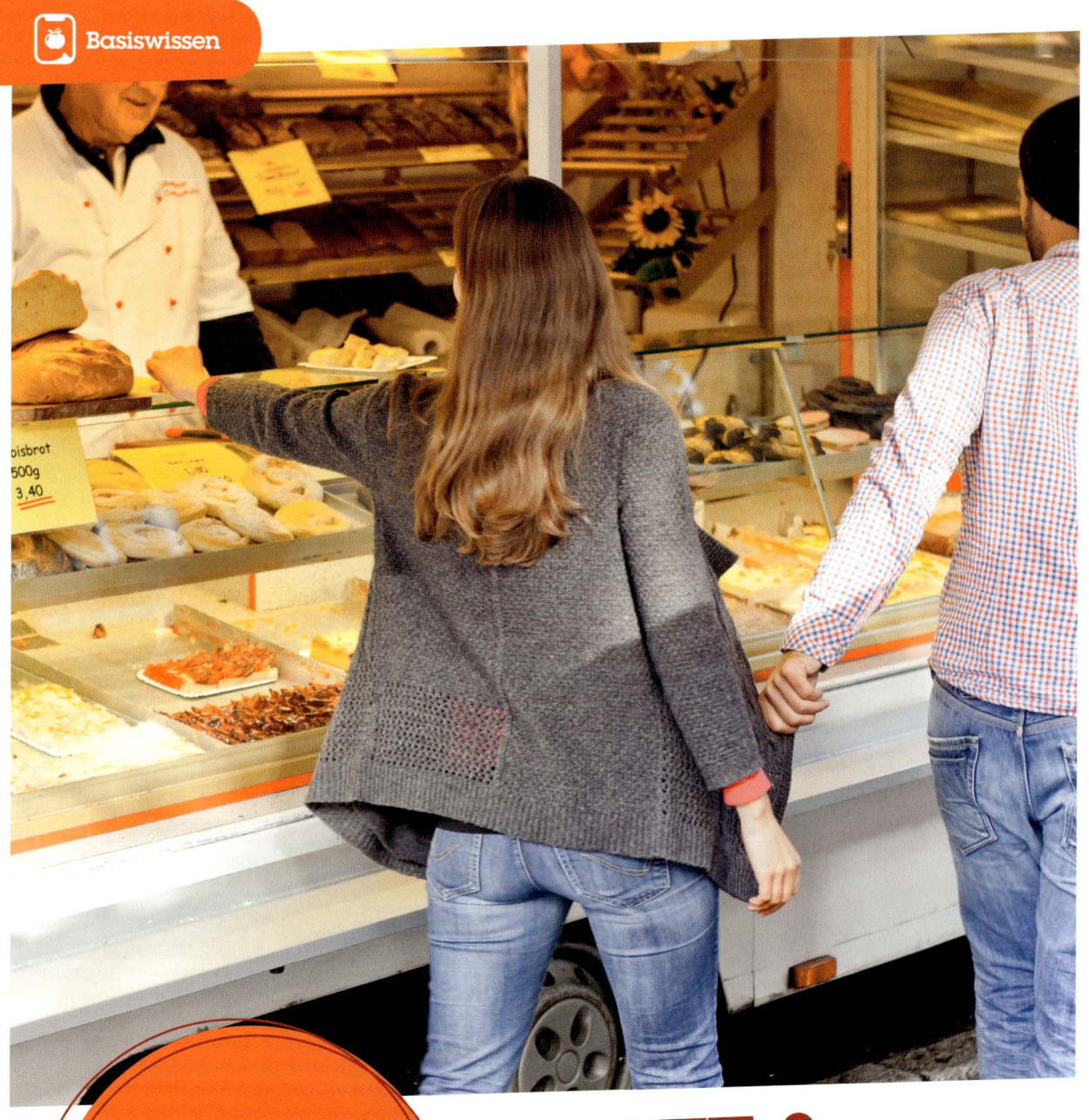

KOHLENHYDRATE & INSULIN
Basta mit Pasta!

Warum uns **Kohlenhydrate und Insulin** das Abnehmen so schwer machen

Kohlenhydrate waren lange Zeit verrufen. Dank positiver Erfahrungen in der Sportlerernährung ist der gute Ruf der Kohlenhydrate inzwischen wieder hergestellt. Aus den ehemals vermeintlichen Dickmachern wurden Fitmacher.

Doch die prinzipiell positive Bewertung von Kohlenhydraten hat so manche(n) auch in die Falle des Übergewichts geführt. Man muss nämlich unterscheiden zwischen den Ernährungsbedürfnissen von bewegungsaktiven (schlanken) Sportlern und bequemen (bereits übergewichtigen) Sitzmenschen. Wenn Couchpotatoes wahllos Kohlenhydrate in Form von Süßigkeiten, Weißmehlerzeugnissen, Softdrinks, Eis und Snacks – selbst wenn es sich um Low-Fat-Varianten handelt – in sich hineinstopfen, dürfen sie sich über die Folgen nicht wundern. Da kommen nebenbei schnell so viele Kalorien zusammen, dass sie einem Leichtarbeiter für einen ganzen Tag reichen. Was erschwerend hinzukommt: Bei dieser Ernährungweise verhindert ein hoher Kohlenhydratanteil die Verbrennung des in der Nahrung ebenfalls vorhandenen Fetts. **Wenn der Kalorienbedarf durch die leicht »brennbaren« Kohlenhydrate gedeckt wird, kommt Fett als Energiequelle gar nicht erst zum Zug.** Auf diese Weise haben Kohlenhydrate maßgeblich mit der (Über-)Gewichtsfrage zu tun.

Und an dieser Stelle kommt noch ein Komplize ins Spiel: Insulin. Dieses Schlüsselhormon ist dafür zuständig, den Stoffwechsel der Kohlenhydrate zu regulieren.

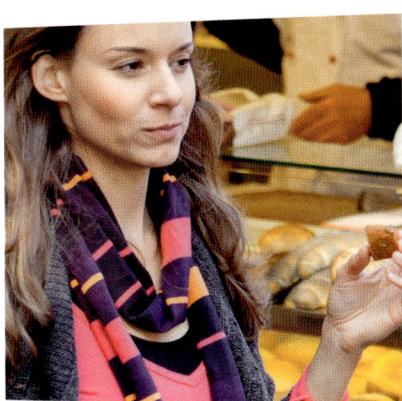
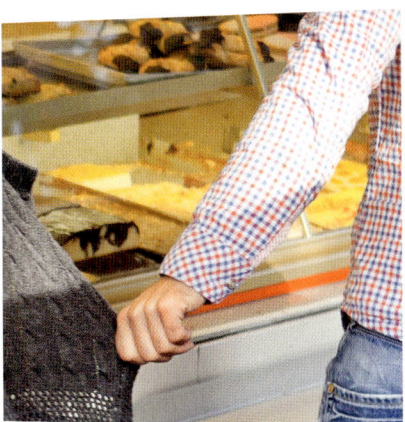
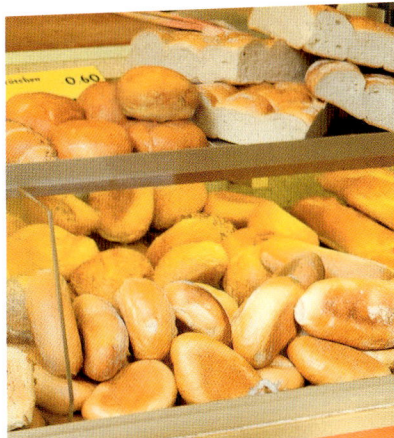

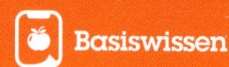

Wichtigste Schlank-Regel:
Halten Sie Ihren Insulinspiegel niedrig

Wenn es ums Abnehmen und sogenannte Stoffwechsel-Diäten geht, spielt das Hormon Insulin eine ganz zentrale Rolle. Es wird von der Bauchspeicheldrüse produziert, genauer gesagt: in den Beta-Zellen der Langerhans-Inseln, kleinen Zellhaufen im Gewebe des Organs. Dort wird das Hormon auch gespeichert. Insulin kontrolliert im Körper die Nutzung, Verteilung und Speicherung der Energie. Nur Insulin kann den Blutzuckerspiegel senken. Aber es hat auch einen Gegenspieler: das Hormon Glukagon. Dieses hat die Aufgabe, einen allzu starken Abfall des Blutzuckers zu verhindern. Dafür kann es z.B. die Kohlenhydratspeicher des Körpers mobilisieren und die Neubildung von Blutzucker aus Aminosäuren steuern.

Bildlich kann man sich Insulin als das Hormon des Schlemmens und anschließenden Speicherns vorstellen, während Glukagon genau diese Speicher wieder anzapft, wenn der Blutzuckerspiegel sinkt – wie es z.B. bei längeren Esspausen oder sportlicher Betätigung der Fall ist. Aber sehen wir uns doch einmal genauer an, welche Funktion vor allem das Insulin übernimmt.

Wie wirkt **Insulin?**

Wenn wir etwas essen, beginnt der Körper, die Nahrung zu zerlegen und in Zucker umzubauen, vor allem in Glukose (Traubenzucker), den universellen Treibstoff für die Muskeln und das zentrale Nervensystem. Damit Glukose in die Muskelzellen aufgenommen und in Kraft umgesetzt werden kann, wird das Hormon Insulin benötigt. Es regelt den Transport des Zuckers aus dem Blutplasma in die Zellen. Dabei fungiert das Hormon wie eine Art Türöffner: Es gibt den Zellen das Signal, Glukose aus dem Blutplasma und der Gewebeflüssigkeit in das Zellinnere aufzunehmen. **Stark zuckerhaltige Getränke und kohlenhydratreiche Nahrung lassen den Blutzuckerspiegel rapide ansteigen und führen zu einer hohen Insulinausschüttung (um den Zucker zu verwerten).** Das Insulin sorgt dann auch dafür, dass überschüssige Glukose in Muskeln oder Leber als Glykogen (Vielfachfachzucker) gespeichert wird. Und wenn auch hier kein Platz mehr ist, wird Glukose schließlich zu Fett umgebaut und einfach als »Hüftgold« angelegt – für schlechte Zeiten.

Insulin blockiert den Fettabbau

Deckt man den Energiebedarf auf herkömmliche Weise durch Kohlenhydrate, so wird Fett – sei es aus der Nahrung oder aus den körpereigenen Depots – nicht abgebaut. Ungünstige Kohlenhydrate und ständiges Naschen (Zwischendurchessen) bedingen ein erhöhtes Insulinniveau. Dies steht der Fettmobilisierung besonders entgegen, denn große Mengen Insulin steigern die Fettspeicherung, indem die Fettsäurefreisetzung aus dem Fettgewebe gehemmt wird. **Insulin steht quasi wie eine Mauer vor den Fettzellen.** Das ist natürlich bei jedem Abnehmversuch unerwünscht, Ziel ist ja der Verlust von überflüssigem Körperfett. Die Verbrennung körpereigener Fettdepots kommt jedoch nur in Gang, wenn der Körper zur Energiegewinnung Fett heranzieht. Das wird begünstigt durch mehr Bewegung und eine Ernährung, die sowohl Menge und Qualität der Kohlenhydrate als auch die Gesamtkalorien und das Nahrungsfett berücksichtigt. **Bei Überernährung ist mehr Zucker im Blut, als die Körperzellen verbrauchen können.** Als Schutz vor einer »Überzuckerung« kommt es zu einem Verwertungsrückstau im Blut. Der insulinabhängige Zuckertransport in die Zellen verbessert sich, wenn wir den Gürtel enger schnallen und uns mehr bewegen. Abspecken bringt den gestörten Insulinstoffwechsel wieder ins Gleichgewicht.

Wenn der Stoffwechsel **ins** Wanken gerät

Nur ein niedriger Insulinspiegel macht den Abbau von gespeichertem Fett möglich. Mithilfe des lebenswichtigen Hormons Insulin soll der Blutzuckerspiegel konstant gehalten werden: Ein Blutzuckeranstieg (nach einer Mahlzeit) regt die Insulinausschüttung an, ein Blutzuckerabfall (zwischen den Mahlzeiten, bei körperlicher Belastung oder nachts) drosselt die Insulinausschüttung. Jahrelange Überernährung und Bewegungsmangel – auch in Verbindung mit einer erblichen Veranlagung – können jedoch den Regelmechanismus verschlechtern. Wer über Jahre hinweg dem Körper zu

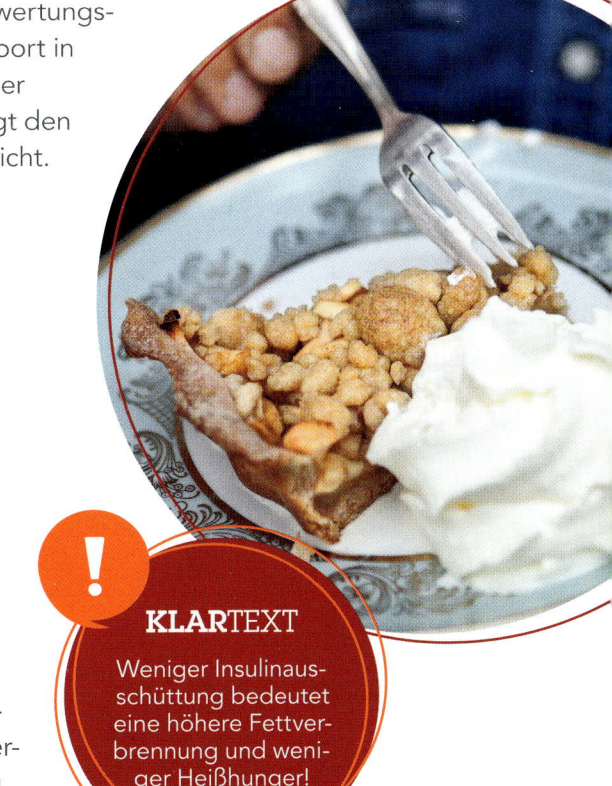

KLARTEXT

Weniger Insulinausschüttung bedeutet eine höhere Fettverbrennung und weniger Heißhunger!

43

viel Nahrungsenergie zuführt, produziert natürlich auch viel Insulin. **Die Körperzellen werden wegen des ständig hohen Insulinspiegels schließlich unempfindlich (Insulinresistenz).** Das Insulin kann seine volle Wirkung nicht mehr entfalten, und die Glukose kann nicht mehr vollständig in die Zellen aufgenommen werden. Vermutlich ist das Transportsystem defekt. Freie Fettsäuren im Blut, die bei Übergewichtigen oft erhöht sind, blockieren zusätzlich den Zuckertransport in die Zellen, sodass sich die Stoffwechselsituation weiter verschlechtert. Bewegungsmangel fördert die Insulinresistenz der Muskelzellen. Die Folge: Diabetes Typ 2, auch Altersdiabetes genannt. Da kann Abnehmen durch richtige Ernährung und mehr Bewegung den ganzen Stoffwechsel, und somit die Gesundheit, retten.

Die richtigen Kohlenhydrate
zur richtigen Zeit

Auch Kohlenhydrate sind nicht gleich Kohlenhydrate. Manche werden besonders schnell vom Körper aufgenommen, wie z.B. Zucker, zuckerhaltige Getränke, Süßigkeiten und stark verarbeitete Produkte, wie helles Mehl und weißer Reis. Anders bei Vollkornprodukten und Gemüse, deren Ballaststoffgehalt dazu führt, dass die Kohlenhydrate langsamer verarbeitet werden. Der Insulinspiegel steigt dadurch nur mäßig und nicht so hoch an wie durch die Aufnahme von schnell verfügbaren Kohlenhydraten.

Ein guter Anhaltspunkt dafür, ob ein Lebensmittel den Insulinspiegel schnell oder langsam steigen lässt, ist der Glykämische Index (GI) bzw. die Glykämische Last (GL). Je höher dieser Wert ist, desto schneller steigt nach dem Verzehr das Insulin im Blut.

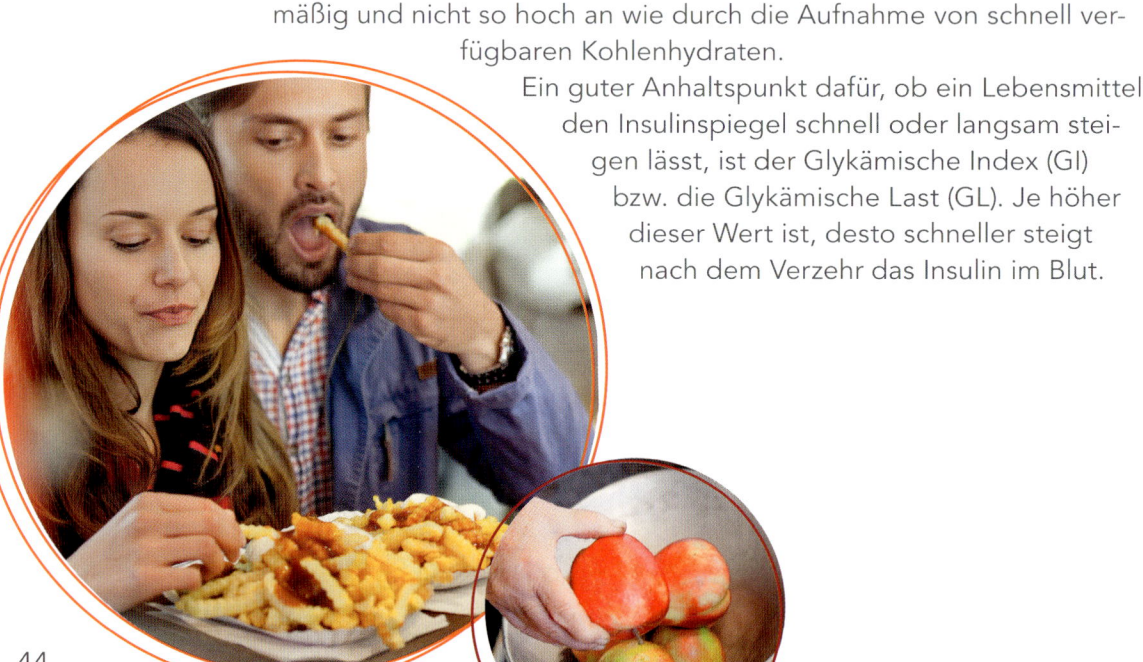

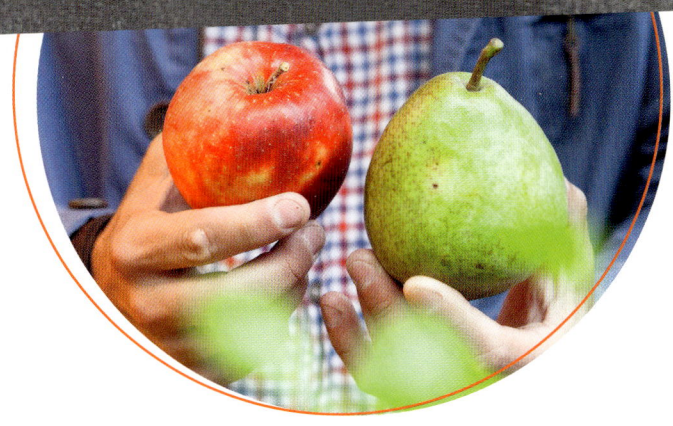

Die **Abspeckwaffe Bewegung**
reguliert auch den Insulinstoffwechsel

Wir wollen Insulin keineswegs verteufeln. Insulin ist nicht der ultimative Bösewicht, der uns alle dick macht. Insulin ist vor allem ein lebenswichtiges Hormon, das den Blutzuckerspiegel reguliert, das die Türen zu den Körperzellen öffnet und dem Gehirn normalerweise Sättigung meldet. Noch einmal: Es kommt nur darauf an, dass unser Organismus nicht zu viel Insulin zur falschen Zeit produziert. Auch hier kann regelmäßige Bewegung helfen. Bewegung verbessert die Glukosetoleranz (Verwertung von Glukose in den Muskelzellen) und wirkt so der Insulinresistenz entgegen (siehe S. 43).

Für sportlich Aktive reichen bereits verhältnismäßig geringe Insulinmengen, um Glukose in die Muskelzellen zu transportieren. **Bei Menschen, die regelmäßig trainieren, ist eine Insulineinsparung von etwa 30 Prozent nachweisbar.**

Anders die Situation von Übergewichtigen. Besonders die Fettzellen im Bereich des Bauches brauchen – um die Glukose aufnehmen zu können – einen deutlich höheren Insulinspiegel als die Fettzellen in anderen Körperregionen. Die männliche Form des Übergewichts präsentiert sich ja häufig in Form eines apfelförmigen Rumpfes (»Apfeltyp«), während die typisch weibliche Fetteinlagerung im Bereich Hüften, Gesäß und Oberschenkel (»Birnentyp«) sichtbar wird. Bauchfett im Bauchinnenraum (viszerales Fett) ist gefährlicher. Diese Fettform produziert bestimmte Botenstoffe. Und die wiederum wirken wie dauerhafte Entzündungen. Darum können sie bestimmte Immunreaktionen hervorrufen. **Übergewichtige vom Typ »Apfel« ernähren vornehmlich ihr Bauchfett, dennoch fehlt ihnen ständig Energie.** Ihre reichhaltigen Energiereserven werden infolge von Bewegungsmangel allerdings nicht abgerufen. Außerdem steht das Bauchfett im Zusammenhang mit einem besonders hohen Risiko für die Gesundheit von Herz und Kreislauf.

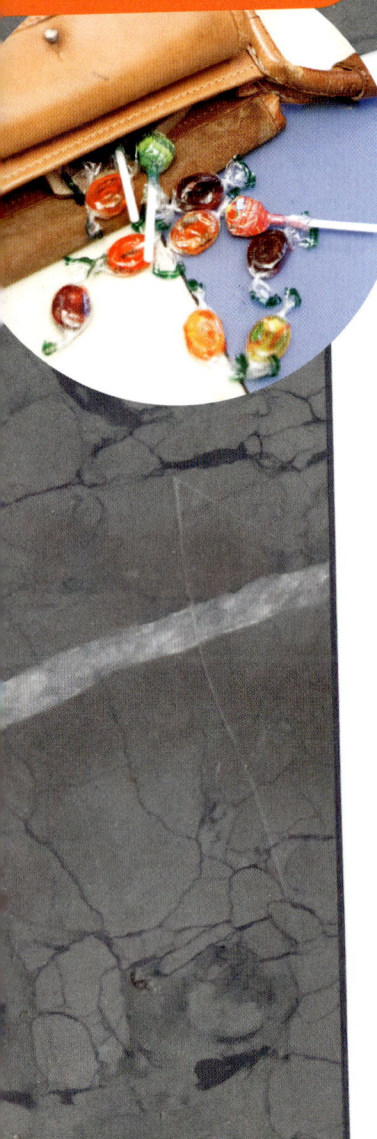
Kurz und knapp:
Insulin auf einen Blick

- Insulin ist ein Hormon, das in den Inselzellen (daher auch der Name) der Bauchspeicheldrüse gebildet und dort auch gespeichert wird.

- Überschreitet der Blutzucker eine bestimmte Höhe, beispielsweise nach dem Verzehr kohlenhydratreicher Lebensmittel, wird (bei allen Nichtdiabetikern) automatisch Insulin ins Blut abgegeben, um den Blutzuckerspiegel wieder abzusenken.

- Insulin wirkt wie ein **Schlüssel, der die Zellen für Zucker aufschließt.** Das heißt, der Zucker kann dorthin gelangen, wo er gebraucht wird.

- Insulin fördert speziell den **Eintritt von Glukose** (Traubenzucker) **in die Muskelzelle.**

- Durch Insulin wird in der Muskelzelle die Energiegewinnung aus Kohlenhydraten gefördert.

- Insulin erhöht auch die Aufnahme von Glukose in die Fettzellen und hemmt die Abgabe von freien Fettsäuren aus den Fettzellen ins Blut; das bedeutet: **Insulin blockiert den Fettabbau.**

- Insulin stimuliert den **Transport freier Fettsäuren im Blut in die Fettzellen.**

- Ein Zuviel an Insulin **steigert sogar den Fettaufbau.**

Ihr **Figur**-Fazit

Die vier wichtigsten Maßnahmen gegen Übergewicht, Speckröllchen und »böses« Bauchfett:

1 Entleerung der Kohlenhydratspeicher durch ein hochintensives (Intervall-)Training.

2 Kohlenhydratarme Ernährung und lange Abstände zwischen den Mahlzeiten (etwa vier Stunden), um das Insulinniveau niedrig zu halten. Beides sind die Voraussetzung für eine maximale Nutzung der Fettdepots, das heißt: optimale Fettverbrennung.

3 Aufnahme von genügend Eiweiß, um einem diätbedingten Eiweißabbau (Verlust an Muskelmasse) vorzubeugen und damit die Stoffwechselrate – also den Grundumsatz – nicht abzusenken (Anti-Jo-Jo-Effekt).

4 Zwischen den Diättagen auf die Qualität der Kohlenhydrate achten: lieber Vollkornprodukte und Gemüse als Weißbrot, Softdrinks und Süßigkeiten!

WOHLFÜHLEN!

!

WENN SIE EINE GUTE FIGUR MACHEN WOLLEN …

… sollten Sie nicht hungern, sondern auf die richtige Kombination aus Bewegung und Ernährung setzen.

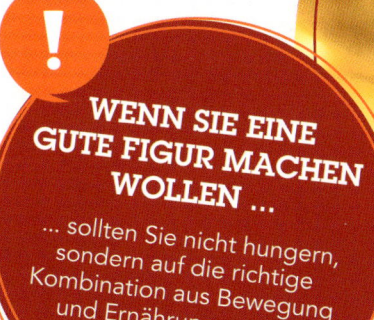

KÜCHLEIN

SCHOKO 1.-
LINZER 1,30
NONNETTE 1,60
KÄSE 1,60

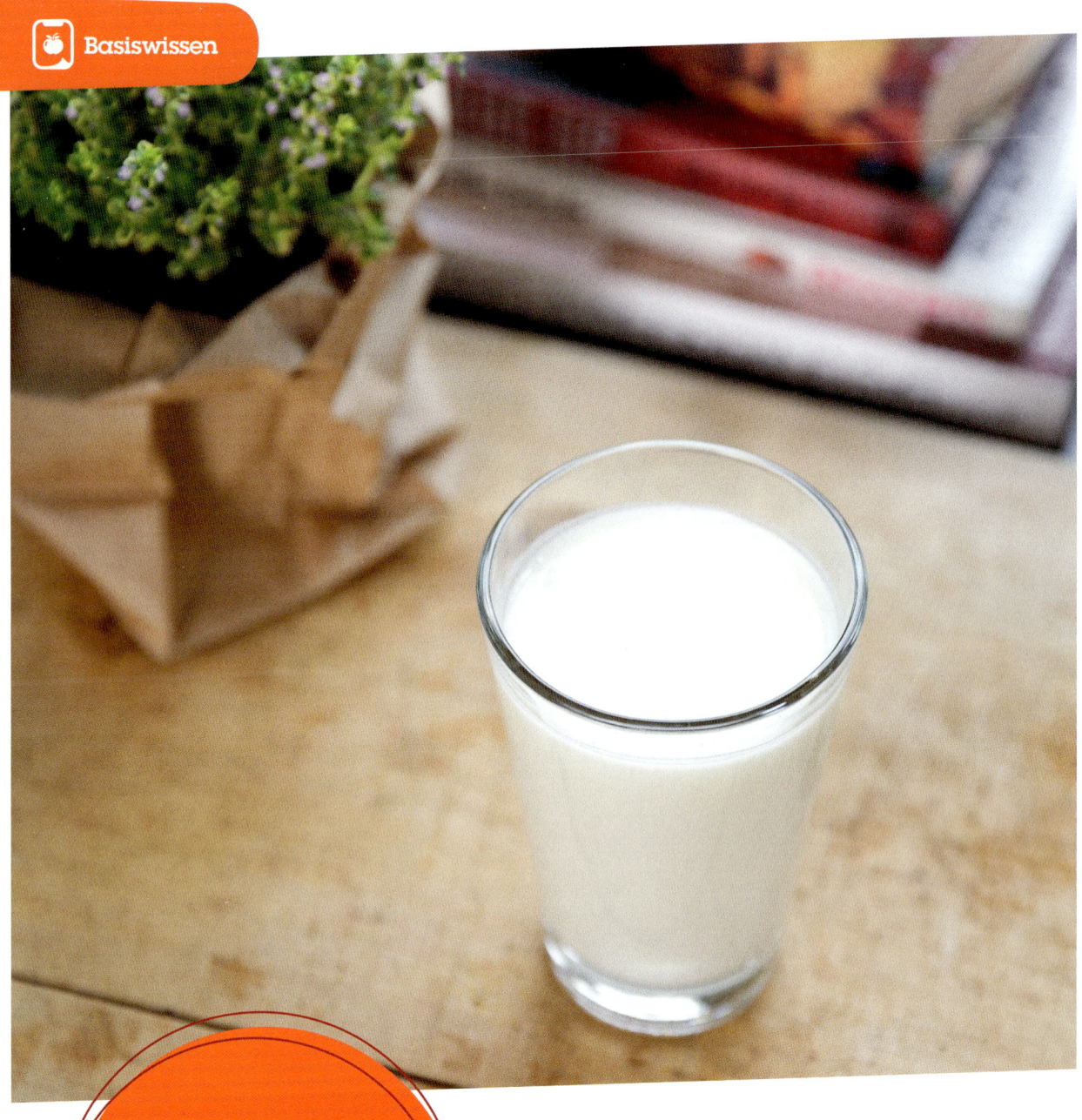

EIWEISS
Pro Protein!

Der Diät-Joker Eiweiß

Eiweiß (Protein) ist eine Grundlage unseres Lebens, denn es ist der »Baumeister« für die Körperzellen. Proteine werden nicht – anders als Kohlenhydrate und Fett – auf dem schnellsten Weg in den Fettdepots gespeichert, sondern primär als Bausubstanz für Körperzellen, Muskeln, Haut, Haare, Enzyme oder Hormone genutzt.

Im Griechischen heißt Eiweiß übrigens »proteos«, was so viel bedeutet wie »Erster« oder »Wichtigster«.

Neben ihrer essenziellen Bedeutung für den Körperbau und die Körperfunktionen haben Proteine noch ein weiteres großes Plus: Sie sättigen sehr gut. Die ideale Voraussetzung also für eine Diät, denn das beim Abnehmen oft gefürchtete Hungergefühl fällt weg und die »figur-gefährdenden« Heißhungerattacken sind selten oder kommen gar nicht erst vor. Zudem fordert die Verstoffwechslung von Nahrungsproteinen den Organismus weit mehr als die Verstoffwechselung von Kohlenhydraten und Fetten (siehe S. 51).

Und während sowohl Kohlenhydrate als auch Fette im Zusammenhang mit Abnehmen kein gutes Image mehr haben, ja sogar als Verursacher von Übergewicht in Verdacht stehen und kontrovers diskutiert werden (Low-Carb- contra Low-Fat-Diäten), genießt Eiweiß bei den meisten Diätexperten inzwischen den Ruf als eine Art **Wunderwaffe im Kampf gegen die Pfunde.** Das Fazit: Eiweiß ist für Abnehmen ohne Stress und Jo-Jo-Effekt optimal, denn es ist nicht nur ein echter Schlankmacher, sondern auch ein köstlicher Sattmacher!

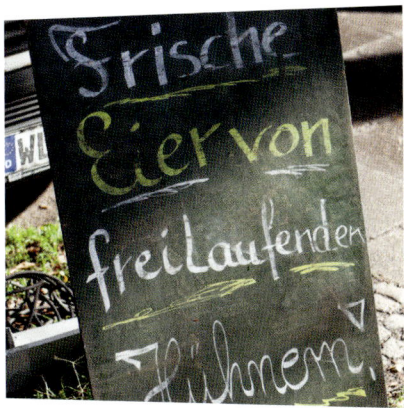
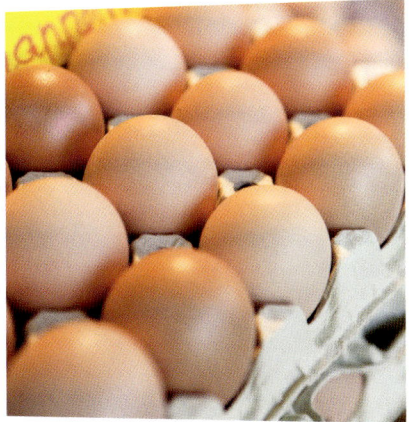
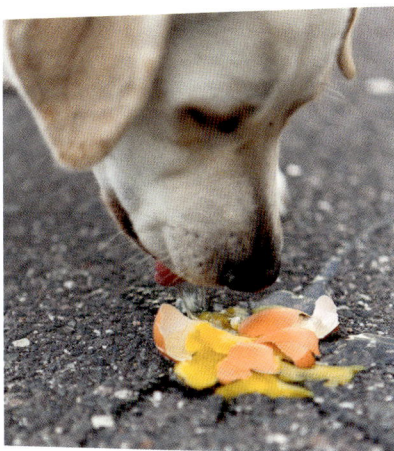

Ein Diätprinzip **mit Tradition**

Schon in den 1920er und 1930er Jahren sowie Anfang der 1950er Jahre waren Eiweißdiäten populär: Es gab die Hollywood-Diät, die Gayelord-Hauser-Kur und die Mayo-Diät (entwickelt von der berühmten Mayo-Klinik in Rochester im US-Bundesstaat Minnesota). Damals machte der Anteil von Proteinen an der täglich erlaubten Energiezufuhr (1000 bis 1500 Kilokalorien) 50 Prozent aus. Das gilt auch für die Scarsdale-Diät des amerikanischen Kardiologen Herman Tarnower (aus Scarsdale im US-Bundesstaat New York). Umgerechnet bedeutet das etwa 125 Gramm Eiweiß pro Diättag. Ein 90-Kilo-Mann würde also pro Kilo Körpergewicht 1,4 Gramm Eiweiß aufnehmen.

Wie viel Eiweiß braucht **mein Körper?**

Proteine bestehen aus Aminosäuren. Es gibt insgesamt 20 verschiedene Aminosäuren, aus denen sich Proteine ganz unterschiedlich zusammensetzen können. Die meisten Aminosäuren kann der Körper selbst herstellen. Aber acht sind essenziell (Isoleucin, Leucin, Lysin, Methionin, Phenylalanin, Threonin, Tryptophan, Valin), das heißt, sie müssen mit der Nahrung aufgenommen werden. Auch ohne Diät wird Erwachsenen täglich mindestens 0,8 Gramm Eiweiß pro Kilo Körpergewicht empfohlen. Die »obere Proteinzufuhr, bei der keine unerwünschten Wirkungen zu erwarten sind, ist für Erwachsene bei 2,0 Gramm Protein pro Kilo Körpergewicht und Tag anzusetzen« (D-A-CH-Referenzwerte für die Nährstoffzufuhr). Das entspricht etwa 20 bis 25 Prozent der Nahrungsenergie. Aktuelle Studien und Erfahrungen aus der Diätberatung belegen, **dass »ein akzentuiertes Nahrungseiweißangebot das subjektive Gefühl der Sättigung erhöht und das Auftreten von Hungergefühlen verzögert«.** Wer also vergleichsweise wenig Kalorien, aber anteilmäßig viel Eiweiß zu sich nimmt, wird eine Diät in den meisten Fällen besser durchstehen. Fakt ist: Eine strenge Kalorienbeschränkung oder eine Diät nach dem »Iss-die-Hälfte«-Muster funktioniert in der Praxis ebenso wenig, wie fast ausschließlich auf die vermeintlichen Schlankmacher Gemüse und Obst zu setzen. Dies führt zwangsläufig dazu, dass der Körper zu wenig Eiweiß bekommt. Und die Erfahrung zeigt: Wer zu wenig Eiweiß zu sich nimmt, scheitert meist mit seiner Diät. Beispiele dafür sind der Jo-Jo-Effekt und die leidvolle Feststellung, dass man nur da abnimmt, wo man es eigentlich gar nicht will. Dieser Raubbau an körpereigener Substanz

betrifft vor allem die stoffwechselaktive und körperformende Muskulatur – also unsere Bodybuilder. **Mit mehr Eiweiß und dem richtigen Training kann man der unerwünschten Körperveränderung am besten vorbeugen.**
Auch unser Programm setzt deshalb auf eine Eiweißakzentuierung im Bereich von etwa 1,5 Gramm Protein pro Kilogramm Körpergewicht bzw. einen Energieanteil von rund 20 Prozent bei gleichzeitiger kohlenhydrat- und fettbewusster Lebensmittelauswahl.

Warum bringt uns Eiweiß **ins Schwitzen?**

Im Vergleich zu Kohlenhydraten und Fetten sind Eiweiße im Stoffwechsel die unökonomischsten Energielieferanten. Das liegt zunächst an der sogenannten postprandialen Thermogenese, das heißt der vermehrten Wärmebildung nach dem Essen. Das kennen Sie bestimmt, so einen Hitzeschub während einer üppigen Mahlzeit. Das hat mit der Umsetzung, dem Transport und der Speicherung von Nährstoffen zu tun – denn bei allen Stoffwechselprozessen entsteht Wärme. Die Thermogenese bezeichnet also den Energieaufwand, der für die Nahrungsverwertung und -umsetzung erforderlich ist. Sie beträgt etwa zehn Prozent der Gesamtenergieaufnahme. Wir sprechen in diesem Zusammenhang auch von der »spezifisch dynamischen Wirkung« der Nährstoffe. Sie besagt, wie viel Energieverlust ein Nährstoff im Stoffwechsel bewirken kann.
Beim Eiweiß ist dieser Effekt am größten, das heißt, der Proteinstoffwechsel bringt dem Körper am wenigsten nutzbare Energie, denn:
Die Verstoffwechselung von Eiweiß ist für den Organismus eine energetisch aufwendige Prozedur. Die nahrungsbedingte Thermogenese hält nach proteinreichen Mahlzeiten etwa doppelt so lange an wie nach kohlenhydrat- und fettreichen Mahlzeiten gleichen Energiegehalts. Sie entspricht immerhin 18 bis 25 Prozent der mit Proteinen aufgenommenen Energiemenge, während es bei Kohlenhydraten vier bis sieben und bei Fett nur zwei bis vier Prozent sind. Daraus folgt: Wenn Eiweiß statt Kohlenhydrate als Brennstoff dient, müssen im Durchschnitt 20 Prozent mehr Kalorien aufgewendet werden, um die gleiche Menge ATP (Adenosintriphosphat = die unmittelbar verfügbare Energiequelle im Stoffwechsel) zu bilden.

Aktuelle Erkenntnisse:
Eiweiß killt den Jo-Jo-Effekt

Eine proteinbetonte Ernährung mit weniger kohlenhydratreichen Sättigungsbeilagen und Süßigkeiten – wie bei unserer 24STUNDEN**DIÄT** – ist das beste Rezept zum Abnehmen. Aber nicht nur das: **So eine Ernährung hilft darüber hinaus auch beim Halten des Gewichts – wie jetzt eine Studie beweist:** In der bisher umfangreichsten Diätstudie überhaupt, der sogenannten »Diogenes-Studie«, wurde bei 773 Diät-Teilnehmern der Einfluss von Nährstoffverteilung und -zusammensetzung der Ernährung in der schwierigen Zeit – den ersten sechs Monaten – nach einer erfolgreichen Gewichtsabnahme untersucht. Bei der Studie variierte die Ernährung im Proteingehalt und im glykämischen Index (siehe S. 44), um in Folge dessen die Höhe des Blutzuckeranstiegs zu messen – je ausgeprägter dieser ist, desto schwerer wird das Abnehmen. Stärkereiche Lebensmittel wie Weißbrot, Kartoffelbrei oder Reis erhöhten den Blutzucker stark, während Gemüse, kernige Vollkornprodukte und Hülsenfrüchte ihn nur maßvoll ansteigen ließen. Letzteres wirkte sich günstig auf die Regulierung von Hunger und Sättigung sowie die Fettverbrennung aus. Das Ergebnis war eindeutig: **Eine optimale Ernährung, um abzunehmen und vor allem um das Gewicht langfristig zu halten, besteht aus Fisch, magerem Fleisch, fettarmen Milchprodukten, Hülsenfrüchten und Sojaprodukten sowie dem Weglassen der üblichen stärkehaltigen Sättigungsbeilagen. Stattdessen sollten als Beilage besser reichlich Gemüse und Salat verzehrt werden.** Somit konnte wissenschaftlich bestätigt werden, dass eine Ernährung, die auf eine Kombination aus einem erhöhten Eiweißgehalt und einem niedrigen Glykämischen Index setzt, beim Gewichthalten

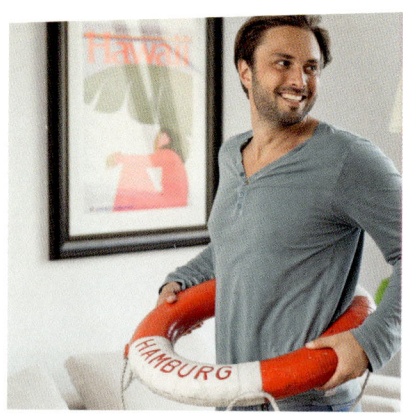
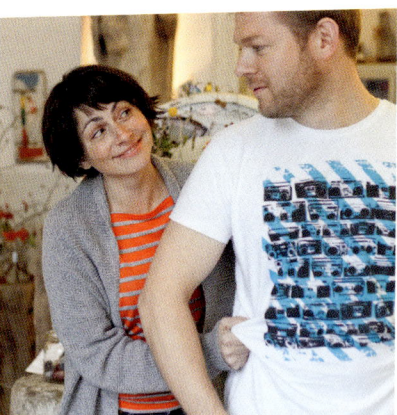
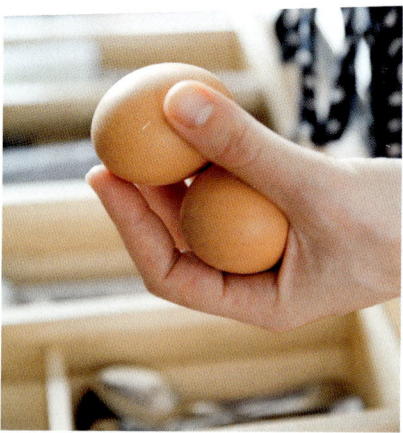

hilfreich ist. Besonders aufschlussreich war auch, dass es in der Gruppe derer, die mehr Eiweiß zu sich nahmen, nicht so viele Diätabbrecher gab, wie in der Gruppe, die weniger davon aßen. Eiweißbetontes Essen ist also besser in der Lage, das erneute Ansetzen unerwünschter Pfunde zu vermeiden, und das insbesondere, wenn auch der Kohlenhydratverzehr bewusst gestaltet wird.

Eiweiß hat den Länger-satt-Effekt

Eine weitere Studie befasste sich mit der appetitzügelnden Wirkung einer eiweißreichen Kostform. Die Probanden durchliefen insgesamt drei direkt aufeinander folgende Ernährungsphasen. In der ersten Phase (zwei Wochen) erhielten sie eine Kostform mit 15 Prozent Eiweiß, 35 Prozent Fett und 50 Prozent Kohlenhydraten. In der zweiten (zwei Wochen) und dritten (zwölf Wochen) Phase wurde das Verhältnis auf 30 Prozent Eiweiß und 20 Prozent Fett geändert. Während in den ersten beiden Phasen die Portionsgrößen vorgegeben wurden, durften die Probanden in der dritten Phase nach Belieben essen. Mit Beginn der letzten Diätphase beobachteten die Wissenschaftler einen signifikanten Rückgang der spontanen Energieaufnahme sowie eine Reduzierung von Körperfettmasse und Körpergewicht bei allen Studienteilnehmern. Die Forscher schließen aus den Ergebnissen, dass der appetithemmende Effekt des Eiweißes den signifikanten Gewichtsverlust verursacht. **Bei einer Diät zur Gewichtsreduzierung ist es daher sinnvoll, den Fettanteil zugunsten einer erhöhten Eiweißaufnahme zu verringern.**
Mit einer vergleichbaren Proteinaufnahme in Höhe von 35 Prozent der Energiezufuhr bei Übergewichtigen gelang auch in einer australischen Studie der Nachweis, **dass eine Diät mit hohem Eiweißgehalt langfristig zu einer stabileren Gewichtsreduktion führt.**
Insgesamt machen die Ergebnisse und Überlegungen deutlich, dass ein erfolgreiches Gewichtsmanagement eindeutig von einer Anhebung des Proteinanteils in der Nahrung profitiert. **Neben dem Proteinanteil hat außerdem das Volumen der Lebensmittel einen großen Einfluss auf die Sättigung.** Lebensmittel mit hohem Volumen sind z.B. ballaststoff- und wasserreiche Lebensmittel wie Gemüse, Salate und Obst, Vollkornprodukte und Hülsenfrüchte. Vermehrte körperliche Aktivität und reichlich (Wasser) trinken unterstützen den Erfolg.

! VORTEIL VON PROTEIN

Eiweiß ist ein idealer Bodybuilder. In Verbindung mit Sport und kohlenhydratbewusster Ernährung garantiert es auch den Langzeiterfolg Ihrer Diät.

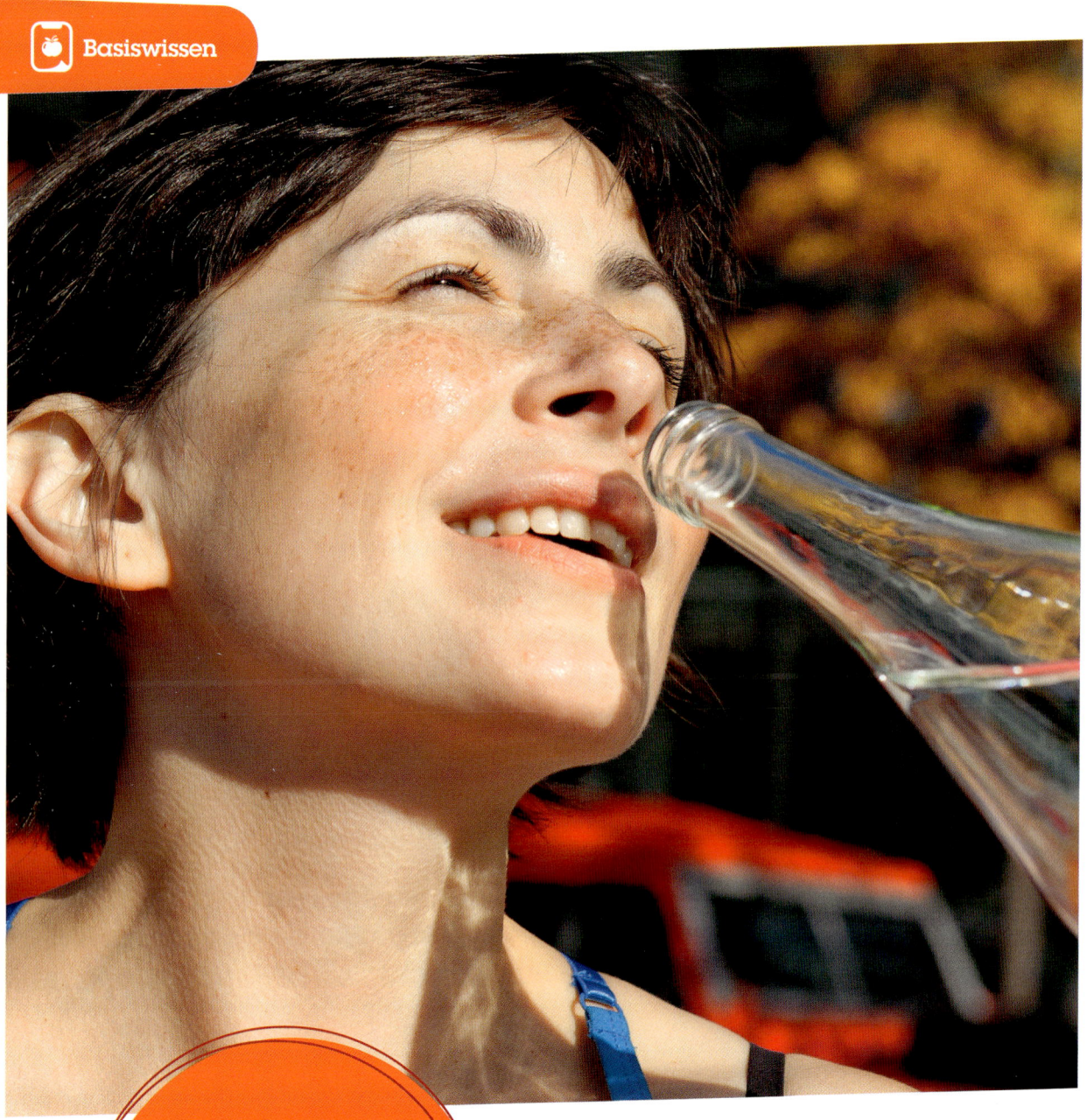

VIEL TRINKEN
mit wenig Kalorien

Warum **reichlich trinken** so wichtig ist

Wasser ist die Quelle unseres Lebens. Nach dem lebensnotwendigen Sauerstoff ist Wasser das zweitwichtigste »Lebens-Mittel« für den Organismus. Und es ist auch der Hauptbestandteil des Körpers. Der Mensch besteht zu über der Hälfte aus Wasser. Doch die Bedeutung des Wassers für unseren Körper wird leider immer noch unterschätzt.

- Wasser ist für die Funktion von Herz, Kreislauf und Nieren unverzichtbar.

- Wasser ist ein elementares Kühlmittel für den Motor unseres Stoffwechsels und sorgt bei warmem Wetter (als Schweiß) dafür, dass die Betriebstemperatur stets im grünen Bereich bleibt.

- Wasser schmiert die Gelenke und bettet Gewebe und Organe ein.

- Wasser löst die Nährstoffe und transportiert sie über das Blut zu allen Körperzellen und Organen.

- Wasser hilft bei der Entsorgung von Stoffwechselendprodukten, die dann über die Nieren mit dem Urin ausgeschieden werden.

Während einer Diät können wir notfalls auf feste Nahrung verzichten, nur bloß nicht auf Wasser! **Wassermangel im Körper hat zur Folge, dass sich der Nährstoff- und Sauerstofftransport zu den Zellen verschlechtert, ebenso die »Entsorgung« von Stoffwechselendprodukten aus den Zellen.** Die Durchblutung sinkt ebenso wie der Blutdruck, Herz und Kreislauf werden stärker belastet, es kommt zu Müdigkeit und Darmträgheit.

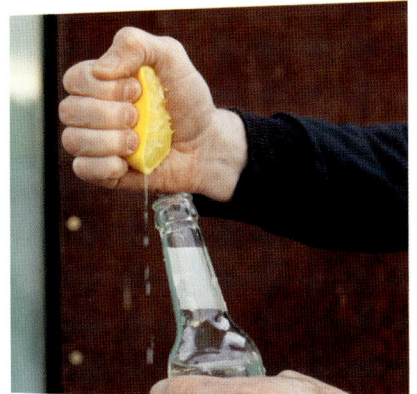

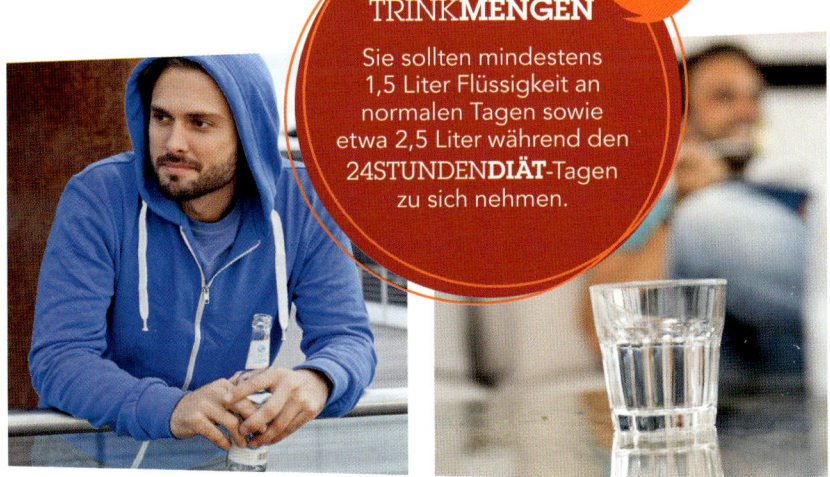

TRINKMENGEN

Sie sollten mindestens 1,5 Liter Flüssigkeit an normalen Tagen sowie etwa 2,5 Liter während den 24STUNDEN**DIÄT**-Tagen zu sich nehmen.

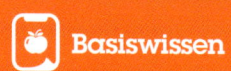

Wie viel sollte ich täglich trinken?

Schon unter normalen Bedingungen verlieren wir täglich etwa 2,5 Liter Flüssigkeit – über den Urin, den Darm, über die Haut als Schweiß und sogar über den Atem. Um die Flüssigkeitsbilanz ausgeglichen zu halten, muss mindestens dieselbe Menge wieder zugeführt werden.
Bei der Verbrennung der Nährstoffe entstehen im Körper etwa 0,3 Liter Wasser. In normaler Mischkost (also in Obst, Gemüse, Suppen oder Saucen) ist zudem etwa ein Liter Flüssigkeit enthalten. Rein rechnerisch fehlt also mehr als ein Liter Flüssigkeit, die wir als Getränke zuführen müssen. Während der 24STUNDEN**DIÄT** sind allerdings mindestens 2,5 Liter pro Tag empfehlenswert. Erstens, weil Sie sich ja ein intensives Sportprogramm vorgenommen haben. Und zweitens, weil Flüssigkeit auch bei der Ausscheidung von Stoffwechselendprodukten und Salzen eine wichtige Rolle spielt. Sie müssen in einer bestimmten Konzentration gelöst sein, damit die Nieren sie ausscheiden können. Dafür benötigt der Körper viel Flüssigkeit. Am besten eignet sich (Mineral-)Wasser, da es keine Kalorien hat.

Welches **Wasser** ist das Beste?

Für Aktive ist der Gehalt an Mineralstoffen wichtig: Um die durch Schwitzen entstehenden Verluste auszugleichen (z.B. nach unserem Powertraining), sollte das Wasser hohe Magnesium- (100 mg/l) und mittlere Natriumwerte (200 bis 400 mg/l) aufweisen.

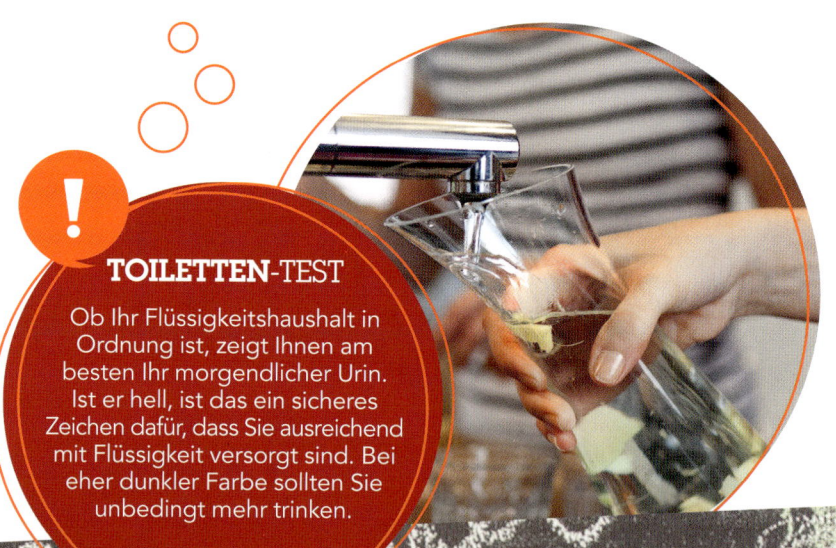

!

TOILETTEN-TEST

Ob Ihr Flüssigkeitshaushalt in Ordnung ist, zeigt Ihnen am besten Ihr morgendlicher Urin. Ist er hell, ist das ein sicheres Zeichen dafür, dass Sie ausreichend mit Flüssigkeit versorgt sind. Bei eher dunkler Farbe sollten Sie unbedingt mehr trinken.

Trinkregeln für die 24STUNDENDIÄT

1 Durch den hohen Glykogenabbau (Abbau der Kohlenhydratspeicher) verlieren Sie viel Flüssigkeit, die Sie unbedingt auffüllen müssen, also bitte **viel trinken!**

2 **Noch mal:** Trinken Sie lieber etwas mehr, also etwa 2,5 Liter am Tag.

3 Außerdem kurbelt viel Flüssigkeit den Stoffwechsel zusätzlich an – zwei Liter Wasser bedeuten täglich zusätzlich 100 kcal Energieverbrauch.

4 **Erlaubt sind folgende Durstlöscher zum Nullkalorientarif:** Leitungswasser, Mineralwasser mit und ohne Kohlensäure – für mehr Geschmack können Sie das Wasser mit einer Scheibe Orange oder Zitrone oder einigen Spritzern Zitronensaft aufpeppen. Ebenfalls empfehlenswert: Ingwerwasser (einige Scheiben frische Ingwerwurzel in Leitungswasser einlegen und je nach Wunsch mit ein paar Spritzern flüssigem Süßstoff nachsüßen, fertig), Früchte- und Kräutertees aller Art, ungezuckert oder eventuell mit etwas Süßstoff, koffeinfreier Schwarztee oder Roibuschtee.

5 **Vermeiden sollten Sie:** Bier, Smoothies, Limonade, Cola und andere süße Erfrischungsgetränke, die reichlich Zucker, also Kohlenhydrate, enthalten.

6 **Viele verwechseln Durst mit Hunger** und essen dann etwas – obwohl ein großes Glas Wasser (schluckweise getrunken) die deutlich bessere Lösung wäre. Übrigens wirkt sich ein Flüssigkeitsverlust oft ähnlich aus wie ein abfallender Blutzuckerspiegel: Man fühlt sich schlapp und unkonzentriert. **Wenn Sie also der nächste Heißhunger überkommt, probieren Sie doch erst einmal den Wassertrick**, bevor Sie – wie gewohnt – automatisch zum süßen Snack greifen.

7 **Achtung:** Unmittelbar vor dem Training zur Kohlenhydratentleerung solten Sie keine koffeinhaltigen Getränke (Kaffee, Energy-Drinks, grüner Tee, Cola light etc.) zu sich nehmen – denn Koffein schont die Kohlenhydratspeicher. Sie müssten sonst länger und intensiver trainieren, um die Kohlenhydratspeicher zu leeren! Hingegen sind nach dem Training und am Folgetag koffeinhaltige Getränke (ohne Zucker!) förderlich, weil sie dann die Fettverbrennung zusätzlich steigern.

SCHLUCK FÜR SCHLUCK EIN WENIG SCHLANKER

Und Action!

Was Bewegung bewirkt

Nein, Sie verlieren nicht nur Fett, wenn Sie ultralange Trainingseinheiten einlegen. Bei der 24STUNDEN**DIÄT** kommt es weniger auf Quantität, sondern viel mehr auf Qualität an.

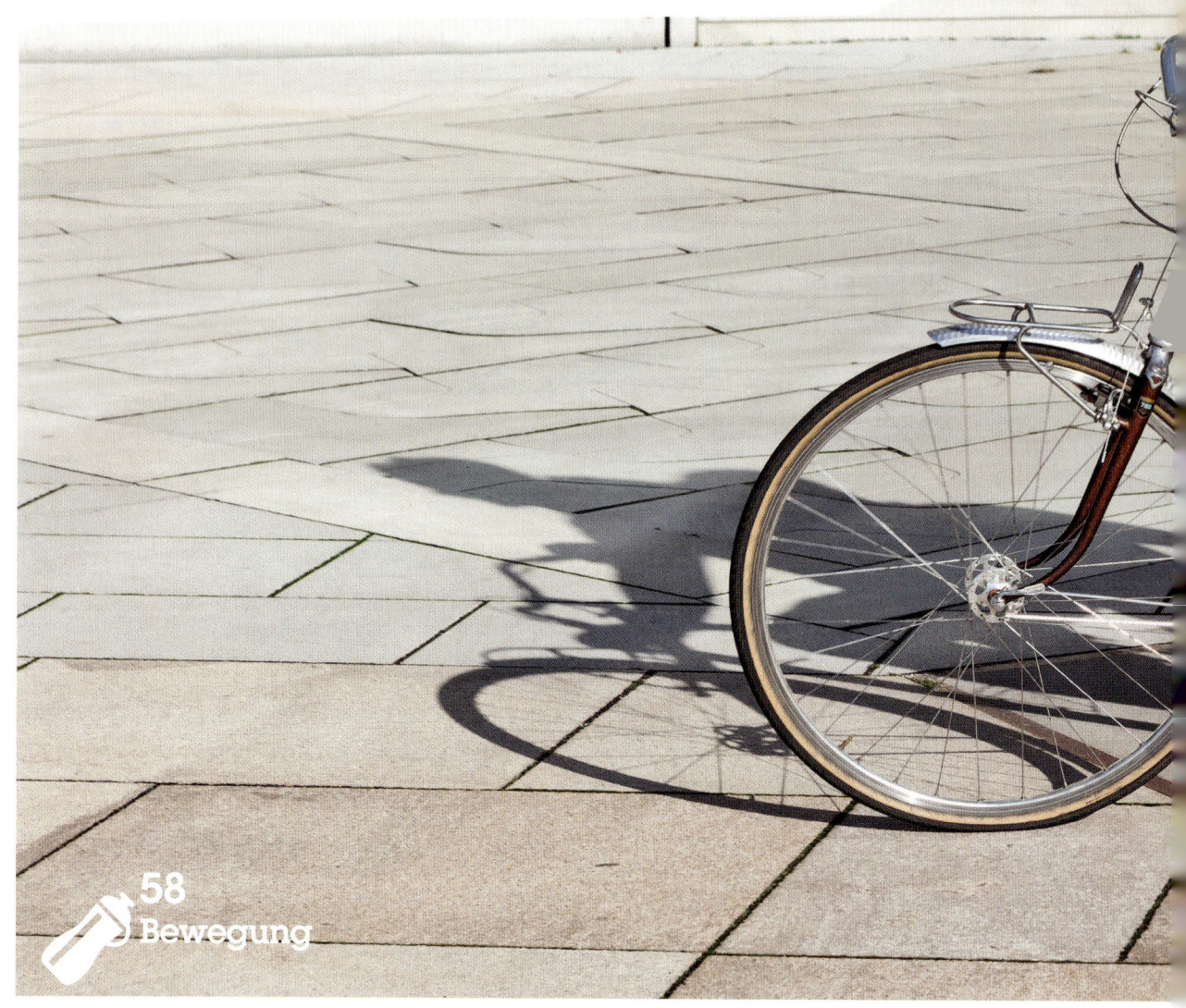

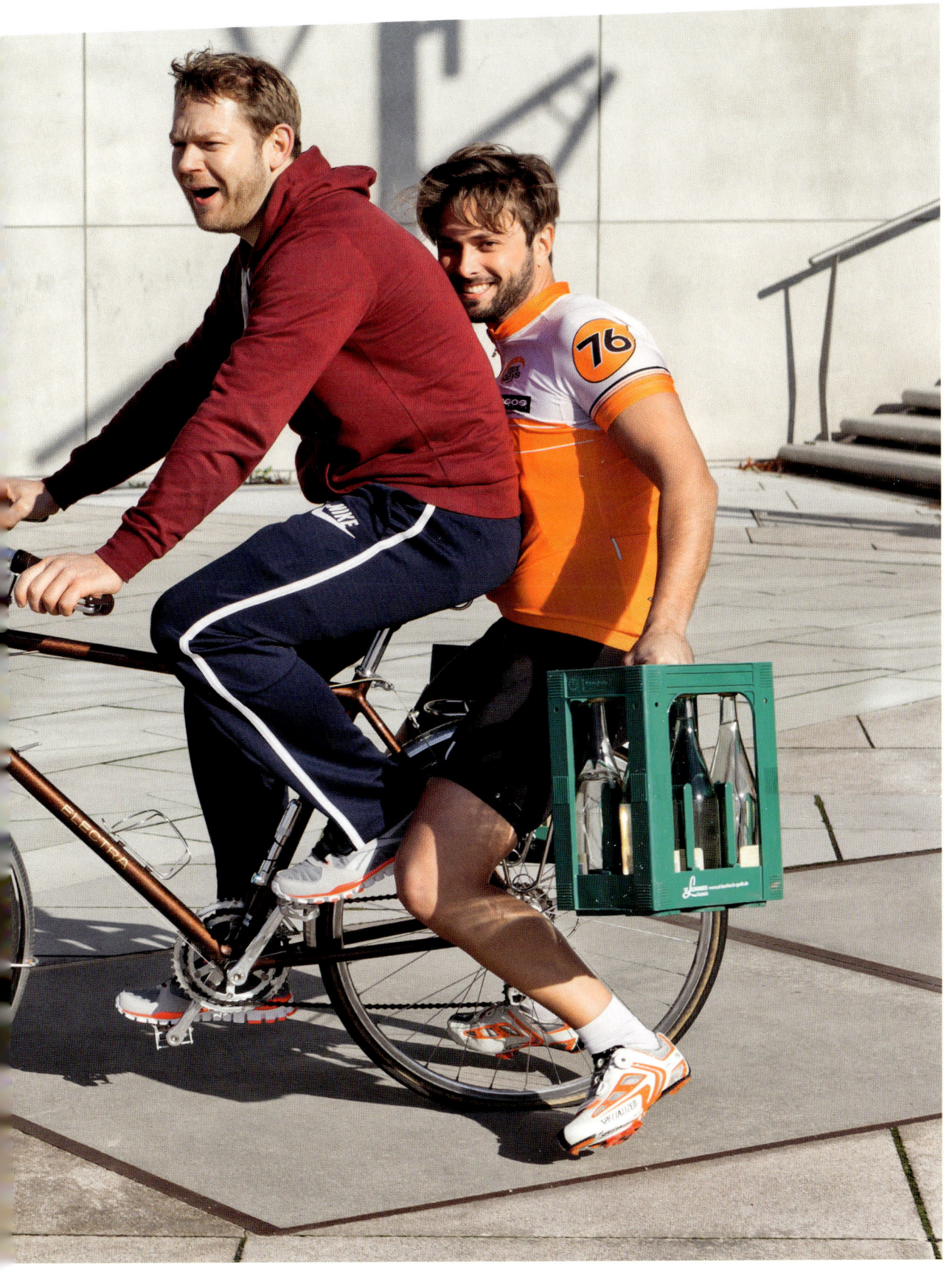

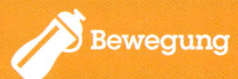

Blitzschnell **eine gute Figur machen**

Selbst weniger Trainierte und Menschen, deren Stoffwechsel genetisch bedingt lieber auf Kohlenhydrate als Energiequelle zurückgreift, werden mit einem ausgeklügelten Sportprogramm zu »Fatburnern«. Die Basis dafür legen Sie mit einer intensiven Trainingseinheit, um die Kohlenhydratspeicher zu leeren. Am nächsten Tag pushen Sie mit moderatem Ausdauertraining die Fettverbrennung auf ein absolutes Maximum.

Mensch, **beweg dich!**

Nein, wir wollen Ihnen nichts vormachen: Ohne Sport funktioniert auch die 24STUNDEN**DIÄT** nicht! Bewegung sollte im Leben immer eine wichtige Rolle spielen – vor allem, wenn Sie abnehmen und Ihr Gewicht halten wollen. Übrigens: **Wer sich regelmäßig sportlich bewegt, kann essen, was er mag – und läuft kaum Gefahr, zuzunehmen.** Prinzipiell gilt: Der Mensch ist ein Bewegungstier. Hunderttausende von Jahren waren wir Sammler und Jäger und mussten, um unsere Existenz zu sichern, täglich 20 bis 30 Kilometer zurücklegen. Der Körper hat sich an hohe Beanspruchung angepasst. Ein zentrales Gesetz der Natur lautete: Greif zu, solange etwas da ist. Der Esstrieb ist unser stärkster Trieb. Evolutionsbiologisch gesehen sind Menschen und Säugetiere nicht für den Überfluss konstruiert, sondern für die Not. In der Geschichte der Menschheit hatten nicht die Ranken und Schlanken die besten Überlebenschancen, sondern jene, die die meisten Fettreserven anlegen konnten – wenn es mal Nahrung gab. Sie waren die »Fittesten« und überlebten Hungersnöte. Erst vor 15 000 Jahren wurde der Mensch sesshaft. In der Entwicklungsgeschichte ist dieser Zeitraum eher kurz, eine Anpassung der menschlichen Konstitution an die neuen Gegebenheiten konnte noch nicht stattfinden.

Seit rund 50 Jahren leben wir in einer ganz besonders bewegungsarmen Ära: mit dem Auto zur Arbeit und zum Einkaufen, den ganzen Tag im Büro hocken. Annehmlichkeiten wie Lift, Rolltreppe und jede Menge Geräte nehmen uns körperliche Arbeit und Bewegung ab. Aber der Mensch ist weiterhin von Natur aus auf Bewegung gepolt. Wenn wir uns zu wenig bewegen, gerät unser ganzer Betriebsplan aus den Fugen, unsere Gesundheit leidet – und, weil die Energiebilanz nicht mehr stimmt, legen wir an Gewicht zu.

Wie Training den Körper verändert

Fett kann nur im Muskel verbrennen. Wenn wir trainieren, also den Körper durch Sport belasten, muss der Körper zusätzliche Muskelarbeit leisten. Das Herz schlägt schneller, um mehr Blut in die Muskulatur zu transportieren und den Sauerstoff im ganzen Körper zu verteilen. Und auch die Nährstoffe werden über das Blut zu den Muskeln gebracht. Die Muskeln verwerten Fette und Kohlenhydrate (zusammen mit Sauerstoff) und gewinnen daraus die nötige Energie.
Wenn wir die Intensität des Trainings erhöhen, steigt natürlich auch der Energieumsatz. Weil unser Körper besonders leicht die Kohlenhydrate in Energie umwandeln kann, werden zunächst die Kohlenhydratdepots geleert. Erst danach werden die Fettspeicher des Körpers angezapft. **Durch intensives Training wird die Fettverbrennung zusätzlich mobilisiert.** Weil das Training während der 24STUNDEN**DIÄT** auf die Kombination von intensivem Intervall- und moderatem Ausdauertraining setzt, ist es besonders erfolgreich.

Wann die Fettverbrennung einsetzt

Lange Zeit glaubte man, dass erst nach einer halben Stunde Bewegung der Körper seine Fettdepots als Energiequelle nutzt. Diese Annahme ist aber überholt. Richtig ist: Bei Einsteigern verbrennt der Körper bei leichtem Training zwar nur wenig Fett. Doch moderate Ausdauerbewegung verändert nachhaltig den Fettstoffwechsel: So lernt der Körper zunehmend, auf Fette als Energiequelle zurückzugreifen – und das gleich von Anfang an! Bei dem speziellen Programm der 24STUNDEN**DIÄT** wird hingegen die Fettverbrennung auch bei Einsteigern auf maximale Fettverbrennung programmiert.

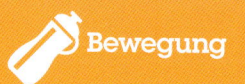
Schon zwei Sporteinheiten reichen für einen **maximalen Fettabbau**

Wie gesagt: Um Ihren Körper in eine hohe Fettverbrennung zu zwingen, müssen am Vorabend zunächst Ihre Kohlenhydratspeicher geleert werden. Das bedeutet: Je nach individuellem Leistungsniveau sind 45 bis 120 Minuten intensives Intervalltraining nötig. Sportmuffel, also weniger Trainierte, haben hier ausnahmsweise mal einen Vorteil gegenüber Sportcracks. Warum? Weil die Kohlenhydratspeicher von weniger Trainierten nicht so groß sind. Also sind sie auch schneller leer.

Die erste intensive Sporteinheit sorgt also dafür, dass der Körper so schnell wie möglich die Fettreserven anzapft und Fett als bevorzugte Energiequelle nutzt. Bei herkömmlichen Diäten beginnt diese erwünschte Fettverbrennung meist erst ab dem dritten Tag. Die zweite sportive Einheit am folgenden Tag ist deutlich weniger anstrengend. Sie dient dazu, die Fettverbrennung auf ihr absolutes Höchstniveau zu bringen.

Kommt jetzt ein anstrengendes Programm auf Sie zu? Doch, schon. Natürlich ist die 24STUNDEN**DIÄT** nicht ganz leicht, sie ist sogar ziemlich fordernd. Aber: Sie ist ja auch effektiv. Die Belohnung folgt nach kurzer Zeit. Keine Bange, Sie müssen und sollen sich nicht überfordern. Wenn Sie merken, dass Ihnen unsere Vorgaben zu viel abverlangen, dann trainieren Sie einfach so gut und so lange Sie können – Sie werden den Erfolg trotzdem spüren. Übrigens: Die Trainingspläne wurden vom Institut für Prävention und Nachsorge in Köln (IPN) unter der Leitung des Sportwissenschaftlers Elmar Trunz-Carlisi entwickelt – speziell für die 24STUNDEN**DIÄT**.

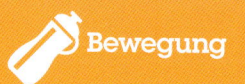

Was ist Ihr **Ist-Zustand**?

Welcher **Status (von »untrainiert« bis »sehr gut trainiert«, siehe S. 68/69)** trifft auf Sie zu? Wählen Sie aus den klassischen vier Sportarten (Joggen, Radfahren, Schwimmen, Crosstrainer/Stepper) und entscheiden Sie, ob Sie lieber nach Ihrem Gefühl oder mit einem Herzfrequenzmesser trainieren möchten. Jetzt können Sie sich den für Sie passenden Trainingsplan zusammenstellen.

Wie Sie sich Ihren individuellen
Trainingsplan zusammenstellen

1. Welche Sportart ist die Richtige für mich?

- Suchen Sie sich eine Sportart aus, auf die Sie wirklich Lust haben. Nur so bleiben Sie motiviert.
- Starten Sie mit einer Sportart, in der Sie bereits Erfahrungen haben. Sonst tun Sie sich schwer, die Trainingsvorgaben (insbesondere beim Intervalltraining) zu schaffen.
- Bedenken Sie die Infrastruktur in Ihrer Nähe. Wenn Sie im Sommer schwimmen wollen, sollten Sie das Training so legen, dass das Freibad nicht gerade total überfüllt ist. Biker, die im Zentrum einer Großstadt wohnen, sollten natürlich nach einer sicheren Trainingsroute (vielleicht in der Peripherie) Ausschau halten.

2. Wählen Sie ein Programm, das zu Ihrem Leistungsniveau passt.

- Als untrainiert oder mäßig trainiert gilt, wer pro Woche weniger als zwei Stunden sportlich aktiv ist.
- Als gut trainiert gilt, wer zwei bis vier Stunden pro Woche Sport treibt.
- Als sehr gut trainiert gilt, wer sich mehr als vier Stunden pro Woche sportlich bewegt.

3. Will ich nach Herzfrequenzmesser oder Gefühl trainieren?

- Training mit Herzfrequenzmesser: Herzfrequenzgeräte sind nützliche Utensilien, um das Training ganz gezielt steuern zu können. Man bekommt sie leicht im Fachhandel oder im Internet. Aber nicht jeder hat schon so einen elektronischen Taktgeber oder will ihn sich anschaffen. Mit Hilfe unserer FIT-Skala (siehe S. 64/65) geht es auch ohne.

- Training nach Gefühl: Das Institut für Prävention und Nachsorge (IPN) hat die sogenannte **FIT-Skala** entwickelt, mit der Sie nach Ihrem sub-jektiven Körpergefühl trainieren können. Sie brauchen also nicht unbe-dingt einen Herzfrequenzmesser, um effektiv zu trainieren.
  Und so geht's: Auf der nächsten Seite können Sie auf der FIT-Skala (von 1 bis 5) ihren persönlichen Wert (»Intensität«) für Ihre Sportart ablesen. Wenn Sie also nach Ihrem Trainingsplan Sport treiben, sollten Sie sich immer so belasten, dass Ihr körperliches Empfinden der Beschreibung in der Tabelle entspricht.

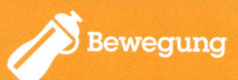

FIT-Skala Intensität	Wahrnehmung der Umwelt	Spezielles Belastungsgefühl beim ...
		Laufen 🏃
1 Intensität: leicht Atmung: ruhig Muskulatur: unangestrengt	Ihr Fokus ist nach außen gerichtet: Die Umwelt (Natur, Umgebungsgeräusche) wird komplett wahrgenommen.	• Bewegungen sind locker und fließend • Atemfrequenz niedrig
2 Intensität: locker Atmung: locker Muskulatur: locker	Ihr Fokus ist immer noch nach außen gerichtet: Die Umgebung wird ohne Probleme wahrgenommen.	• »Laufen, ohne zu schnaufen« • Laufmuskulatur entspannt • saubere Lauftechnik
3 Intensität: mittel Atmung: beschleunigt Muskulatur: spürbare Anstrengung	Nach außen und innen: Die Konzentration richtet sich eher auf die Belastung, die Umwelt wird weniger wahrgenommen.	• Laufmuskulatur ist gefordert • Bewegung ohne Probleme durchführbar • Gespräche werden kurzatmiger
4 Intensität: hart Atmung: schnell Muskulatur: angestrengt	Eher nach innen gerichtet: Die Konzentration liegt auf der Belastung, die Umwelt wird aber noch wahrgenommen.	• Atmung und Muskulatur stoßen an ihre Grenzen • saubere Lauftechnik noch umsetzbar
5 Intensität: sehr hart Atmung: sehr schnell Muskulatur: überfordert	Sie sind mit sich selbst beschäftigt und nach innen gerichtet: Die Umwelt wird nicht mehr wahrgenommen.	• Es brennt und tut weh • Atmung fast außer Kontrolle • Bewegungsökonomie leidet

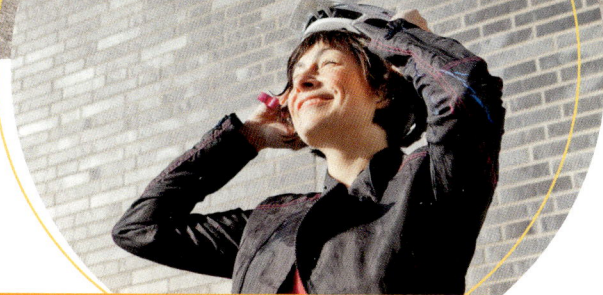

Trainieren nach Gefühl

Radfahren

- lockeres Pedalieren (leichte Gänge, hohe Trittfrequenz)
- Muskulatur wird nicht gefordert

- runder Tritt bei gleichbleibender Frequenz (80–110 Umdrehungen/Minute) ohne große Anstrengung möglich

- spürbarer Druck auf den Oberschenkeln
- runder Tritt noch zu halten

- Oberschenkelmuskulatur angestrengt
- erhöhte Konzentration auf die Technik

- Oberschenkel brennen
- runder Tritt nur noch schwer umsetzbar
- Trittfrequenz kaum noch zu halten

Schwimmen

- fließende, lockere Bewegung ohne großen Druck und Widerstand

- Technik bereitet keine Probleme
- geringe Kraftanstrengung
- Schwimmmuskulatur leicht zu spüren

- deutlich größere Kraftanstrengung
- spürbarer Druck auf der Schwimmmuskulatur
- Atmung wird schwieriger

- schwimmspezifische Muskulatur ist stark gefordert
- Atmung deutlich forciert, aber noch möglich

- Sie schwimmen an der Belastungsgrenze
- Koordination und Atmung sind am Limit

Stepper/ Crosstrainer

- leichtes Durchschwingen der Arme und Beine
- Muskulatur nicht gefordert

- fließende Bewegungsausführung
- hohe Schrittfrequenz
- Muskulatur relativ entspannt

- erste spürbare Anstrengung
- saubere Technik möglich

- Arm- und Beinmuskulatur angestrengt
- erhöhte Konzentration auf die Bewegungsausführung

- Spezifische Muskulatur brennt
- Kurzatmigkeit

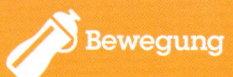
Das **Herz,** Ihr Personal Trainer

Das Herz ist der Schlüssel für Fitness und Gesundheit – eine Art Personal Trainer, auf den Sie unbedingt hören sollten. Das Herz zeigt wie ein Barometer den Zustand Ihres Körpers, denn es sammelt Informationen über die Gefühlslage und die Physis. Die Daten fließen in ein einziges Signal: den Pulsschlag. Er ist die Druckwelle, die sich in den Blutgefäßen ausbreitet, nachdem sich das Herz zusammengezogen hat.
Bei körperlichen Belastungen hat der Körper einen höheren Sauerstoffbedarf. Wenn das Herz durch sportliches Training daran angepasst ist, mehr Blut zu transportieren, dann reichen weniger Schläge zum Bluttransport in Ruhe aus. Normalerweise werden ungefähr fünf Liter pro Minute transportiert und das Herz schlägt 60- bis 80-mal in dieser Zeit. Ausdauersportler haben oftmals einen Ruhepuls von nur 50 bis 60 Schlägen. Das Sportlerherz kann mit einem starken Motor mit großem Hubraum verglichen werden. Dagegen gleicht das Herz eines Untrainierten einem schwachen Motor mit kleinem Hubraum. Ein schwächerer Motor kann die gleiche PS-Zahl nur bringen, wenn er seine Drehzahl erhöht. Das bedeutet: größerer Verschleiß – also vermutlich eine kürzere Lebensdauer.

! PULS ODER **HERZFREQUENZ**

Umgangssprachlich werden beide Begriffe synonym verwendet, was nicht ganz korrekt ist. Die Herzfrequenz gibt an, wie viel Schläge das Herz pro Minute macht. Mit Herzfrequenzmessern kann dieser Wert im Brustbereich ermittelt werden. Den Puls misst man üblicherweise am Handgelenk oder der Halsschlagader. Er ist die Druckwelle, die durch jeden Herzschlag in den Blutgefäßen entsteht. Die Messwerte von Puls und Herzfrequenz sind also nahezu identisch. Welchen Begriff man verwendet, ist lediglich eine Frage davon, wo gemessen wird.

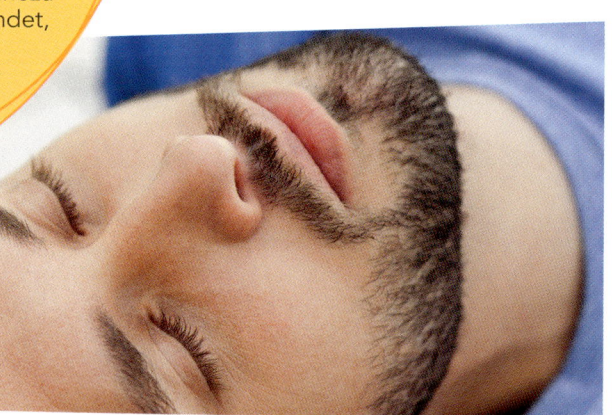

Ihre individuelle **Trainingsherzfrequenz**

Drei Taktgeber sollten Sie für unser Training kennen: **Ruhepuls, Grundlagenpuls** und **(Trainings-)Herzfrequenz.** Sie geben Informationen darüber, wie intensiv Sie Ihr Training gestalten sollten.

Für alle, die mit Herzfrequenzmesser trainieren

- Messen Sie zur Ermittlung Ihrer Trainingsherzfrequenz zunächst Ihren Ruhepuls, am besten morgens vor dem Aufstehen, also liegend. Legen Sie Zeige- und Mittelfinger an Ihr Handgelenk oder an die Halsschlagader. Zählen Sie 15 Sekunden lang die Pulsschläge, multiplizieren Sie die Zahl mit vier – das ist Ihr Ruhepuls. Sie können Ihren Herzschlag in Ruhe natürlich auch mit einem Herzfrequenzmesser ermitteln.

- Wählen Sie entsprechend Ihres Ruhepulses, Alters (jeweils auf- oder abrunden), Leistungsniveaus und Ihrer bevorzugten Sportart die für Sie passende Tabelle (siehe S. 68/69) und lesen Sie Ihren Grundlagenpuls ab. Hier ein Beispiel: Wer etwa 90 Minuten wöchentlich läuft, gilt als mäßig trainiert. Bei einem Alter von 44 Jahren und einem Ruhepuls von 62 ergibt sich ein individueller Grundlagenpuls von 138 Schlägen pro Minute. **Dieser Wert ist der Ausgangswert für die Prozentangaben in den Trainingsplänen** (siehe S. 74ff). Sollten Sie sich für die Sportart Schwimmen entscheiden, empfehlen wir Ihnen, ohne Herzfrequenzmesser zu trainieren und sich lieber auf Ihr Gefühl zu verlassen. Auch wenn die meisten Messgeräte wasserdicht sind, behindern sie beim Schwimmen eher.

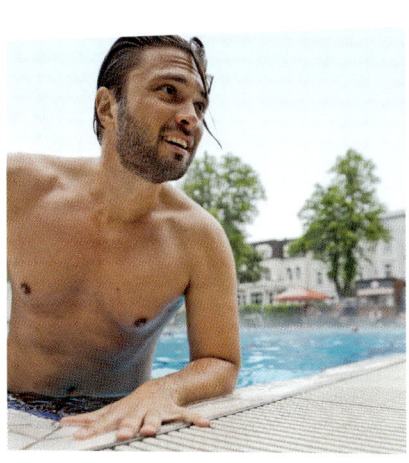
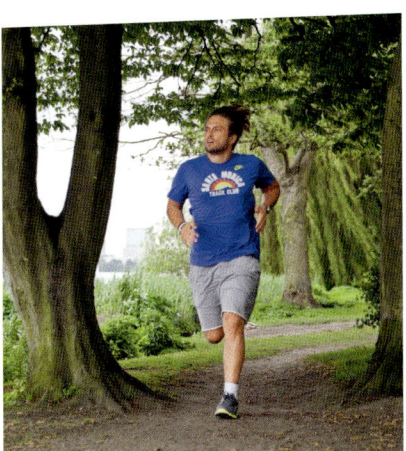
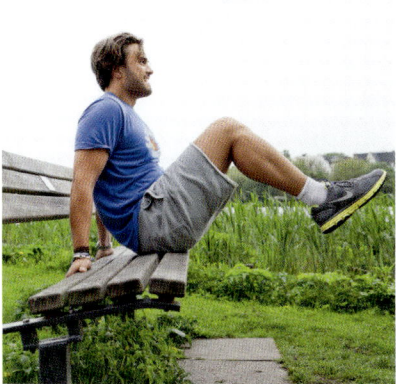

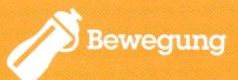

Jogging/Crosstrainer/Stepper

+ Untrainiert bis mäßig trainiert (< 2 Stunden Bewegung pro Woche)

⌄Ruhepuls/Alter »	<29	30–39	40–49	50+
40–49	139	135	130	126
50–59	143	139	134	130
60–69	147	143	138	134
70–79	151	147	142	138
80–89	155	151	146	142
90+	159	155	150	146

+ Gut trainiert (2–4 Stunden Sport pro Woche)

⌄Ruhepuls/Alter »	<29	30–39	40–49	50+
40–49	147	142	138	133
50–59	151	146	141	136
60–69	154	149	145	140
70–79	158	153	148	143
80–89	161	156	152	147
90+	165	160	155	150

+ Sehr gut trainiert (> 4 Stunden Sport pro Woche)

⌄Ruhepuls/Alter »	<29	30–39	40–49	50+
40–49	156	150	145	140
50–59	159	153	148	143
60–69	162	156	151	146
70–79	165	159	154	149
80–89	168	162	157	152
90+	171	165	160	155

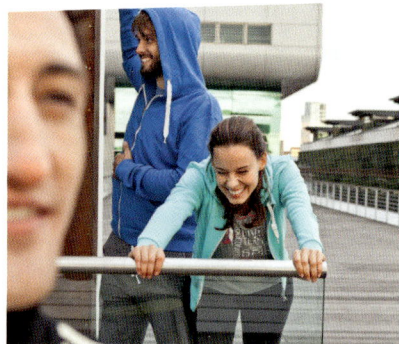
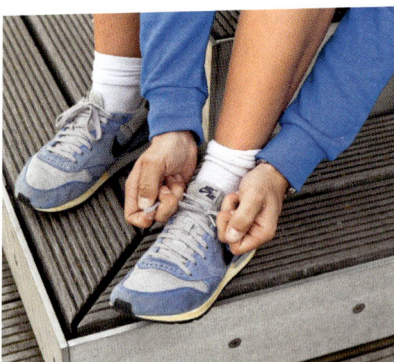
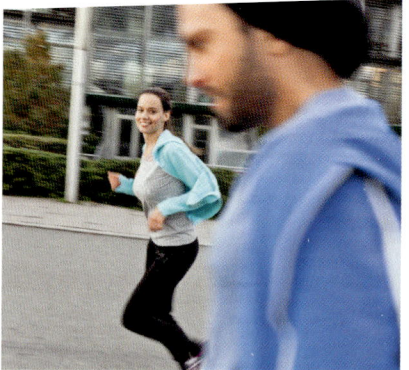

Radfahren

**Untrainiert bis mäßig trainiert
(< 2 Stunden Bewegung pro Woche)**

⤳Ruhepuls/Alter»	<29	30–39	40–49	50+
40–49	136	130	124	118
50–59	140	134	128	122
60–69	144	138	132	126
70–79	148	142	136	130
80–89	152	146	140	134
90+	156	150	144	138

Gut trainiert (2–4 Stunden Sport pro Woche)

⤳Ruhepuls/Alter»	<29	30–39	40–49	50+
40–49	144	138	131	125
50–59	148	141	135	128
60–69	151	145	138	132
70–79	155	148	142	135
80–89	158	152	145	139
90+	162	155	149	142

Sehr gut trainiert (> 4 Stunden Sport pro Woche)

⤳Ruhepuls/Alter»	<29	30–39	40–49	50+
40–49	152	145	138	131
50–59	155	148	141	134
60–69	158	151	144	137
70–79	161	154	147	140
80–89	164	157	150	143
90+	167	160	153	146

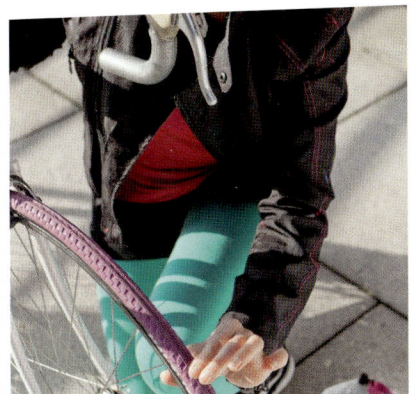
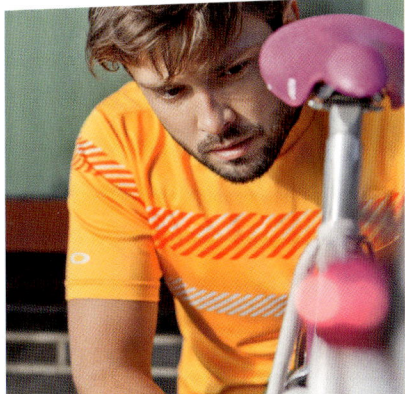
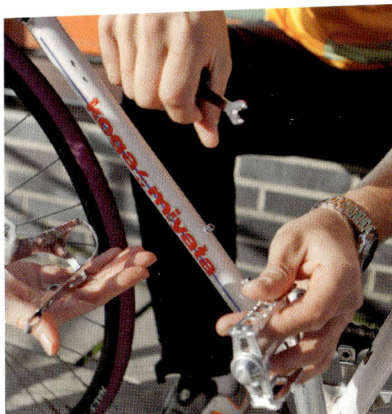

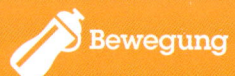
Übersicht: **Trainingsherzfrequenz-Bereiche**

Der Wert in der linken Spalte entspricht Ihrem Grundlagenpuls, den Sie den vorausgegangenen Tabellen entnommen haben. In den weiteren Spalten finden Sie die prozentualen Abstufungen dieses Werts, wie sie in den Trainingsplänen zum Einsatz kommen (z.B. 85 Prozent des Grundlagenpulses 138 entsprechen einer Trainingsherzfrequenz von 117 Schlägen pro Minute, 95 Prozent entsprechen 131 Schlägen).

Ihre individuellen Trainingsbereiche

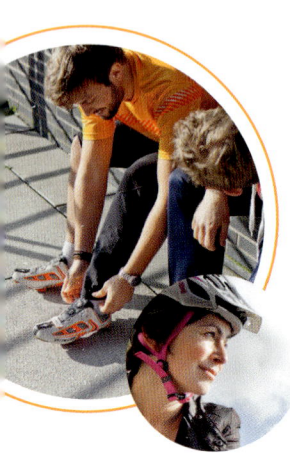

IHR GRUNDLAGENPULS	85%	90%	95%	100%	105%	110%	115%
112	95	101	106	112	118	123	129
114	97	103	108	114	120	125	131
116	99	104	110	116	122	128	133
118	100	106	112	118	124	130	136
120	102	108	114	120	126	132	138
122	104	110	116	122	128	134	140
124	105	112	118	124	130	136	143
126	107	113	120	126	132	139	145
128	109	115	122	128	134	141	147
130	111	117	124	130	137	143	150
132	112	119	125	132	139	145	152
134	114	121	127	134	141	147	154
136	116	122	129	136	143	150	156
138	117	124	131	138	145	152	159
140	119	126	133	140	147	154	161
142	121	128	135	142	149	156	163
144	122	130	137	144	151	158	166

IHR GRUNDLAGENPULS	85%	90%	95%	100%	105%	110%	115%
146	124	131	139	146	153	161	168
148	126	133	141	148	155	163	170
150	128	135	143	150	158	165	173
152	129	137	144	152	160	167	175
154	131	139	146	154	162	169	177
156	133	140	148	156	164	172	179
158	134	142	150	158	166	174	182
160	136	144	152	160	168	176	184
162	138	146	154	162	170	178	186
164	139	148	156	164	172	180	189
166	141	149	158	166	174	183	191
168	143	151	160	168	176	185	193
170	145	153	162	170	179	187	196

Quelle: Institut für Prävention und Nachsorge (IPN)

Hinweise zu den **Trainingsplänen**

Beispiel zur Berechnung der Trainingsherzfrequenz (HF): Für einen untrainierten 40-Jährigen, der sich für die Sportart Joggen entscheidet und einen Ruhepuls von 62 hat, ergibt sich ein Grundlagenpuls von 138 Schlägen pro Minute (siehe S. 68). Beim Warm-up sollte die Herzfrequenz 85 Prozent davon betragen. Wer nicht rechnen möchte, schaut in die Tabelle oben: 85 Prozent entsprechen 117 Schlägen pro Minute.

Beispiel Pyramide: Pyramiden kommen bei einigen Intervalltrainingsplänen zum Einsatz. Beim Joggen für gut Trainierte bedeutet das z.B. 1 Minute Vollgas, 30 Sekunden Trabpause; 2 Minuten Vollgas, 1 Minute Trabpause usw. Die Intervalle werden also stetig etwas länger, wobei die Trabpause immer der Hälfte der Zeit der Vollgas-Phase entspricht. Schließlich werden die Intervalle im gleichen Rhythmus wieder kürzer.

Kalorienverbrauch: Hier ist der ungefähre Kalorienverbrauch einer 70 Kilogramm schweren Person beim jeweiligen Training angegeben.

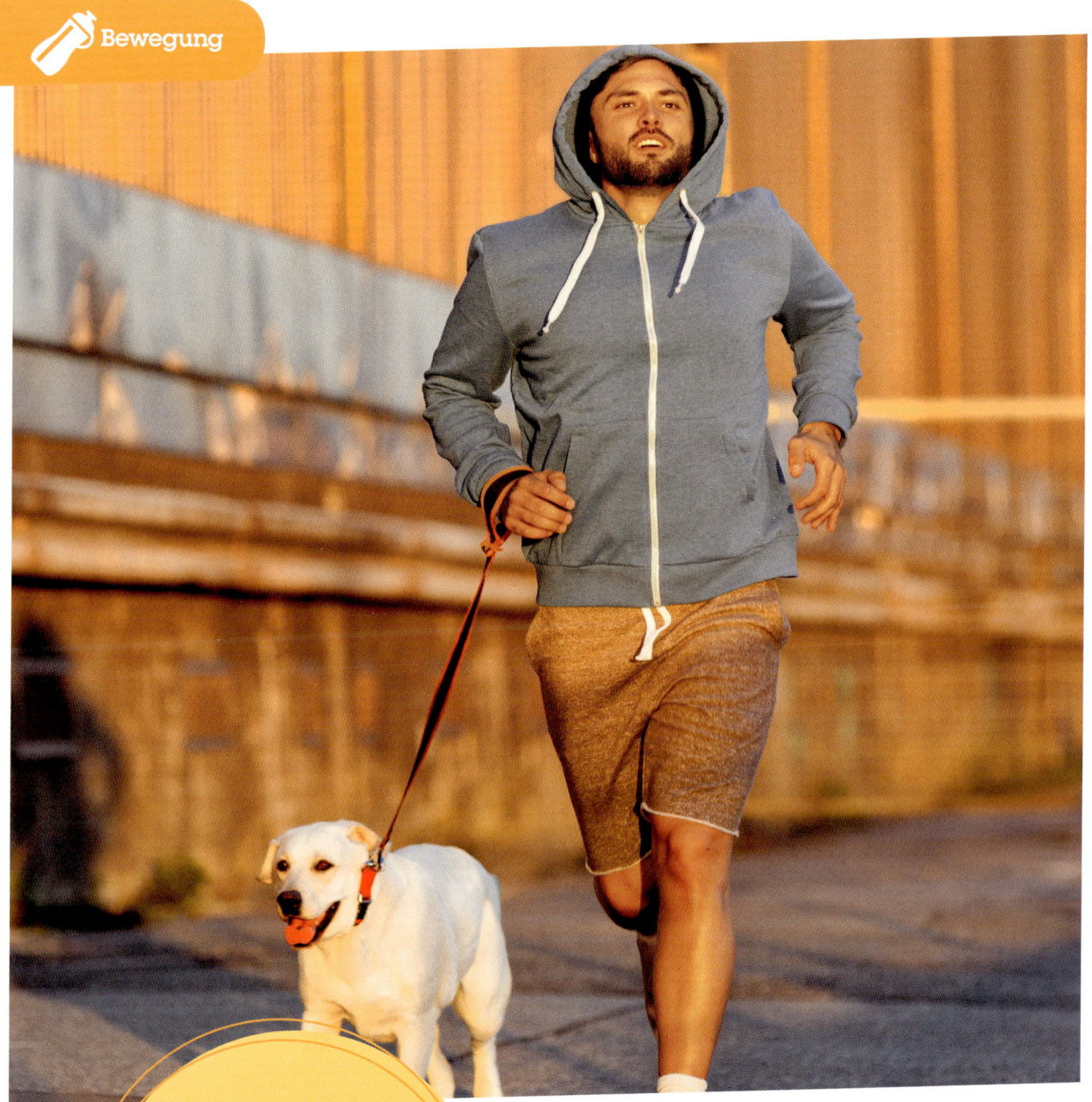

INTERVALLPLÄNE
Volle Power für die schlanke Linie

So programmieren Sie Ihren Körper
auf Fettverbrennung

Die 24STUNDEN**DIÄT** beginnt am Nachmittag oder frühen Abend mit einer ersten Trainingseinheit. Ziel: Sie sollen Ihre Kohlenhydratspeicher so weit wie möglich leeren. Damit programmieren Sie Ihren Körper quasi für den folgenden Tag auf Fettverbrennung um. **Dies erreichen Sie – je nach Trainingszustand – mit 45 bis 120 Minuten intensivem Intervalltraining.** Denken Sie daran: Unser Körper nutzt zunächst hauptsächlich seine Kohlenhydratspeicher zur Energiegewinnung, bevor er sich an seine »geliebten« Fettvorräte macht. Aber das Kohlenhydratdepot ist limitiert und reicht eben nur für kurze Zeit, dann müssen die Muskeln überwiegend auf Fettverbrennung umsteigen. Das Fettdepot hingegen ist wesentlich größer (im Schnitt 15 Kilo!), es würde theoretisch für 35 Tage ausreichen – ohne zu essen.

Das Pensum ist anspruchsvoll und anstrengend, Sie sollten also kerngesund sein. Aber noch einmal: Sie müssen nicht unbedingt über Ihre Grenzen gehen. Wenn Sie sich unseren Programmen nicht gewachsen fühlen, trainieren Sie einfach so lange, wie es Ihnen möglich ist. In jedem Fall tun Sie sich und Ihrer Figur bei diesem Training etwas Gutes.

!

»Gute Vorsätze sollte man bekanntlich direkt, binnen 72 Stunden in die Tat umsetzen. Wenn sich dann bereits nach 24 Stunden messbare Ergebnisse einstellen, wie dies hier Fall ist, hat man gewonnen. Denn bereits kleine Erfolge wirken sich als positive Verstärker aus und motivieren, am Ball zu bleiben. Die 24STUNDEN**DIÄT** ist ein ehrliches Produkt, das ohne Wundermittel und leere Versprechungen auskommt. Man nimmt das Heft des Handelns selbst in die Hand, nimmt planbar ab und baut ›nebenbei‹ seine Fitness auf.«

Elmar Trunz-Carlisi,
Sportwissenschaftler

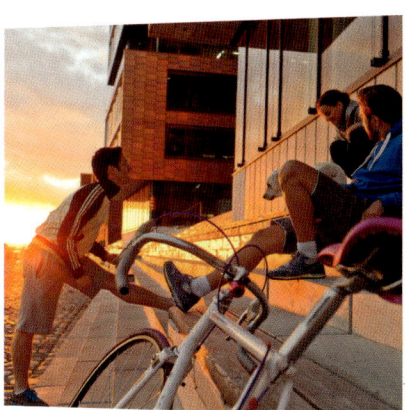
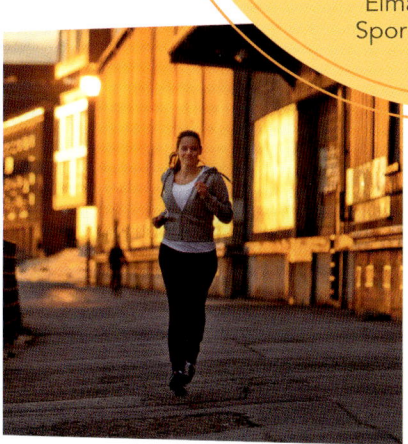
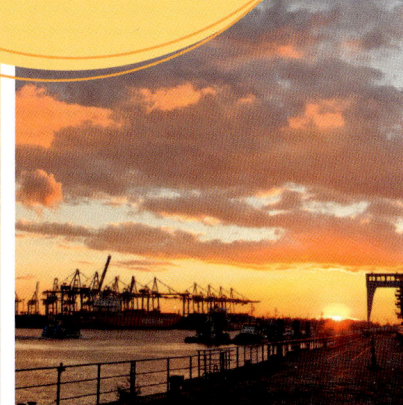

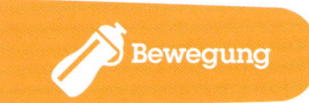

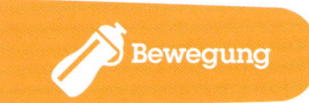

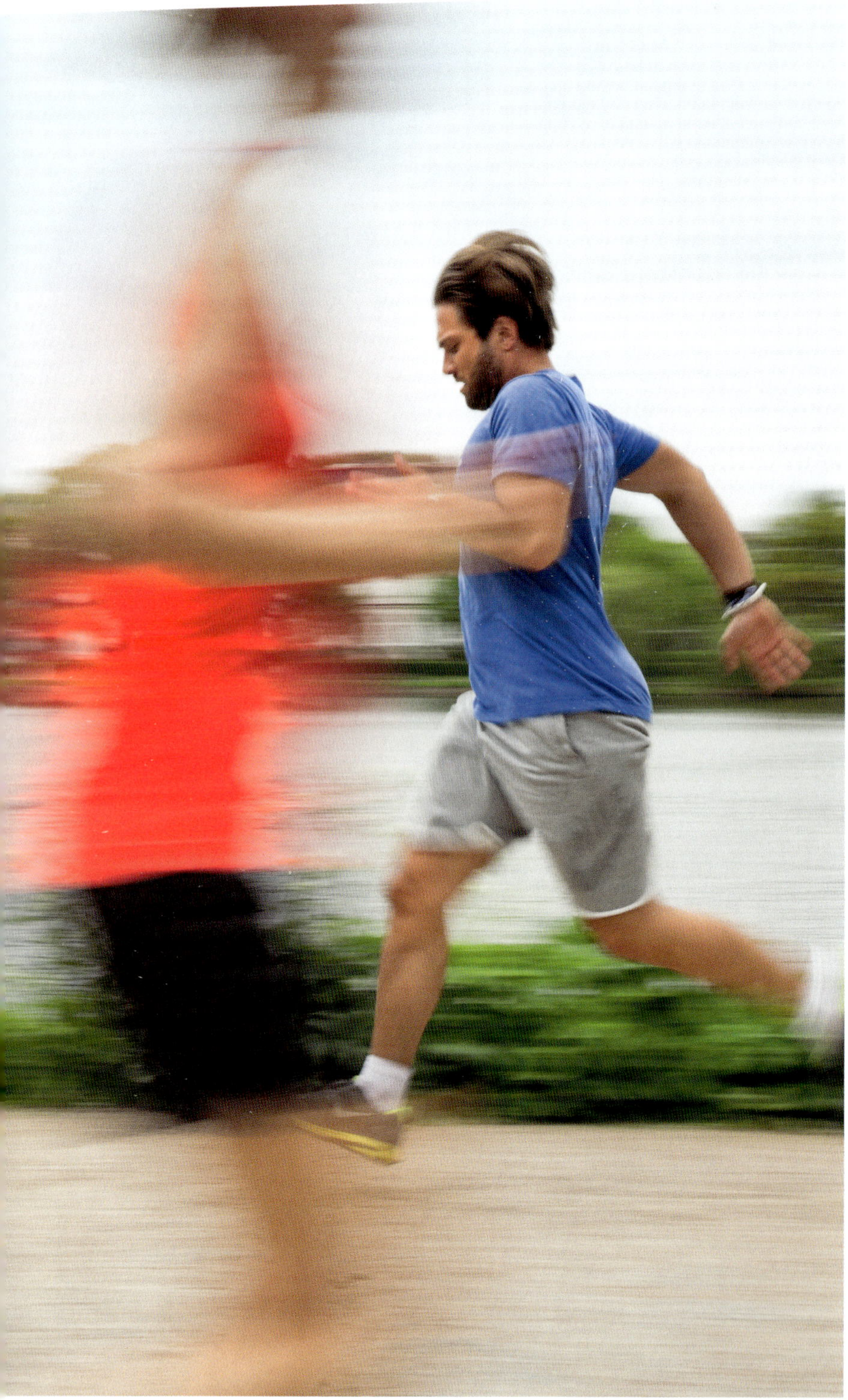

JOGGING

1. Warm-up
Untrainiert: HF 85 %
Gut trainiert: HF 90 %
Sehr gut trainiert:
HF 95 %
FIT-Skala: 2

2. Temposteigerung
Alle Leistungsniveaus:
HF 95–105 %
FIT-Skala: 3

3. Intervalle
Untrainiert: HF 105 %
Gut trainiert: HF 110 %
Sehr gut trainiert:
HF 115 %
FIT-Skala: 4

4. Cool-down
Pulsbereiche wie
beim Warm-up

Kalorienverbrauch

UNTRAINIERT
(Dauer: 45 Minuten)

10 Minuten
Lockeres Einlaufen bei moderatem Tempo. Die Muskulatur, der passive Bewegungsapparat und das Herz-Kreislauf-System werden langsam für den Hauptteil vorbereitet.

5 Minuten
Zügiges Laufen, um eine weitere Anpassung zu erreichen. Auf eine saubere Bewegungsausführung achten.

20 Minuten
Intervalltraining:
5 x 2 Min. Belastung, dazwischen 2 Min. lockeres Traben oder schnelles Gehen mit deutlich reduzierter Anstrengung.

10 Minuten
Langsames Auslaufen/ Traben. Die Regeneration dieser Einheit wird eingeläutet.

430 kcal

GUT TRAINIERT
(Dauer: 60 Minuten)

15 Minuten
Lockeres Einlaufen bei moderatem Tempo. Die Muskulatur, der passive Bewegungsapparat und das Herz-Kreislauf-System werden langsam für den Hauptteil vorbereitet.

5 Minuten
Zügiges Laufen, um eine weitere Anpassung zu erreichen. Auf eine saubere Bewegungsausführung achten.

30 Minuten
Pyramide (siehe S. 71): 1/2/3/4/4/3/2/1 Min. Belastungsintervalle, dazwischen lockeres Traben über die Hälfte der vorausgehenden Intervalldauer.

10 Minuten
Langsames Auslaufen/ Traben. Die Regeneration dieser Einheit wird eingeläutet.

680 kcal

SEHR GUT TRAINIERT
(Dauer: 75 Minuten)

15 Minuten
Lockeres Einlaufen bei moderatem Tempo. Die Muskulatur, der passive Bewegungsapparat und das Herz-Kreislauf-System werden langsam für den Hauptteil vorbereitet.

5 Minuten
Zügiges Laufen, um eine weitere Anpassung zu erreichen. Auf eine saubere Bewegungsausführung achten.

40 Minuten
Intervalltraining:
3 x 10 Min. Belastung, dazwischen 5 Min. lockeres Traben mit deutlich reduzierter Anstrengung.

15 Minuten
Langsames Auslaufen/ Traben. Die Regeneration dieser Einheit wird eingeläutet.

985 kcal

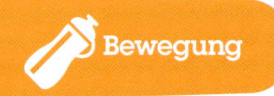
BIKEN

	UNTRAINIERT (Dauer: 60 Minuten)	**GUT TRAINIERT** (Dauer: 90 Minuten)
1. Warm-up Untrainiert: HF 85 % Gut trainiert: HF 90 % Sehr gut trainiert: HF 95 % FIT-Skala: 2	**20 Minuten** Lockeres Einradeln mit leichten Gängen und hoher Trittfrequenz (85–100 Umdrehungen/Minute).	**30 Minuten** Lockeres Einradeln mit leichten Gängen und hoher Trittfrequenz (85–100 Umdrehungen/Minute).
2. Temposteigerung Alle Leistungsniveaus: HF 95–105 % FIT-Skala: 3	**5 Minuten** Leichte Erhöhung der Intensität durch mehr Widerstand (z.B. schwerere Gänge oder am Berg) oder höhere Trittfrequenz.	**5 Minuten** Leichte Erhöhung der Intensität durch mehr Widerstand (z.B. schwerere Gänge oder am Berg) oder höhere Trittfrequenz.
3. Intervalle Untrainiert: HF 105 % Gut trainiert: HF 110 % Sehr gut trainiert: HF 115 % FIT-Skala: 4	**20 Minuten** Intervalltraining: 5 x 2 Min. Belastung, dazwischen 2 Min. lockeres Radeln/Rollen mit leichten Gängen und deutlich reduzierter Intensität.	**30 Minuten** Intervalltraining: 5 x 4 Min. Belastung, dazwischen 3 Min. lockeres Radeln/Rollen mit leichten Gängen und deutlich reduzierter Intensität.
4. Cool-down Pulsbereiche wie beim Warm-up	**15 Minuten** Lockeres Ausradeln mit leichten Gängen und hoher Trittfrequenz (85–100 Umdrehungen/Minute).	**25 Minuten** Lockeres Ausradeln mit leichten Gängen und hoher Trittfrequenz (85–100 Umdrehungen/Minute).
Kalorienverbrauch	**430 kcal**	**750 kcal**

SEHR GUT TRAINIERT
(Dauer: 120 Minuten)

45 Minuten
Lockeres Einradeln mit
leichten Gängen und
hoher Trittfrequenz
(85–100 Umdrehungen/
Minute).

5 Minuten
Leichte Erhöhung der
Intensität durch mehr
Widerstand (z.B. schwerere
Gänge oder am Berg)
oder höhere Trittfrequenz.

40 Minuten
Intervalltraining:
3 x 10 Min. Belastung,
dazwischen 5 Min.
lockeres Radeln/Rollen
mit leichten Gängen und
deutlich reduzierter
Intensität.

30 Minuten
Lockeres Ausradeln mit
leichten Gängen und
hoher Trittfrequenz
(85–100 Umdrehungen/
Minute).

1150 kcal

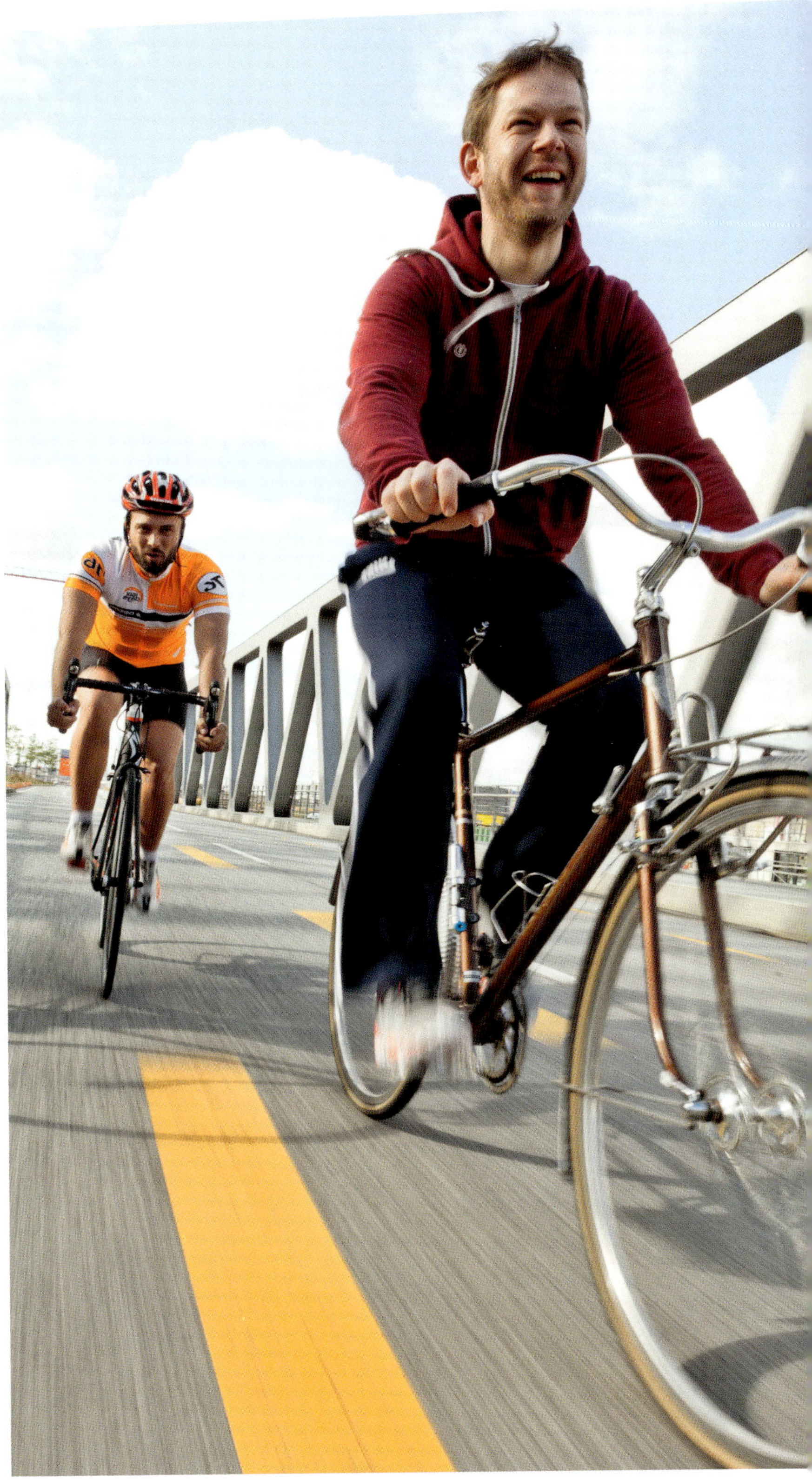

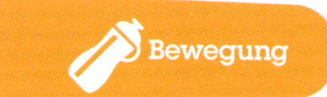

SCHWIMMEN

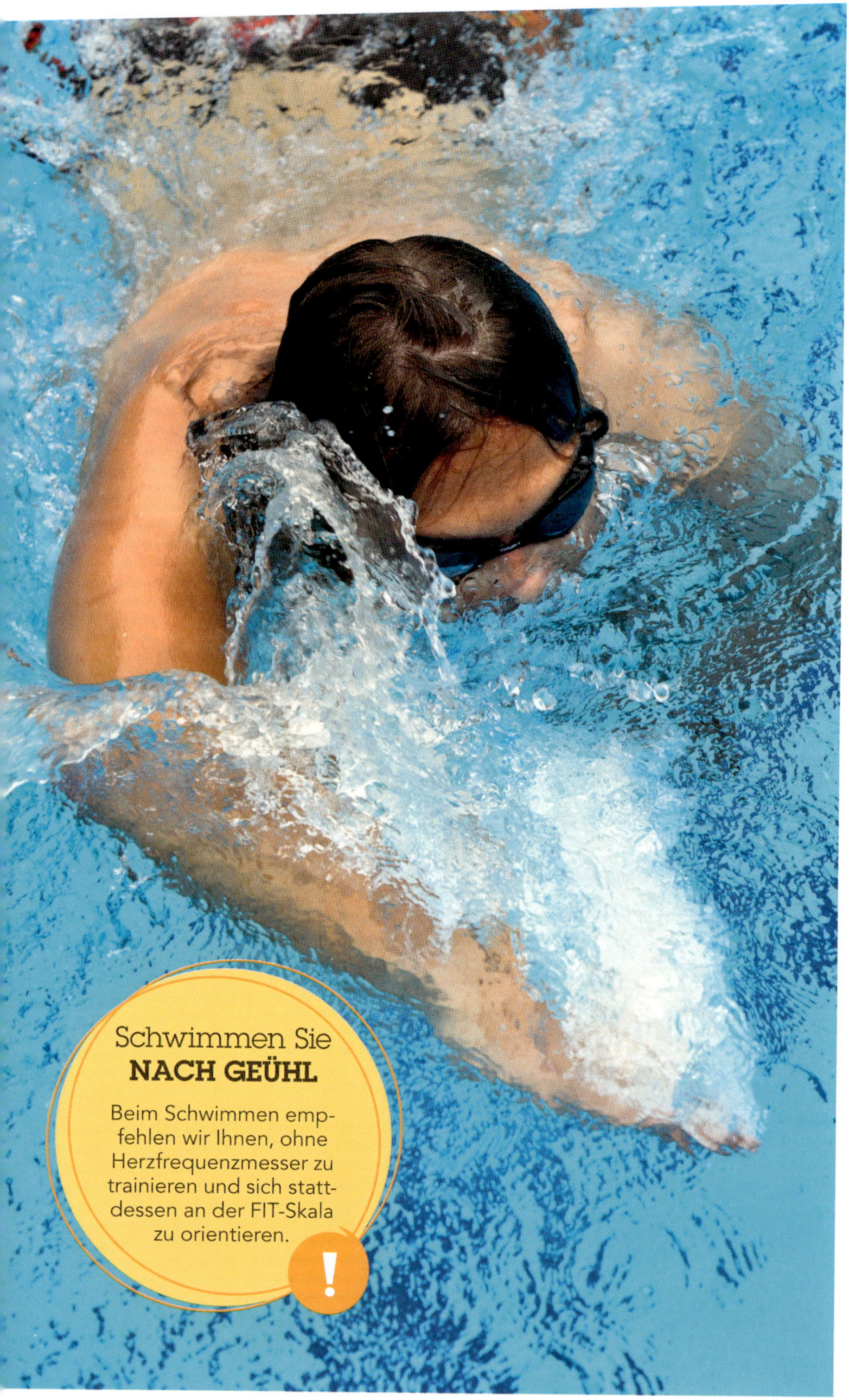

1. Warm-up
Alle Leistungsniveaus:
langsames Tempo
FIT-Skala: 2

2. Temposteigerung
Alle Leistungsniveaus:
zügig
FIT-Skala: 3

3. Intervalle
FIT-Skala: 4

4. Cool-down
Bereiche wie beim
Warm-up

Schwimmen Sie **NACH GEÜHL**

Beim Schwimmen emp-
fehlen wir Ihnen, ohne
Herzfrequenzmesser zu
trainieren und sich stattdessen an der FIT-Skala
zu orientieren.

!

Kalorienverbrauch

UNTRAINIERT
(Umfang: 1500 Meter)

250 Meter
Schwimmstil frei wählbar.
Ruhiges Einschwimmen
zur Gewöhnung an die
folgende Belastung.
Auf eine saubere
Technik achten.

200 Meter
Aufgeteilt in 8 x 25 Meter.
Zwischen den Bahnen
30 Sekunden am Becken-
rand zur Entspannung
pausieren.

800 Meter
Aufgeteilt in 16 x 50
Meter. Zwischen den
Strecken 1 Minute am
Beckenrand zur Entspan-
nung pausieren.

250 Meter
Ruhiges, ganz entspann-
tes Ausschwimmen.

360 kcal

GUT TRAINIERT
(Umfang: 2000 Meter)

300 Meter
Schwimmstil frei wählbar.
Ruhiges Einschwimmen
zur Gewöhnung an die
folgende Belastung.
Auf eine saubere
Technik achten.

200 Meter
Aufgeteilt in 8 x 25 Meter.
Zwischen den Bahnen
30 Sekunden am Becken-
rand zur Entspannung
pausieren.

1200 Meter
Aufgeteilt in 6 x 200
Meter. Zwischen den
Strecken 1 Minute am
Beckenrand zur Entspan-
nung pausieren.

300 Meter
Ruhiges, ganz entspann-
tes Ausschwimmen.

570 kcal

SEHR GUT TRAINIERT
(Umfang: 2500 Meter)

300 Meter
Schwimmstil frei wählbar.
Ruhiges Einschwimmen
zur Gewöhnung an die
folgende Belastung.
Auf eine saubere
Technik achten.

200 Meter
Aufgeteilt in 8 x 25 Meter.
Zwischen den Bahnen
30 Sekunden am Becken-
rand zur Entspannung
pausieren.

1700 Meter
Aufgeteilt in 100, 200,
300, 500, 300, 200, 100
Meter. Zwischen den
Strecken 1 Minute am
Beckenrand zur Entspan-
nung pausieren.

300 Meter
Ruhiges, ganz entspann-
tes Ausschwimmen.

650 kcal

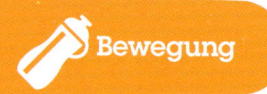

CROSSTRAINER/ STEPPER

	UNTRAINIERT (Dauer: 45 Minuten)	GUT TRAINIERT (Dauer: 60 Minuten)
1. Warm-up Untrainiert: HF 85 % Gut trainiert: HF 90 % Sehr gut trainiert: HF 95 % FIT-Skala: 2	**10 Minuten** Lockeres Aufwärmen bei moderater Intensität. Die Muskulatur, der passive Bewegungsapparat und das Herz-Kreislauf-System werden auf den Hauptteil vorbereitet.	**15 Minuten** Lockeres Aufwärmen bei moderater Intensität. Die Muskulatur, der passive Bewegungsapparat und das Herz-Kreislauf-System werden auf den Hauptteil vorbereitet.
2. Temposteigerung Alle Leistungsniveaus: HF 95–105 % FIT-Skala: 3	**5 Minuten** Höhere Intensität, um eine weitere Anpassung zu erreichen.	**5 Minuten** Höhere Intensität, um eine weitere Anpassung zu erreichen.
3. Intervalle Untrainiert: HF 105 % Gut trainiert: HF 110 % Sehr gut trainiert: HF 115 % FIT-Skala: 4	**20 Minuten** Intervalltraining: 10 x 1 Min. Belastung, dazwischen 1 Min. lockere Aktivität mit deutlich reduzierter Anstrengung.	**30 Minuten** Pyramide (siehe S. 71): 1, 2, 4, 6, 4, 2, 1 Min. Intervalle, dazwischen lockere Aktivität über die Hälfte der vorausgehenden Intervalldauer.
4. Cool-down Pulsbereiche wie beim Warm-up	**10 Minuten** Abwärmen mit niedriger Intensität. Die Regeneration dieser Einheit wird eingeläutet.	**10 Minuten** Abwärmen mit niedriger Intensität. Die Regeneration dieser Einheit wird eingeläutet.
Kalorienverbrauch	**375 kcal**	**600 kcal**

SEHR GUT TRAINIERT
(Dauer: 75 Minuten)

15 Minuten
Lockeres Aufwärmen bei moderater Intensität. Die Muskulatur, der passive Bewegungsapparat und das Herz-Kreislauf-System werden auf den Hauptteil vorbereitet.

5 Minuten
Höhere Intensität, um eine weitere Anpassung zu erreichen.

40 Minuten
Intervalltraining: 6 x 5 Min. Belastung, dazwischen 2 Min. lockere Aktivität mit deutlich reduzierter Anstrengung.

15 Minuten
Abwärmen mit niedriger Intensität. Die Regeneration dieser Einheit wird eingeläutet.

860 kcal

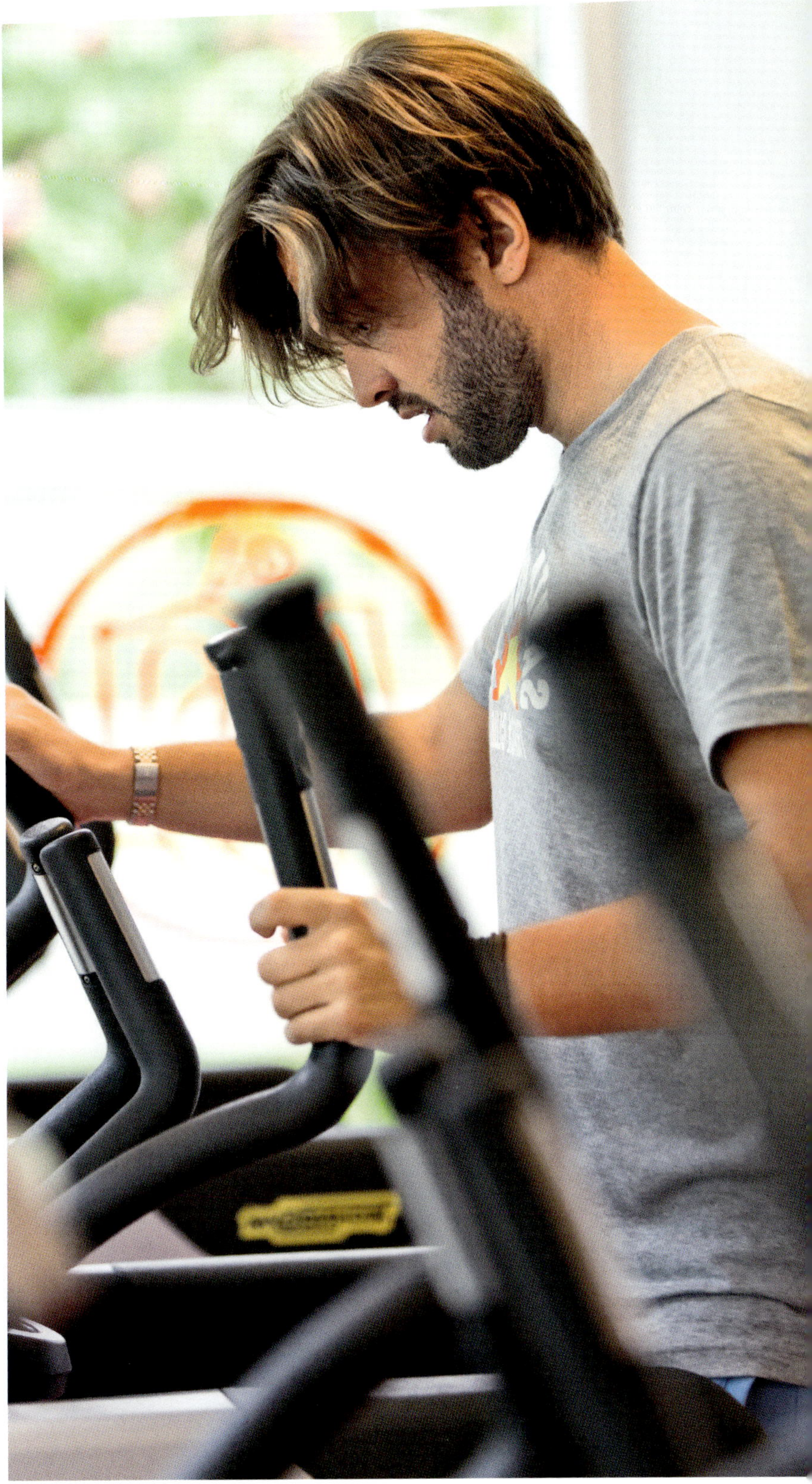

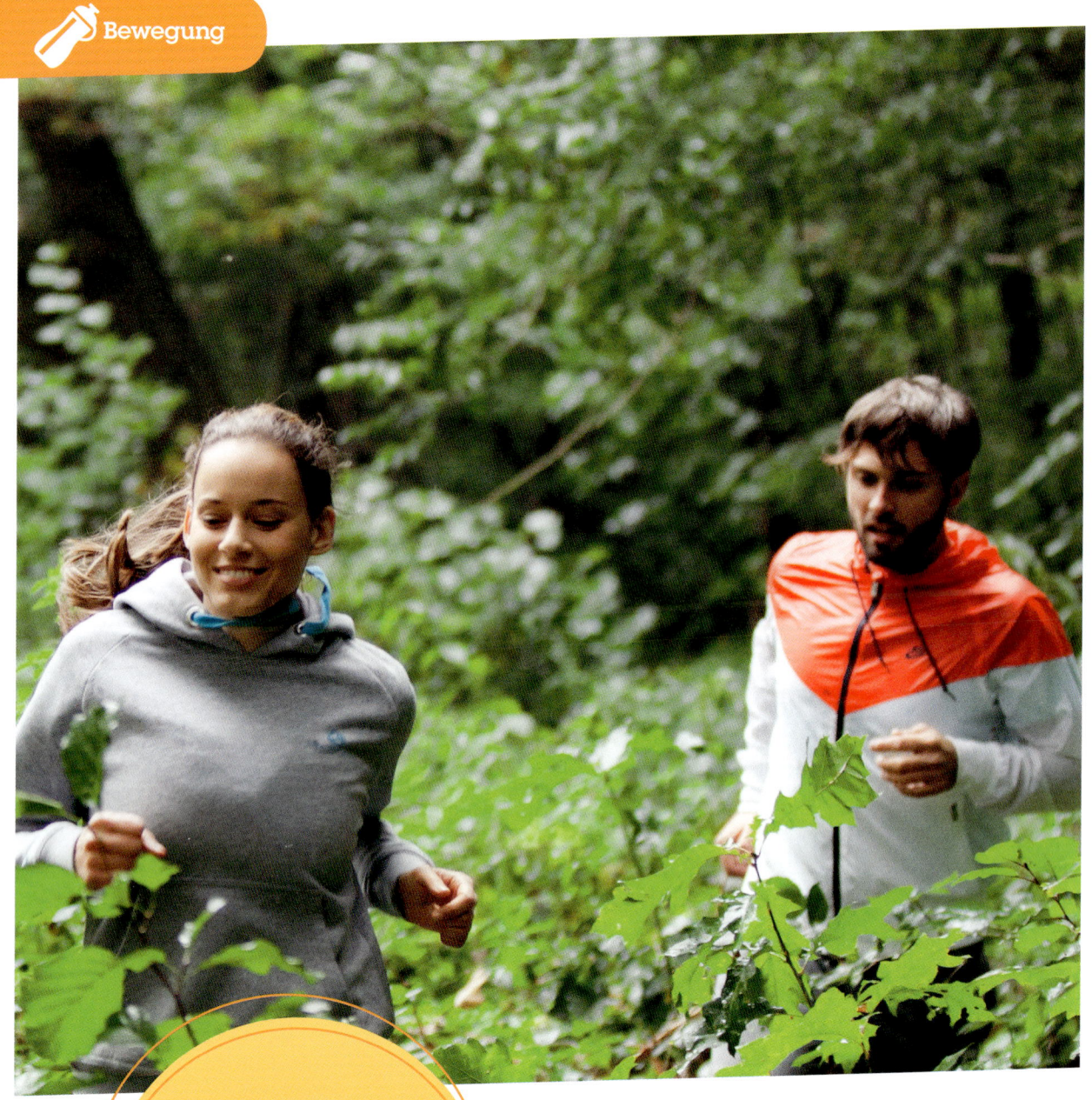

AUSDAUERPLÄNE
An die Speckpölsterchen, fertig, los!

So steigern Sie Ihre Fettverbrennung auf ein Maximum

Mit dem Auftakt-Training arbeitet die Zeit für Sie bzw. gegen Ihre Fettpolster. Vielleicht sind Sie vom anstrengenden Training am Vorabend noch etwas müde. Trotzdem sollten Sie sich am eigentlichen Diättag zu einer leichten Bewegungseinheit motivieren. Es lohnt sich: Ihr Körper greift, um die nötige Energie bereitstellen zu können, jetzt vor allem auf seine Fettdepots zurück (die Kohlenhydrate sind ja durch das Intervalltraining weitgehend verbrannt). Dieses Fettstoffwechseltraining verstärkt den gewünschten Effekt: Die Fettpölsterchen schmelzen noch schneller. **Ganz wichtig: Bei dieser Einheit dürfen Sie nicht an die Belastungsgrenze gehen. Ihr Training sollte betont moderat ablaufen.** Hören Sie während des Trainings in sich hinein. Sie sollten unterwegs keine unangenehme Anstrengung verspüren. Besonders effektiv ist es, wenn Sie diesmal eine andere Sportart als am Vorabend wählen. Auch hier gilt: Wer sich zu schlapp fühlt, sollte nur so lange den Trainingsplan befolgen, wie es geht!

!

KÖRPER**GEFÜHL**

Unser Körper lügt nie! Sie dürfen Ihrem Körper – und den Signalen, die er sendet – also vertrauen. Wunderbar, wenn Sie ein Gefühl für Ihren Körper entwickeln! Ein gutes Körperbewusstsein ist eine wichtige Basis für vernünftig dosiertes Training und Fitness.

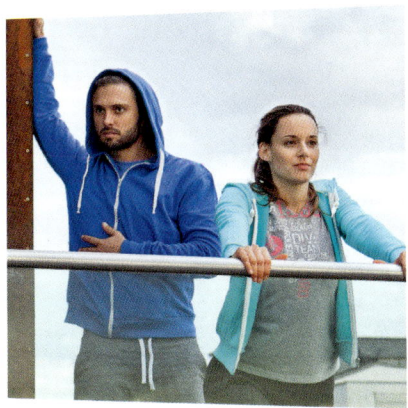
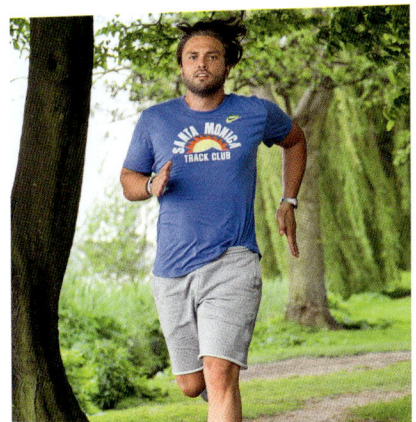
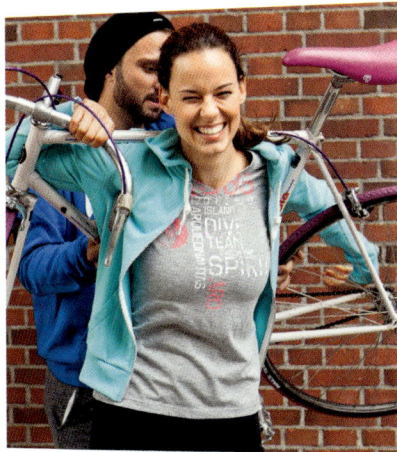

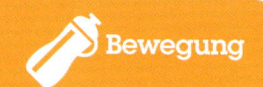
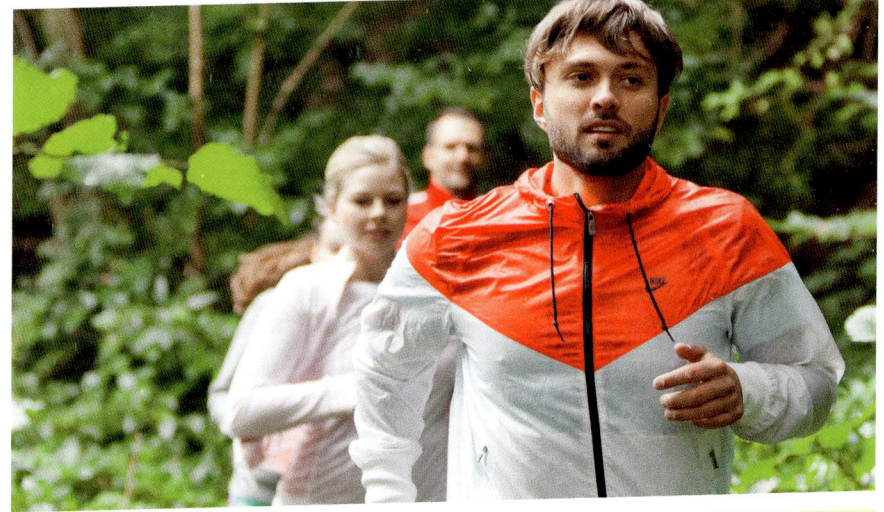

JOGGING

	UNTRAINIERT (Dauer: 45 Minuten)	GUT TRAINIERT (Dauer: 75 Minuten)	SEHR GUT TRAINIERT (Dauer: 90 Minuten)
1. Dauermethode Untrainiert: HF 85% Gut trainiert: HF 90% Sehr gut trainiert: HF 95% FIT-Skala: 2	**45 Minuten** Kontinuierlicher Dauerlauf mit langsamem und moderatem Tempo.	**45 Minuten** Kontinuierlicher Dauerlauf mit langsamem und moderatem Tempo.	**60 Minuten** Kontinuierlicher Dauerlauf mit langsamem und moderatem Tempo.
2. Temposteigerung Alle Leistungsniveaus: HF 95–105% FIT-Skala: 3	**Nur für gut und sehr gut Trainierte!**	**15 Minuten** Nach dem Dauerlauf wird die Intensität gesteigert, um den Energieumsatz zusätzlich zu erhöhen.	**15 Minuten** Nach dem Dauerlauf wird die Intensität gesteigert, um den Energieumsatz zusätzlich zu erhöhen.
3. Cool-down Bereiche wie bei der Dauermethode	**Nur für gut und sehr gut Trainierte!**	**15 Minuten** Langsames Auslaufen/Traben. Die Regeneration dieser Einheit wird eingeläutet.	**15 Minuten** Langsames Auslaufen/Traben. Die Regeneration dieser Einheit wird eingeläutet.
Kalorienverbrauch	**405 kcal**	**810 kcal**	**1 120 kcal**

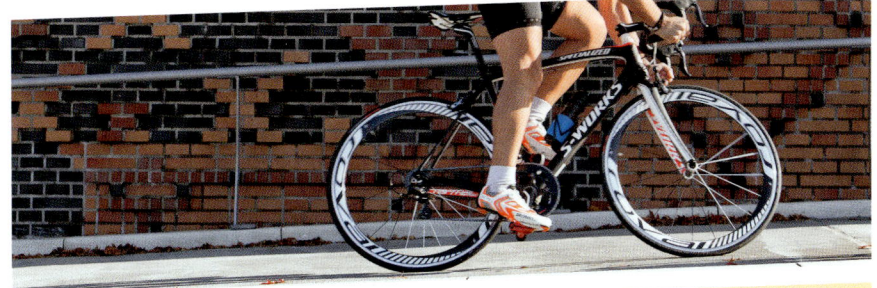

BIKEN

	UNTRAINIERT (Dauer: 90 Minuten)	GUT TRAINIERT (Dauer: 120 Minuten)	SEHR GUT TRAINIERT (Dauer: 180 Minuten)
1. Dauermethode Untrainiert: HF 85 % Gut trainiert: HF 90 % Sehr gut trainiert: HF 95 % FIT-Skala: 2	**90 Minuten** Radausfahrt mit gleichbleibender, niedriger Belastungsintensität. Am besten im flachen Gelände und mit leichten Gängen (Trittfrequenz ca. 85 bis 100 Umdrehungen/Minute).	**75 Minuten** Radausfahrt mit gleichbleibender, niedriger Belastungsintensität. Am besten im flachen Gelände und mit leichten Gängen (Trittfrequenz ca. 85 bis 100 Umdrehungen/Minute).	**120 Minuten** Radausfahrt mit gleichbleibender, niedriger Belastungsintensität. Am besten im flachen Gelände und mit leichten Gängen (Trittfrequenz ca. 85 bis 100 Umdrehungen/Minute).
2. Temposteigerung Alle Leistungsniveaus: HF 95–105 % FIT-Skala: 3	**Nur für gut und sehr gut Trainierte!**	**25 Minuten** Leichte Erhöhung der Intensität durch mehr Widerstand (z.B. schwerere Gänge oder am Berg) oder höhere Trittfrequenz.	**30 Minuten** Leichte Erhöhung der Intensität durch mehr Widerstand (z.B. schwerere Gänge oder am Berg) oder höhere Trittfrequenz.
3. Cool-down Bereiche wie bei der Dauermethode	**Nur für gut und sehr gut Trainierte!**	**20 Minuten** Lockeres Ausradeln mit leichten Gängen und hoher Trittfrequenz (85 bis 100 Umdrehungen/Minute).	**30 Minuten** Lockeres Ausradeln mit leichten Gängen und hoher Trittfrequenz (85 bis 100 Umdrehungen/Minute).
Kalorienverbrauch	**610 kcal**	**975 kcal**	**1690 kcal**

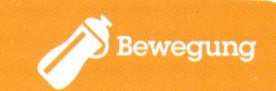
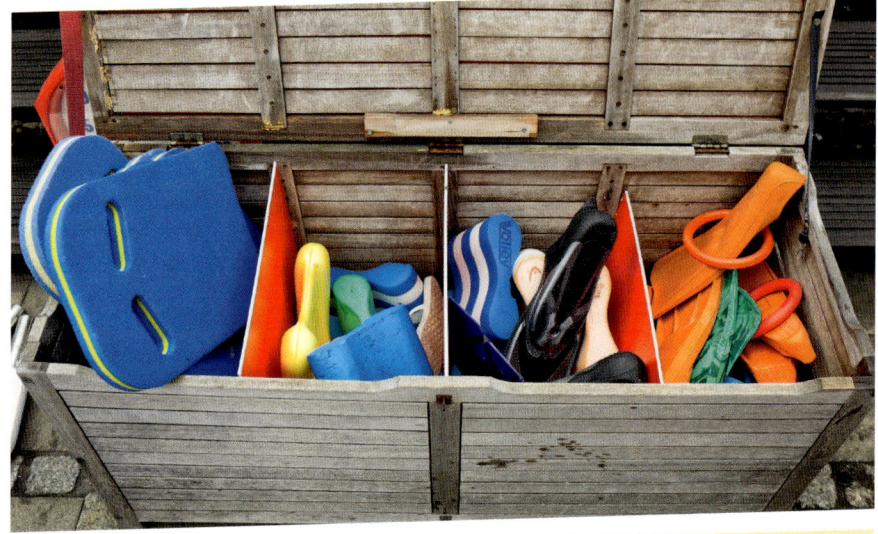

SCHWIMMEN

	UNTRAINIERT (Umfang: 1500 Meter)	**GUT TRAINIERT** (Umfang: 2000 Meter)	**SEHR GUT TRAINIERT** (Umfang: 2500 Meter)
1. Dauermethode Alle Leistungsniveaus: langsames Tempo FIT-Skala: 2	**1500 Meter** Ruhiges und langsames Schwimmen bei niedriger Intensität. Der Schwimmstil ist frei wählbar.	**1250 Meter** Ruhiges und langsames Schwimmen bei niedriger Intensität. Der Schwimmstil ist frei wählbar.	**1500 Meter** Ruhiges und langsames Schwimmen bei niedriger Intensität. Der Schwimmstil ist frei wählbar.
2. Temposteigerung Alle Leistungsniveaus: zügig FIT-Skala: 3	**Nur für gut und sehr gut Trainierte!**	**250 Meter** Leichte Steigerung der Intensität, um den Energieumsatz zu erhöhen.	**500 Meter** Leichte Steigerung der Intensität, um den Energieumsatz zu erhöhen.
3. Cool-down Bereiche wie bei der Dauermethode	**Nur für gut und sehr gut Trainierte!**	**500 Meter** Ruhiges, ganz entspanntes Ausschwimmen.	**500 Meter** Ruhiges, ganz entspanntes Ausschwimmen.
Kalorienverbrauch	**370 kcal**	**440 kcal**	**560 kcal**

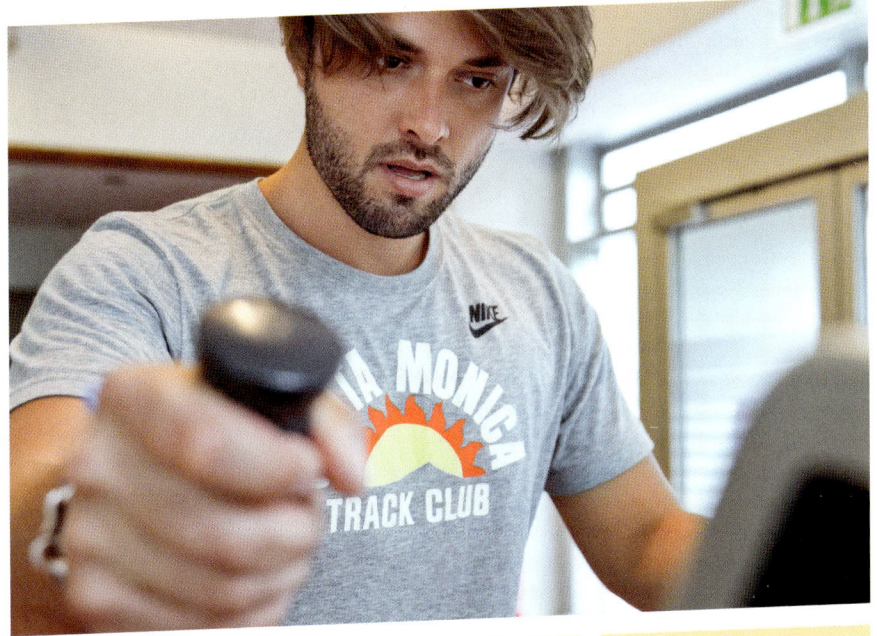

CROSS-TRAINER/STEPPER

1. Dauermethode
Untrainiert: HF 85%
Gut trainiert: HF 90%
Sehr gut trainiert:
HF 95%
FIT-Skala: 2

2. Temposteigerung
Alle Leistungsniveaus:
HF 95–105%
FIT-Skala: 3

3. Cool-down
Bereiche wie bei der
Dauermethode

Kalorienverbrauch

UNTRAINIERT (Dauer: 45 Minuten)	**GUT TRAINIERT** (Dauer: 75 Minuten)	**SEHR GUT TRAINIERT** (Dauer: 90 Minuten)
45 Minuten Moderate Belastung über den gesamten Zeitraum.	**45 Minuten** Moderate Belastung über den gesamten Zeitraum.	**60 Minuten** Moderate Belastung über den gesamten Zeitraum.
Nur für gut und sehr gut Trainierte!	**15 Minuten** Leichte Steigerung der Intensität, um den Energieumsatz zu erhöhen.	**15 Minuten** Leichte Steigerung der Intensität, um den Energieumsatz zu erhöhen.
Nur für gut und sehr gut Trainierte!	**15 Minuten** Abwärmen mit niedriger Intensität. Die Regeneration dieser Einheit wird eingeläutet.	**15 Minuten** Abwärmen mit niedriger Intensität. Die Regeneration dieser Einheit wird eingeläutet.
350 kcal	**710 kcal**	**980 kcal**

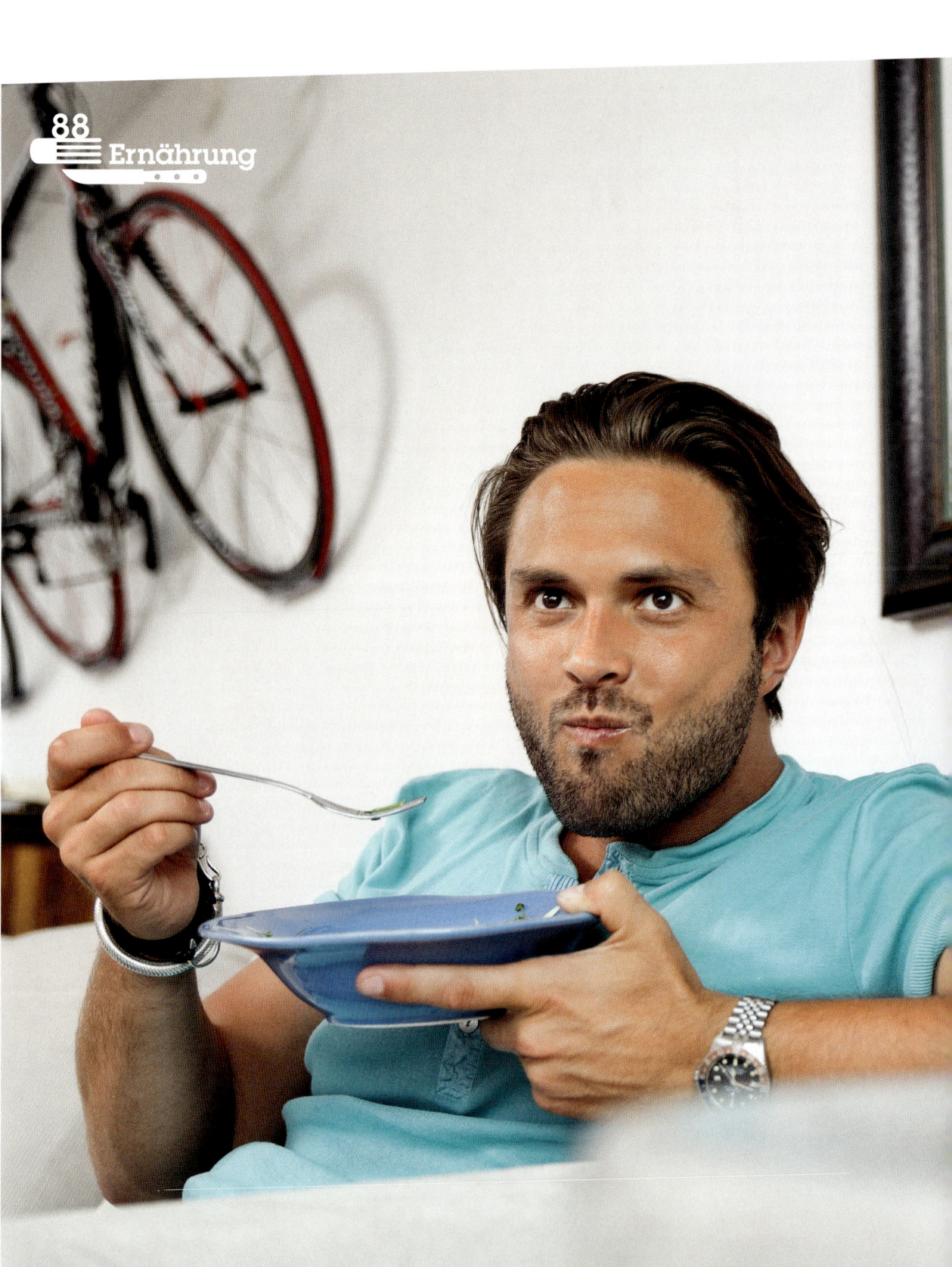

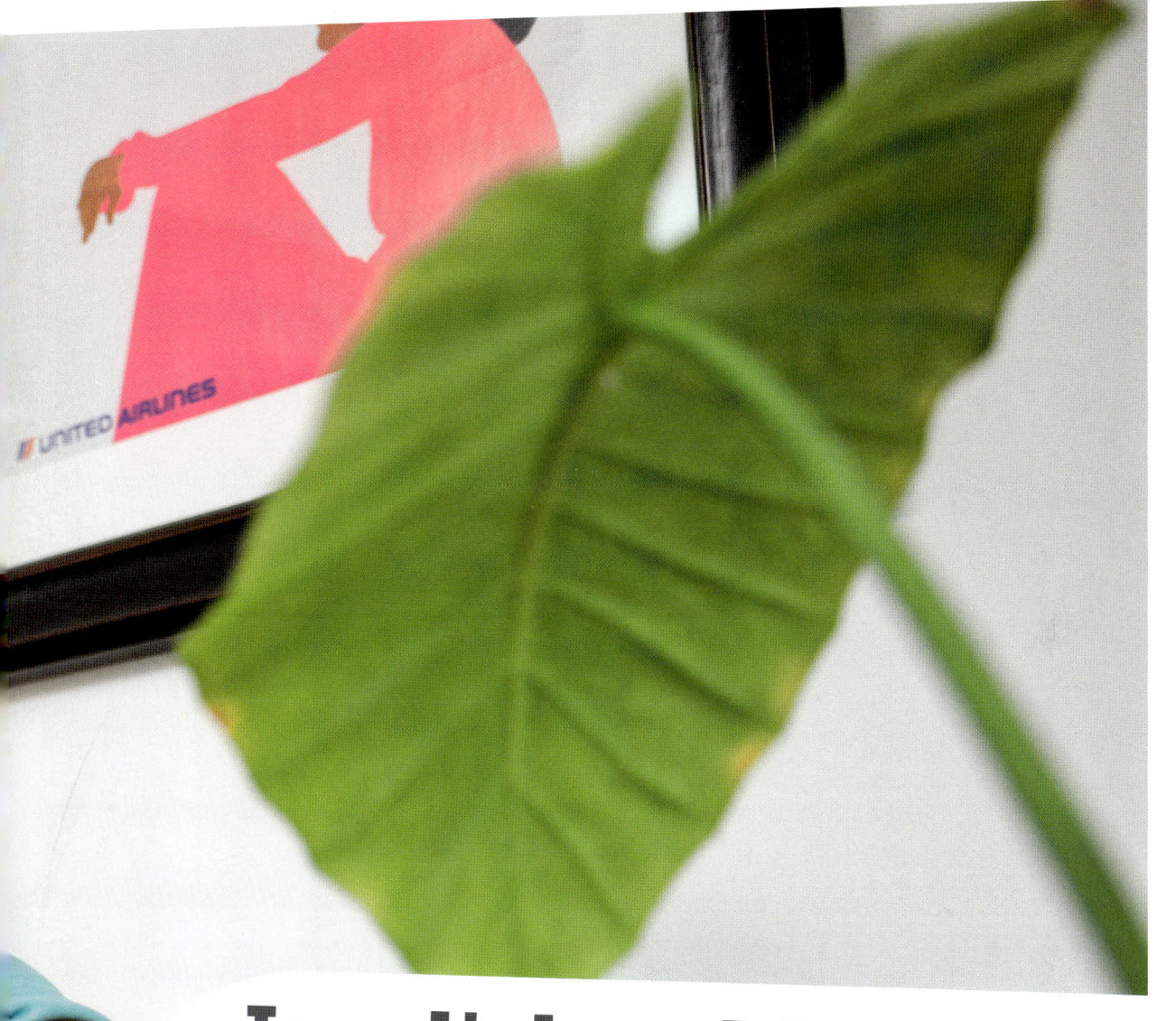

Iss dich schlank
Über 70 leichte Fit-Rezepte

Wer schnell abnehmen will, sollte vor allem auf Eiweiß und wertvolle Fette setzen. Zu viele Kohlenhydrate blockieren den Fettabbau. Mit unseren cleveren Rezepten halten Sie Ihren Insulinspiegel in Schach und sorgen so für eine ungebremste Fettverbrennung.

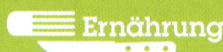

Abnehmen à la carte: So geht's

Allein mit dem Sport ist es noch nicht getan – die 24STUNDEN**DIÄT** ist auch durch ihr abgestimmtes Ernährungskonzept so erfolgreich. Denn wenn Sie Ihre vom Sport geleerten Kohlenhydratspeicher gleich wieder mit Pasta und Brot beladen, ist der Fettabbau fürs Erste wieder lahmgelegt. Eiweißreiche Kost und die Kalorien dabei im Auge behalten – erst das macht die 24STUNDEN**DIÄT** so richtig effektiv!

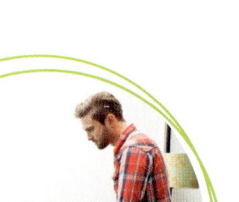

In diesem Kapitel finden Sie jede Menge Rezepte für Frühstück, Mittagessen, Abendessen und Snacks. Alle Gerichte sind kohlenhydratarm und dafür proteinlastig – meist enthalten sie magere Eiweißquellen wie Milchprodukte, Ei, Geflügel, Fleisch, Fisch oder Tofu. Auch kleinere Mengen Samen oder Nüsse liefern hochwertige Proteine, aber Vorsicht: Sie sind auch sehr fett- und dadurch kalorienreich.

Frauen sollten am Diättag nicht mehr – aber auch nicht weniger! – als 800 bis 1000 Kilokalorien (kcal), Männer 1000 bis 1200 kcal zu sich nehmen (Männer können gegebenenfalls eine doppelte Portion oder einen zweiten Snack essen, Frauen sollten eventuell den Snack weglassen, wenn die vorgegebene Kalorienmenge bereits durch Frühstück, Mittag- und Abendessen gedeckt wird.)

Versuchen Sie nicht, nichts zu essen! Sie schaden nur Ihren Muskeln, drosseln Ihren Stoffwechsel und begünstigen damit den Jo-Jo-Effekt. Halten Sie sich an unsere Ernährungsempfehlungen und Sie verbrennen trotzdem weiter Fett, ohne dieses Risiko einzugehen.

Lange Esspausen
fördern die Fettverbrennung

Zwischen den jeweiligen Mahlzeiten sollten Sie nichts essen: Dies ist eine Basisregel der 24STUNDEN**DIÄT**! Denn bei jeder Mahlzeit (und sei sie noch so kohlenhydratarm) wird eine geringe Menge Insulin ausgeschüttet und so die Fettverbrennung kurzzeitig reduziert. Wir empfehlen, Esspausen von etwa vier Stunden einzuhalten, damit der Körper seine Fettreserven intensiv anzapft. Und: Trinken Sie reichlich (zweieinhalb, besser noch drei Liter)! So können die Stoffwechselendprodukte besser ausgeschieden werden. Außerdem dämpft das Trinken Hungergefühle und erhöht den Kalorienverbrauch (siehe S. 55 f.). Wie gesagt: Am besten eignen sich magnesium- und kalziumreiche Mineralwässer, grüner oder schwarzer Tee, Kräuter- oder Früchtetee.

Essen nach der inneren Uhr

Leben ist Rhythmus. Auch unsere körperlichen Prozesse unterliegen biologischen Rhythmen. Körpertemperatur, Herzfrequenz, die Ausschüttung von Hormonen – all das hat tagesrhythmische Schwankungen. Und das sollte auch bei der Gestaltung und Nährstoffzusammenstellung unserer Mahlzeiten berücksichtigt werden, denn unsere innere Uhr steuert wesentlich damit verbundene Stoffwechselvorgänge wie Verdauung, Energiebereitstellung, Funktionstüchtigkeit des Immunsystems sowie Regenerations- und Reparaturprozesse. Versuchen Sie also, im Stoffwechselrhythmus zu essen – in jedem Fall aber regelmäßig, mindestens drei bis maximal vier Mahlzeiten pro Tag.

Vor allem morgens und tagsüber stehen die Funktionen Energielieferung und Gesundheitsschutz im Vordergrund. Dafür braucht der Körper hochwertige Kohlenhydrate (nur am 24STUNDEN**DIÄT**-Tag bitte vorsichtig mit der Kohlenhydratmenge sein!), die Energievitamine der B-Gruppe sowie Eisen und antioxidative Schutzstoffe (z.B. Carotinoide, Vitamin C und E). Mittags sollte der Proteinanteil eines Essens höher als der Kohlenhydratgehalt sein. Dadurch wird der anregende Neurotransmitter Dopamin gebildet, der gut gegen das Nachmittagstief hilft. Auch die Allround-Gesundheitsschutzwirkung der Omega-3-Fettsäuren aus Meeresfisch kommt hier am besten zur Wirkung.

Abends unterstützen Proteine, Magnesium und das Spurenelement Zink die notwendigen Reparaturprozesse und die Regeneration des Körpers. Außerdem werden die hormonellen Weichen für den nächtlichen Energiegewinnungsprozess aus Fetten gestellt. Eiweißreiches Essen am Abend sättigt zudem gut und beugt nächtlichen Heißhungerattacken vor.

Für all seine Aufgaben braucht der Stoffwechsel auch Pausen. Gönnen Sie ihm daher zwischen den Mahlzeiten vier bis fünf Stunden Zeit.

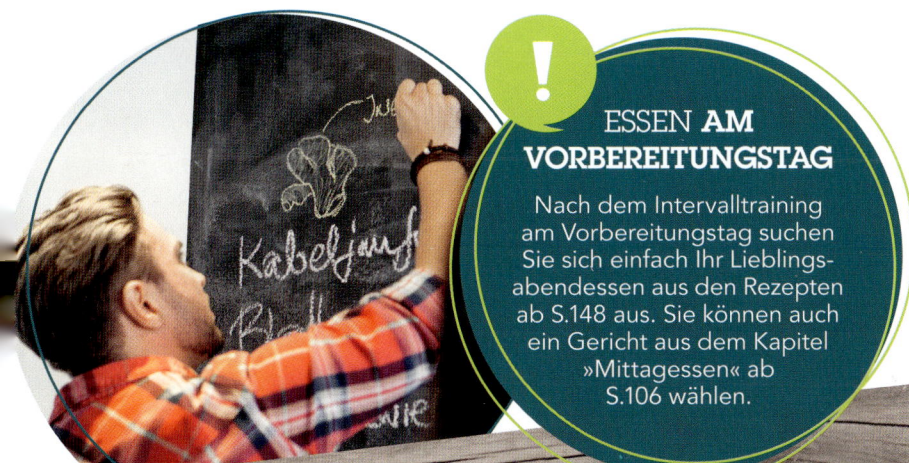

ESSEN **AM VORBEREITUNGSTAG**

Nach dem Intervalltraining am Vorbereitungstag suchen Sie sich einfach Ihr Lieblings-abendessen aus den Rezepten ab S.148 aus. Sie können auch ein Gericht aus dem Kapitel »Mittagessen« ab S.106 wählen.

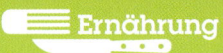

Essregeln: So halten Sie leichter durch

1. Schön langsam essen

Erst nach etwa 20 Minuten meldet der Magen dem Gehirn: »Satt!« Anstatt aber jeden Bissen 20-mal zu kauen und nach jedem Happen das Besteck zur Seite zu legen, ist es viel sinnvoller, wie ein Genießer jeden Bissen im Mund auszukosten. Für hastige Esser ist der Mund nur die Pforte zum Magen. Sie genießen nicht und müssen auch viel mehr essen, um satt und befriedigt zu sein.

2. Aufs Essen konzentrieren

Wer beim Essen liest oder fernsieht, merkt oft nicht, ob er zu viel zu schnell isst oder schon satt ist. Genießen Sie jede Mahlzeit mit allen Sinnen. Nehmen Sie sich Zeit. Und richten Sie Speisen appetitlich an.

3. Lassen Sie sich optisch ruhig täuschen

Richten Sie die Mahlzeiten immer auf kleinen Tellern an. Legen Sie reichlich Salatblätter dazu. Das sieht nach viel aus – und signalisiert dem Gehirn: Es gibt genug zu essen. Traurig-leere Teller sind psychologisch eher ungünstig.

4. Essen nicht ständig in Sichtnähe haben

Sie kennen die Situation: Man sitzt gemeinsam am Tisch und ist mit dem Essen fertig. Falls die Reste nicht abgeräumt werden, wird man zwischendurch wieder davon naschen. Allein der Anblick der Speisen verführt. Anderes Beispiel: Viele bunkern überall kleine Vorräte an Proviant – die Schokolade in der Schreibtischschublade, Nüsse am Fernsehplatz. Vermeiden Sie diese Verlockungen.

5. Bei Heißhunger nicht gleich schwach werden

Falls sich während der 24STUNDEN**DIÄT** (allen Gegenmaßnahmen zum Trotz) doch mal der kleine Hunger meldet: **Suchen Sie sich schnell eine Beschäftigung, die Ihre ganze Aufmerksamkeit erfordert oder richtig Spaß macht.** Falls Sie dann nach 15 Minuten immer noch hungrig sind, dürfen Sie eine eiweißreiche Kleinigkeit essen. Zum Beispiel: eine kleine Handvoll Walnusskerne, vier bis fünf Oliven, zwei bis drei kleine Käsewürfel – je nach Gusto mit Paprikapulver oder anderen Gewürzen oder Kräutern verfeinert. Vergessen Sie auch den **Wasser-Trick** nicht – mit einem Glas Mineralwasser lässt sich Heißhunger fast immer überlisten.

Nützliche Hinweise zur 24STUNDENKÜCHE

Alle Rezepte sind für eine Person berechnet, auch die Nährwerte sind entsprechend angegeben. Oft empfiehlt es sich aber, gleich eine größere Menge zuzubereiten – denn gerade frisches Gemüse lässt sich schlecht in kleinen Portionen einkaufen und auch mit einem Stabmixer kann man leichter arbeiten, wenn genug zum Pürieren in der Schüssel ist. Bekochen Sie doch Ihren Partner oder Ihre Familie gleich mit – die Rezepte schmecken auch, wenn man gerade nicht die 24STUNDENDIÄT befolgt. Oder Sie heben sich einfach etwas für den nächsten Tag auf.

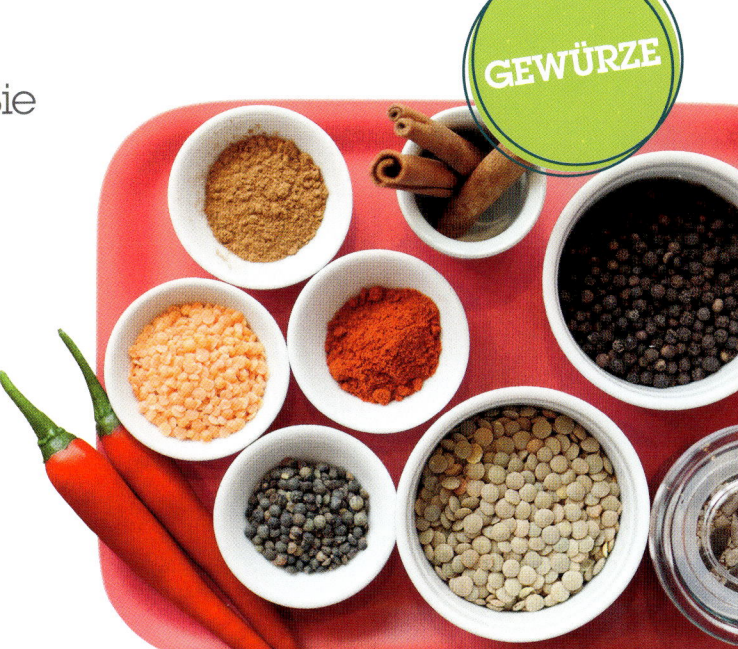

GEWÜRZE

Checkliste: Das sollten Sie immer im Haus haben

- Naturjoghurt (1,5 % Fett)
- Körniger Frischkäse
- Quark
- fettarmer Käse (z.B. Harzer Käse oder Hartkäse unter 30 % Fett i. Tr.)
- Eier
- Tofu
- Zwiebeln
- Tiefkühlgemüse (ohne Sauce und Panade)
- tiefgefrorener Fisch (ohne Panade)
- tiefgefrorenes Geflügel (z.B. Hähnchenbrust ohne Panade)
- frische Kräuter wie Schnittlauch und Petersilie im Topf
- Zitronen
- Süßstoff

- Instant-Gemüsebrühe
- hochwertiges Olivenöl und neutrales Öl (z.B. Rapsöl)
- heller Essig, Aceto balsamico
- Senf
- Sojasauce (aber nicht die indonesische gesüßte Variante)
- Salz, Pfeffer, Paprikapulver, Currypulver, Cayennepfeffer, Zimtpulver

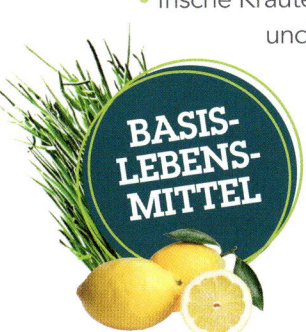

BASIS-LEBENS-MITTEL

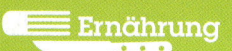
Food-Checkliste:
So werden Sie zum Lebensmittel-Pfadfinder

Sie möchten selbst kochen, wissen aber nicht, welche Lebensmittel für einen schnellen Fettabbau ungünstig sind? Kein Problem: Auf der Liste unten steht, was Sie während der 24STUNDEN**DIÄT** essen dürfen und rechts steht, worauf Sie lieber verzichten sollten. Aber denken Sie trotzdem an Ihre Energiebilanz: Auch eiweißreiche Lebensmittel haben Kalorien! Werfen Sie beim Einkaufen deshalb einen Blick auf die Nährwertliste auf der Verpackung, überschlagen Sie die Kalorienmengen.

 ## TOPS: Diese Lebensmittel dürfen Sie essen ...

- **Fleisch und Fleischwaren**
  Rind (Steak, Filet, Braten, Tatar, Carpaccio) • Schwein (Filet, Schnitzel ohne Panade, Schinken) • Geflügel (Hähnchen, Pute – möglichst ohne Haut; Geflügelaufschnitt) • Lamm (Filet, Lammlachs) • Wild (Filet)

- **Fisch**
  Alle Sorten (außer Aal) in fettarmer Zubereitung – also nicht paniert und gebraten, ohne Remoulade oder in Öl eingelegt

- **Eier und Eierspeisen**
  fettarm zubereitet (gekocht, pochiert), als Omelett, Rühr- oder Spiegelei

- **Milch und Milchprodukte**
  Buttermilch • Trinkmilch und Sauerrahmprodukte (bis 1,5 % Fett) • Speisequark (Magerstufe, 10 % Fett und 20 % Fett i. Tr.) • körniger Frischkäse und fettarmer Frischkäse sowie Weich- und Schnittkäse (bis 30 % Fett i. Tr.)

- **Gemüse und Salate**
  Blattsalate • Sprossen • Tomaten • Paprikaschoten • Zucchini • Gurken • Kohlgemüse (auch Sauerkraut) • Auberginen • Spargel • Spinat • Mangold • Radieschen • Rettich • Kohlrabi • Kräuter (frisch und tiefgefroren oder getrocknet) • Sellerie

- **Obst (in geringen Mengen)**
  Äpfel • Beeren • Grapefruits • Kirschen • Kiwis • Orangen

- **Sonstiges**
  eiweißreiches, kohlenhydratreduziertes Brot • Hülsenfrüchte (z.B. Linsen, Kidneybohnen, weiße Bohnen) • Sojalebensmittel wie Tofu und Sojadrinks • geringe Mengen Sonnenblumenkerne, Sesamsamen, Kürbiskerne und Nüsse (ungesalzen)

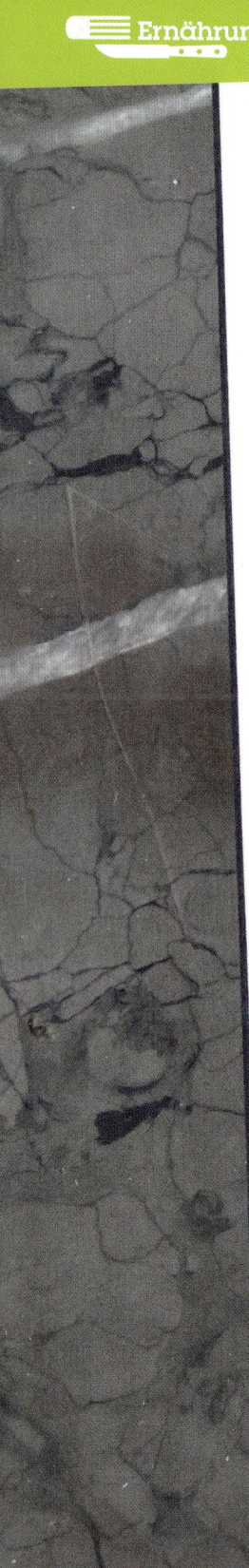

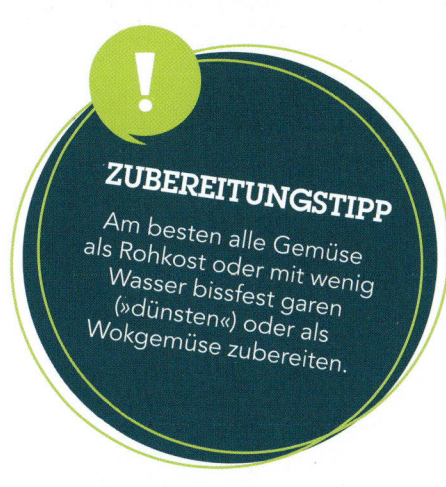

FLOPS: Auf diese Lebensmittel sollten Sie lieber verzichten ...

- Kartoffeln
- Nudeln
- Reis
- Pommes frites
- Kartoffelpuffer
- Weißbrot/-brötchen
- Frühstückscerealien wie Cornflakes, Pops & Co.
- Waffeln
- Croissants
- Softdrinks und Limonaden
- Fruchtsaftgetränke und -nektare
- Milchprodukte mit viel Zuckerzusatz
  (z.B. Fruchtjoghurt)
- süße Früchte & Trockenfrüchte
  (z.B. Ananas, Aprikosen, Bananen, Mangos, Melonen, Papayas, Rosinen)
- Süßspeisen & Eiscreme
- Alkohol

Ausnahmsweise:
Wenn Sie gar nicht ohne Kohlenhydrate auskommen, sind geringe Mengen Hafervollkornflocken, Hafer- oder Sojabrot, Basmatireis und Hartweizenteigwaren (»al dente«, also bissfest, gekocht) erlaubt.

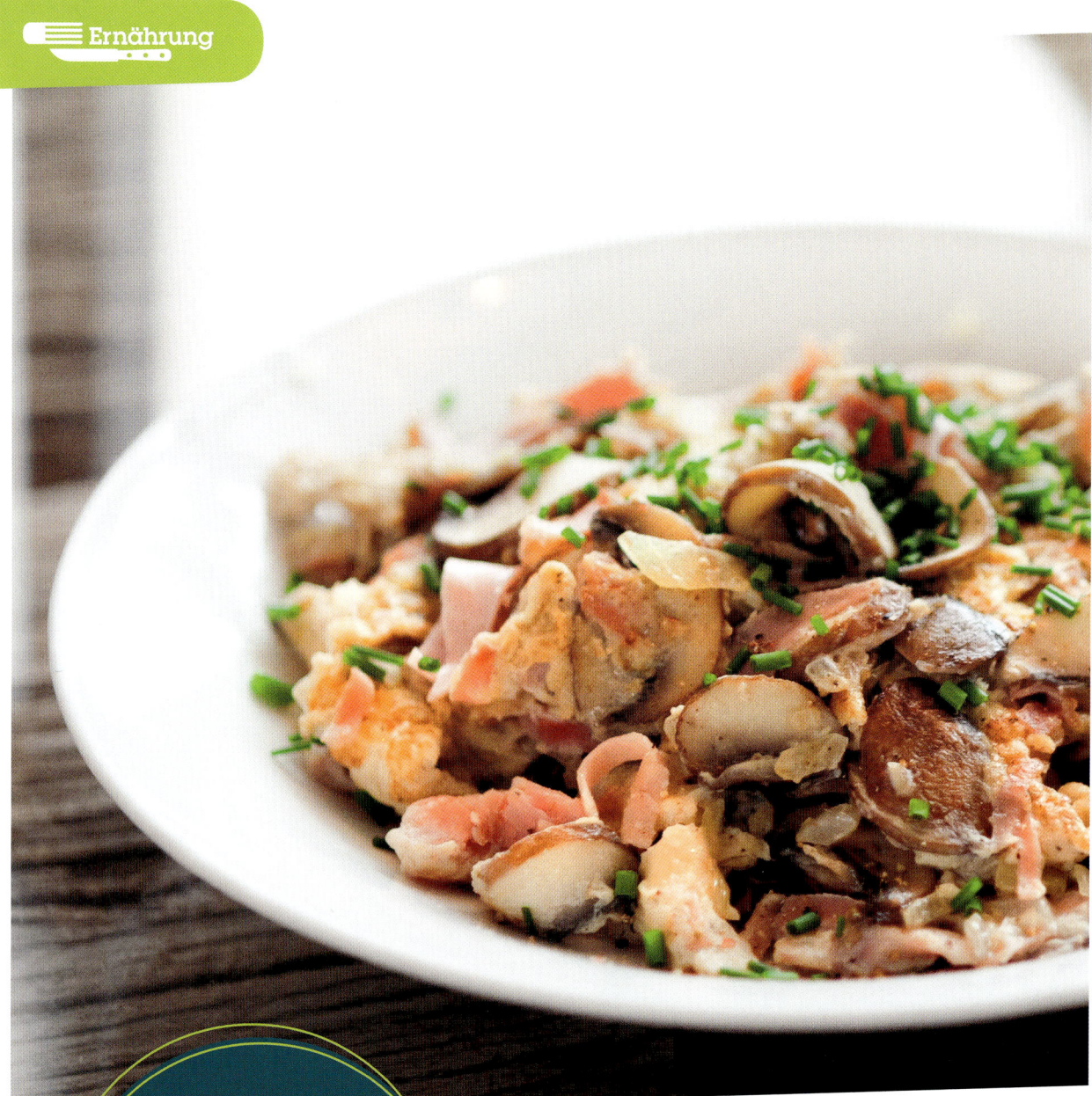

Frühstück
Morgendliche Muntermacher

Rührei
mit Schinken und Pilzen

⏱ **Zubereitungszeit** ca. 20 Minuten
Eiweiß 23 g • **Fett** 17 g • **Kohlenhydrate** 5 g
🔥 **Brennwert** 261 kcal

ZUBEREITUNG:

1 Die Champignons putzen und in dünne Scheiben schneiden. Die Zwiebel schälen und in feine Würfel schneiden. Den Schinken in feine Streifen schneiden.

2 Die Butter in einer Pfanne erhitzen und die Zwiebelwürfel darin andünsten. Pilze und Schinkenstreifen hinzufügen und unter Rühren andünsten.

3 Die Eier in eine Schüssel aufschlagen und verquirlen. Mit Salz und Pfeffer würzen und in die Pfanne geben. Etwas stocken lassen, mit einem Pfannenwender zusammenschieben und das Rührei fertig backen.

4 Das Rührei auf einen Teller geben und die Schnittlauchröllchen darüberstreuen.

ZUTATEN/PERSON:

50 g **Champignons**

1 kleine **Zwiebel**

30 g **Rindersaftschinken**

5 g **Butter**

2 **Eier**

Salz und **Pfeffer**

1 EL **Schnittlauchröllchen**

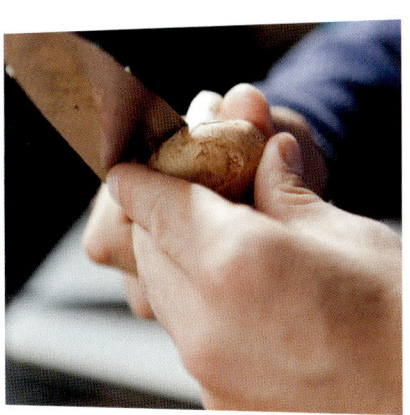
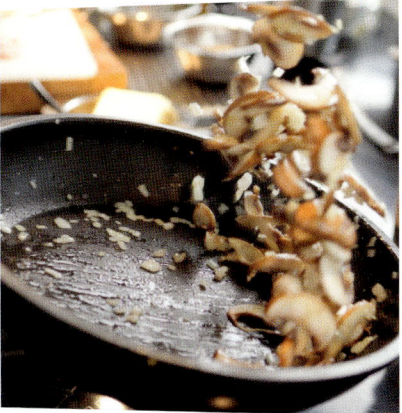
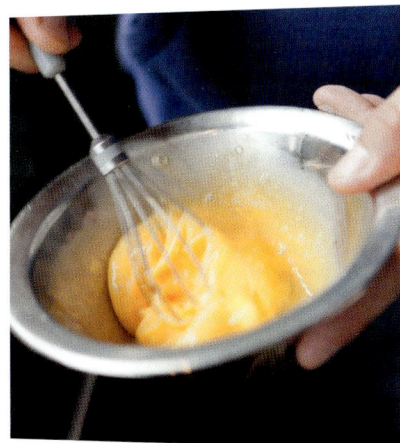

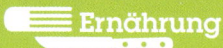

Gemüse-Eier-**Fladen**

vegeta-risch

ZUTATEN/PERSON:

50 g **Lauch**

50 g **Fenchel**

50 g **Zucchini**

2 **Eier**

Salz und **Pfeffer**

5 g **Butter**

1 EL gehackte **Petersilie**

⚫ **Zubereitungszeit** ca. 20 Minuten
Eiweiß 18 g • **Fett** 16 g • **Kohlenhydrate** 7 g
🔥 **Brennwert** 244 kcal

ZUBEREITUNG:

1 Lauch, Fenchel und Zucchini putzen und waschen. Den Lauch in feine Ringe schneiden. Vom Fenchel den harten Strunk entfernen. Fenchel und Zucchini grob raspeln.

2 Die Eier in eine Schüssel aufschlagen und verquirlen. Mit Salz und Pfeffer würzen.

3 Die Butter in einer Pfanne erhitzen und das Gemüse darin etwa 3 Minuten andünsten. Die Eier darübergeben und bei schwacher bis mittlerer Hitze stocken lassen, bis die Oberfläche nicht mehr flüssig ist.

4 Den Gemüse-Eier-Fladen wenden. Dafür den Fladen durch Rütteln vom Pfannenboden lösen, einen Teller auf die Pfanne legen, Pfanne samt Teller umdrehen und den Fladen vom Teller zurück in die Pfanne gleiten lassen. Auf der anderen Seite kurz weiterbacken.

5 Den Gemüse-Eier-Fladen auf einen Teller gleiten lassen und mit der Petersilie bestreuen.

EI IST NICHT EINERLEI

Eier enthalten zwar Fett und Cholesterin, aber auch biologisch vollwertige Proteine. Da sie leicht und abwechslungsreich zuzubereiten sind, eignen sie sich besonders für ein eiweißbetontes, kohlenhydratarmes Frühstück.

Während der 24STUNDEN**DIÄT** sind trotz Fett und Cholesterin 2 bis 3 Eier pro Tag erlaubt, zum Beispiel als Spiegelei auf Lachs oder Rührei mit Kräutern und Champignons.
Für den Gesunden sind auf Dauer 4 bis 5 Eier pro Woche ein guter Richtwert.

Gemüse **unter Spiegelei**

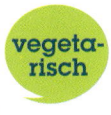

vegeta-
risch

⏱ **Zubereitungszeit** ca. 20 Minuten
Eiweiß 18 g • **Fett** 17 g • **Kohlenhydrate** 7 g
🔥 **Brennwert** 252 kcal

ZUBEREITUNG:

1 Tomaten waschen und die Stielansätze entfernen. Zucchini putzen und waschen. Beides in Scheiben schneiden.

2 Das Öl in einer Pfanne erhitzen. Das Gemüse darin 3 Minuten andünsten und mit Salz, Pfeffer und den Kräutern würzen. Auf einen Teller geben und beiseitestellen.

3 In der heißen Pfanne die Eier zu Spiegeleiern braten, auf dem Gemüse anrichten und mit der Petersilie bestreuen.

ZUTATEN/PERSON:

100 g **Tomaten**

100 g **Zucchini**

1 TL **Öl**

Salz und **Pfeffer**

½ TL **Kräuter der Provence**

2 **Eier**

1 TL gehackte **Petersilie**

Rührei **mit Erbsen**

⏱ **Zubereitungszeit** ca. 15 Minuten
Eiweiß 18 g • **Fett** 18 g • **Kohlenhydrate** 9 g
🔥 **Brennwert** 267 kcal

ZUBEREITUNG:

1 Ei in eine Schüssel aufschlagen, mit der Milch verquirlen und die Erbsen dazugeben. Mit Salz und Pfeffer würzen.

2 Das Basilikum waschen, trocken schütteln, die Blätter abzupfen, fein hacken und mit dem Ricotta verrühren. Mit Zitronenschale, Salz und Pfeffer würzen.

3 Das Olivenöl in einer Pfanne erhitzen, das Ei hineingeben und unter Rühren stocken lassen. Das Rührei mit Basilikumricotta und dem Schinken servieren.

ZUTATEN/PERSON:

1 **Ei**

2 EL **Milch** (1,5 % Fett)

30 g **Erbsen** (tiefgekühlt)

Salz und **Pfeffer**

4 Stiele **Basilikum**

40 g **Ricotta**

½ TL abgeriebene unbehandelte **Zitronenschale**

1 TL **Olivenöl**

20 g **Bresaola** (ital. Rinderschinken)

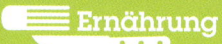
Tomate-Mozzarella mit Peperoni

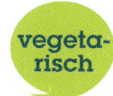 **vegetarisch**

ZUTATEN/PERSON:

75 g **Mozzarella** (light)

65 g **gelbe** und **rote Cocktailtomaten**

20 g **Crème fraîche**

½ **Bio-Zitrone**

½ **rote Peperoni**

2 Stiele **Majoran**

1 Stiel **Minze**

Salz und **Pfeffer**

⚙ **Zubereitungszeit** ca. 15 Minuten
Eiweiß 11 g • **Fett** 10 g • **Kohlenhydrate** 7 g
🔥 **Brennwert** 168 kcal

ZUBEREITUNG:

1 Den Mozzarella in Scheiben schneiden und auf einem Teller verteilen. Die Tomaten waschen, halbieren und auf dem Mozzarella anrichten. Die Crème fraîche glatt rühren und darüberträufeln.

2 Die Zitrone heiß waschen und trocken reiben. Mit einer feinen Reibe etwas Zitronenschale über die Crème fraîche reiben und etwas Zitronensaft darüberträufeln.

3 Die Peperoni putzen, waschen, nach Belieben entkernen und in feine Ringe schneiden. Den Majoran und die Minze waschen und trocken tupfen. Die Blätter von den Stielen zupfen und fein hacken.

4 Die Kräuter und die Peperoni über den Tomaten-Mozzarella-Salat streuen. Mit Salz und Pfeffer würzen.

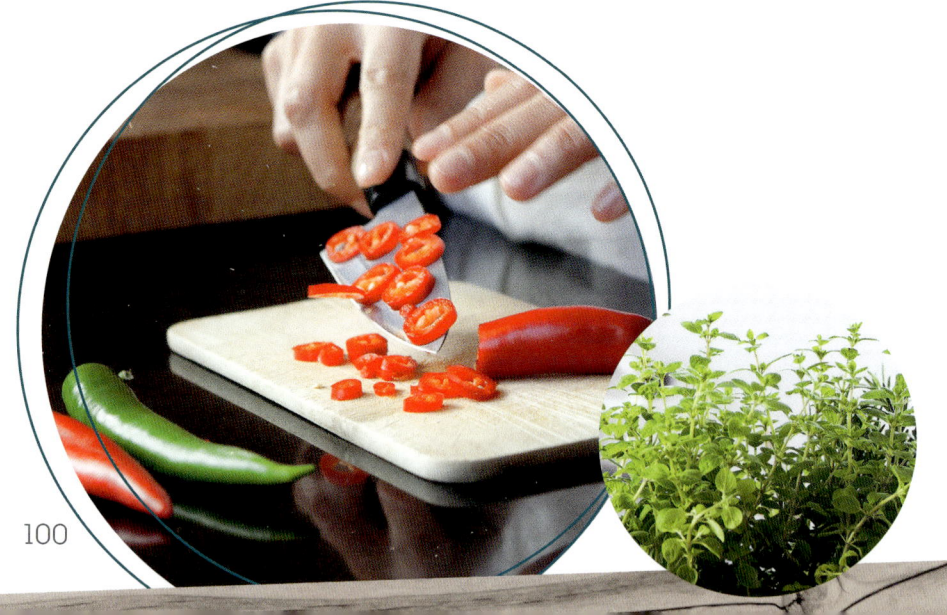

Bündner **Frühstück**

⏱ **Zubereitungszeit** ca. 15 Minuten
   Eiweiß 27 g • **Fett** 15 g • **Kohlenhydrate** 4 g
🔥 **Brennwert** 259 kcal

ZUBEREITUNG:

1 Die Salatblätter waschen, trocken tupfen und in einem Schälchen anrichten.

2 Das Bündnerfleisch locker falten und auf den Salatblättern anrichten. Den Käse in schmale Streifen schneiden und darauf verteilen.

3 Die Schnittlauchröllchen unter die Dickmilch rühren und mit Salz und Pfeffer würzen.

4 Das Ei pellen und vierteln. Auf dem Fleisch und dem Käse anrichten und die Dickmilch darüberträufeln.

SATT UND GLÜCKLICH

ZUTATEN/PERSON:

3–4 Blätter **Kopfsalat**

30 g **Bündnerfleisch** (in hauchdünnen Scheiben)

1 Scheibe **Bergkäse** oder **Greyerzer** (ca. 20 g)

1 TL **Schnittlauchröllchen**

50 g **Dickmilch**

Salz und **Pfeffer**

1 hart gekochtes **Ei**

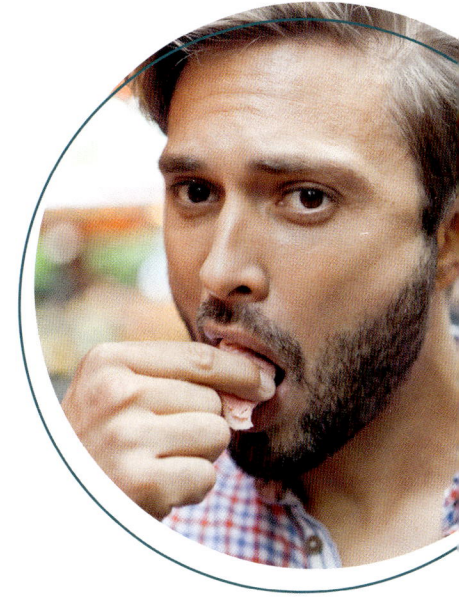

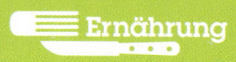
Bircher Quark mit Erdbeeren

vegeta-risch

ZUTATEN/PERSON:

1 EL **Haferkleie**

1 TL **Leinsamen** (geschrotet)

100 g **Magerquark**

50 ml **Milch** (1,5 % Fett)

50 g **Erdbeeren**
(oder Blaubeeren)

6 **Haselnüsse**

⏱ **Zubereitungszeit** ca. 15 Minuten
Eiweiß 19 g • **Fett** 12 g • **Kohlenhydrate** 12 g
🔥 **Brennwert** 231 kcal

ZUBEREITUNG:

1 Haferkleie, Leinsamen, Quark und Milch in einer Schüssel verrühren.

2 Die Erdbeeren waschen, putzen und vierteln. Die Haselnüsse hacken und in einer Pfanne ohne Fett anrösten.

3 Die Erdbeerviertel auf dem Quark anrichten und mit den Haselnüssen bestreuen.

FRÜHSTÜCK VOM FEINSTEN

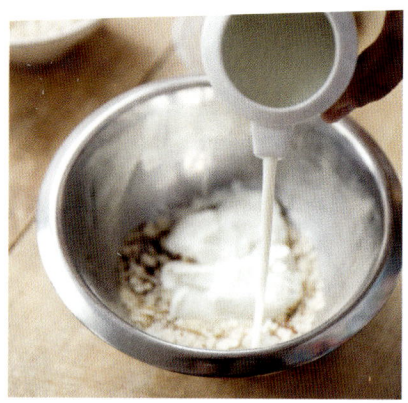
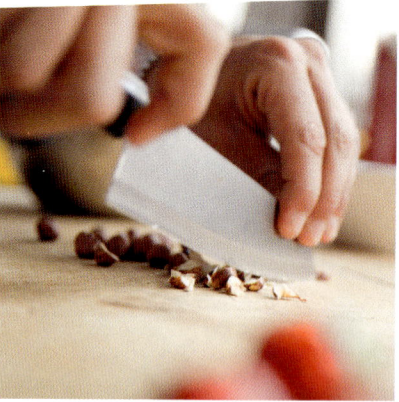
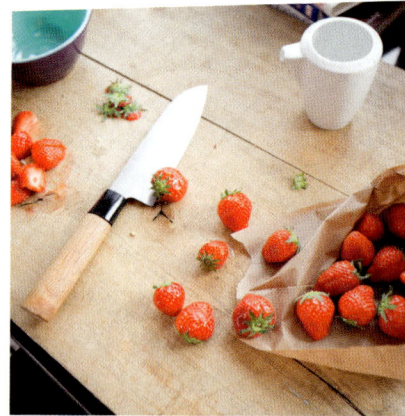

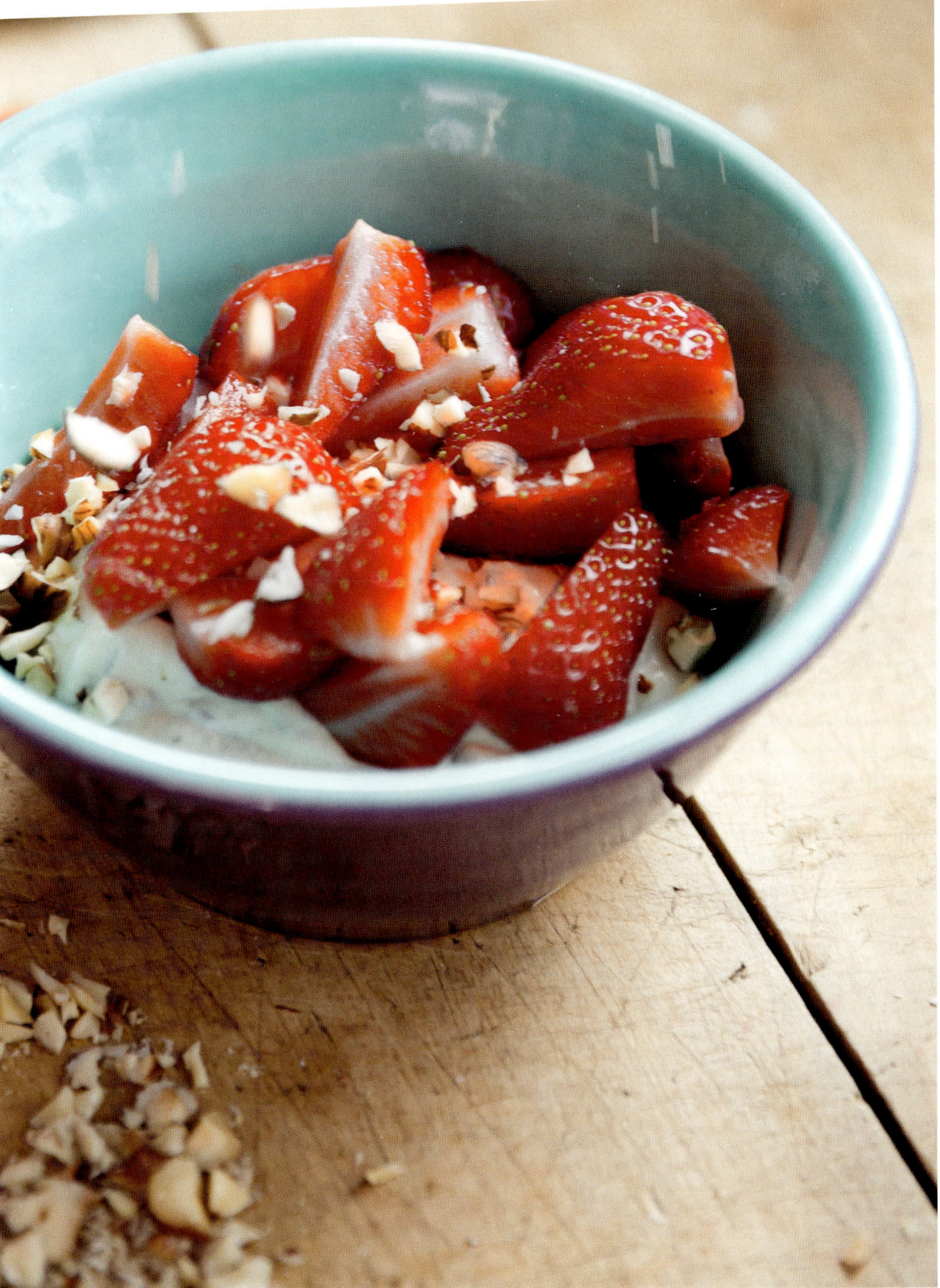

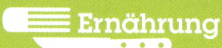
Joghurt **mit Grapefruit**

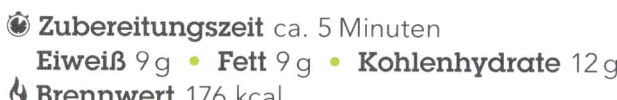 vegeta-risch

ZUTATEN/PERSON:

150 g **Naturjoghurt**
(1,5 % Fett)

1–2 EL **Grapefruitsaft**

2 TL **Walnusskerne**

50 g **Grapefruitfruchtfilets**

⏱ **Zubereitungszeit** ca. 5 Minuten
Eiweiß 9 g • **Fett** 9 g • **Kohlenhydrate** 12 g
🔥 **Brennwert** 176 kcal

ZUBEREITUNG:

1 Den Joghurt mit dem Grapefruitsaft glatt rühren. Die Walnüsse grob hacken.

2 Die Grapefruitfruchtfilets und die gehackten Walnüsse unter den Joghurt rühren. Nach Belieben mit flüssigem Süßstoff abschmecken.

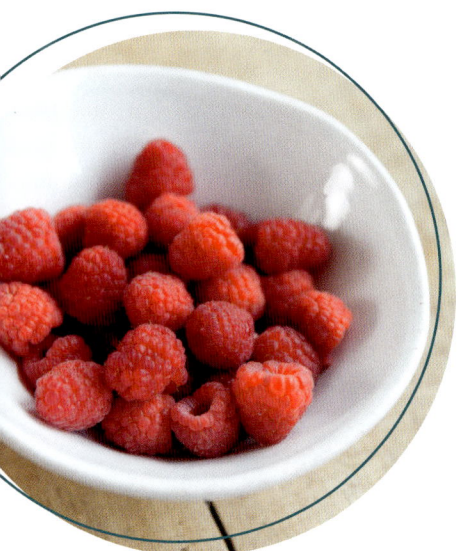

Himbeer-**Frischkäse**

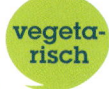 vegeta-risch

⏱ **Zubereitungszeit** ca. 5 Minuten
Eiweiß 30 g • **Fett** 5 g • **Kohlenhydrate** 7 g
🔥 **Brennwert** 206 kcal

ZUBEREITUNG:

1 Den Frischkäse in einen tiefen Teller geben und die Himbeeren darauf verteilen oder untermischen.

2 Den Limettensaft darüberträufeln und mit den Mandeln bestreuen. Die Zitronenmelisse waschen, trocken tupfen, die Blätter abzupfen, nach Belieben hacken und den Himbeer-Frischkäse damit garnieren.

ZUTATEN/PERSON:

200 g **körniger Frischkäse**

100 g **Himbeeren**
(tiefgekühlt; aufgetaut)

Saft von ½ **Limette**

1 TL gehackte **Mandeln**

1 Stiel **Zitronenmelisse**

Power-Lassi mit Ingwer

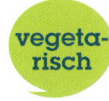
vegeta-risch

⏱ **Zubereitungszeit** ca. 15 Minuten
   Eiweiß 7 g • **Fett** 6 g • **Kohlenhydrate** 12 g
🔥 **Brennwert** 137 kcal

ZUBEREITUNG:

1 Alle Zutaten bis auf die Kokosnussraspel und die Minze mit 100 ml Wasser in einen hohen Rührbecher geben und mit dem Stabmixer fein pürieren. Die Kokosnussraspel unterrühren und den Lassi in ein Glas gießen.

2 Die Minze waschen und trocken tupfen, die Blätter abzupfen und den Lassi damit garnieren.

ZUTATEN/PERSON:

150 g **Naturjoghurt** (1,5 % Fett)

1 TL **Haferkleie**

5 g frisch geriebener **Ingwer**

1 Msp. gemahlener **Kardamom**

½ TL **Ahornsirup**

1 TL **Kokosnussraspel**

1 Stiel **Minze**

Avocado-**Ayran**

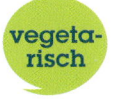
vegeta-risch

⏱ **Zubereitungszeit** ca. 15 Minuten
   Eiweiß 5 g • **Fett** 10 g • **Kohlenhydrate** 6 g
🔥 **Brennwert** 135 kcal

ZUBEREITUNG:

1 Den Ayran mit der Avocado in einen hohen Rührbecher geben und mit dem Stabmixer fein pürieren.

2 Den Avocado-Ayran mit Salz, Pfeffer und Cayennepfeffer abschmecken. Nach Belieben etwas gehackten Koriander unterrühren. In ein Glas füllen und gekühlt genießen.

ZUTATEN/PERSON:

150 g **Ayran** (türk. Joghurtgetränk)

50 g **Avocadofruchtfleisch**

Salz und **Pfeffer**

Cayennepfeffer

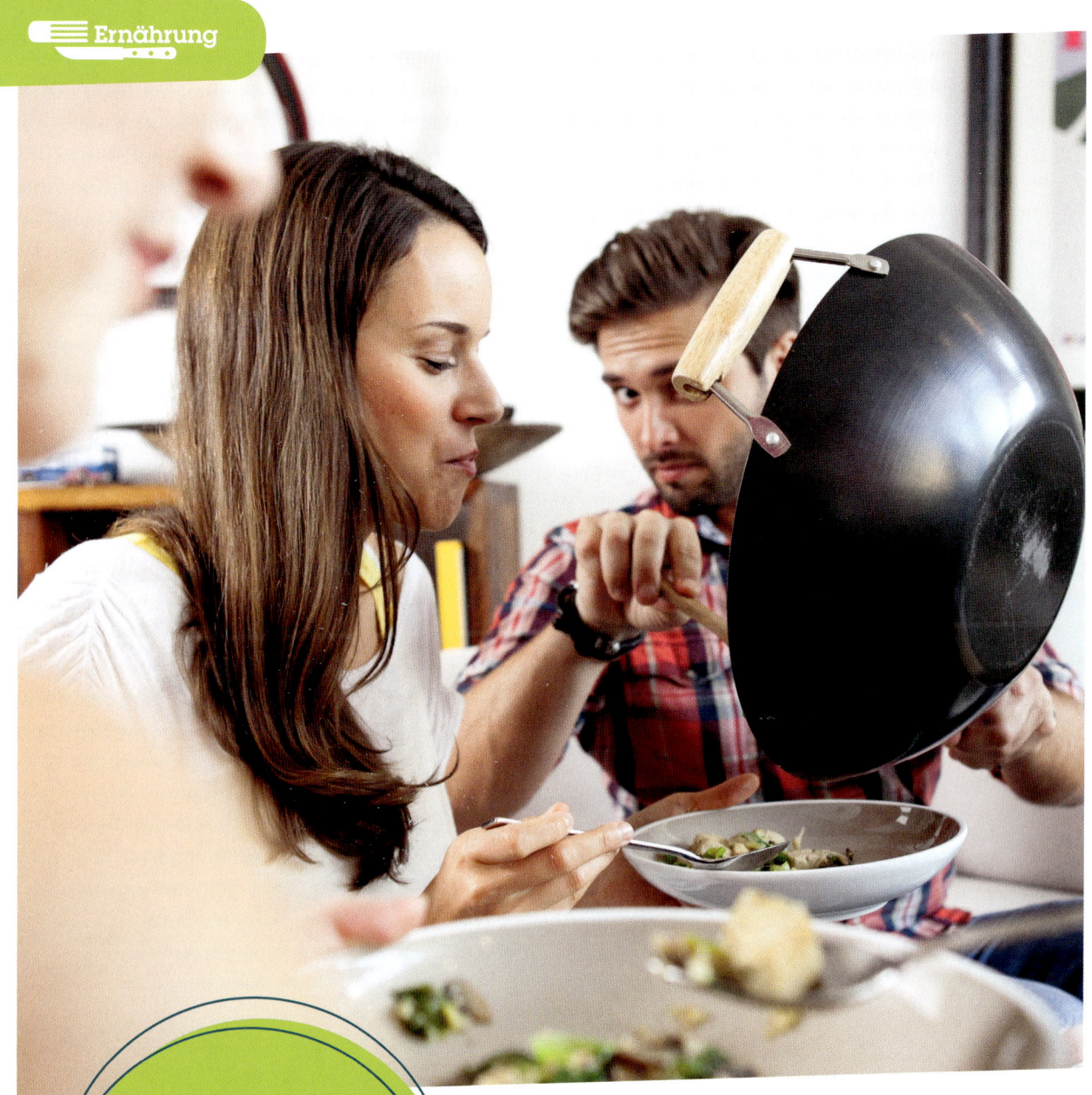

Mittagessen
Abwechslung auf den Tisch!

Pilz-Lauch-Wok mit Tofu

vegan

⏱ **Zubereitungszeit** ca. 30 Minuten
Eiweiß 22 g • **Fett** 17 g • **Kohlenhydrate** 6 g
🔥 **Brennwert** 266 kcal

ZUBEREITUNG:

1 Den Tofu in etwa 1 cm große Stücke schneiden. Ingwer und Knoblauch schälen, in sehr feine Würfel schneiden und mit den Tofuwürfeln mischen.

2 Lauch putzen, waschen und in Ringe schneiden. Champignons putzen und in Scheiben schneiden. Petersilie waschen und trocken tupfen, die Blätter abzupfen.

3 Das Sonnenblumenöl im Wok erhitzen, die Tofuwürfel darin rundum 3 bis 4 Minuten braun braten und wieder herausnehmen.

4 Lauch und Pilze in den Wok geben und bei mittlerer Hitze 2 Minuten braten. Mit Brühe und Sojasauce ablöschen. Tofu untermischen und 2 Minuten köcheln lassen. Mit Salz, Cayennepfeffer und Sesamöl abschmecken. Mit Petersilie und Zitronenschale bestreuen.

ZUTATEN/PERSON:

125 g **Tofu**

10 g **Ingwer**

1 kleine **Knoblauchzehe**

50 g **Lauch**

100 g **Champignons**

1 Stiel **Petersilie**

1 TL **Sonnenblumenöl**

50 ml **Gemüsebrühe**

1 EL **Sojasauce**

Salz und **Cayennepfeffer**

1 TL **Sesamöl**

etwas abgeriebene unbehandelte **Zitronenschale**

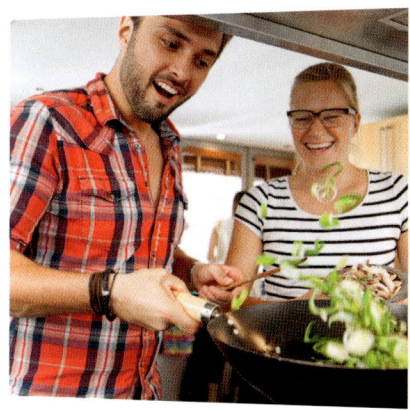
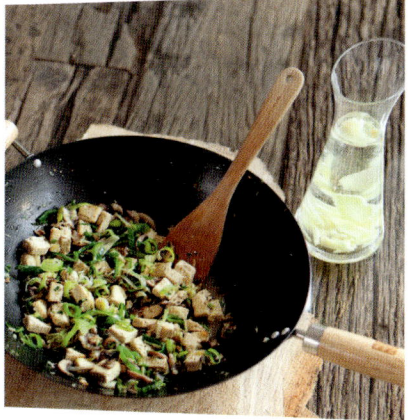
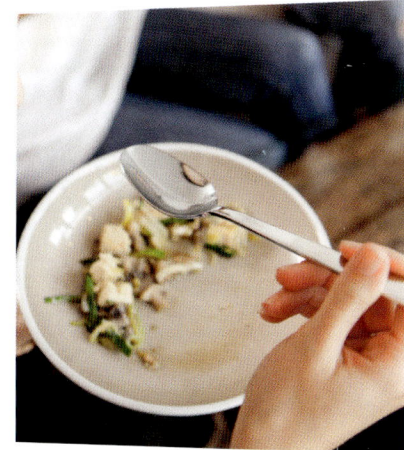

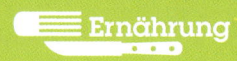

Gemüsecurry
mit Joghurt und Tofu

vegeta-risch

ZUTATEN/PERSON:

½ **Knoblauchzehe**

10 g **Ingwer**

½ **rote Zwiebel**

75 g **Tofu**

1 TL **Öl**

½ TL **Senfkörner**

1 TL **Curryblätter**

½ TL **Currypulver**

je 100 ml **Kokosmilch** (light) und **Gemüsebrühe**

75 g **Blumenkohl**

50 g **grüne Bohnen**

25 g **Zuckerschoten**

65 g **Fleischtomaten**

1 TL **Limettensaft, Salz**

1–2 Stiele **Koriander**

40 g **Naturjoghurt** (1,5 % Fett)

⏱ **Zubereitungszeit** ca. 30 Minuten
Eiweiß 20 g • **Fett** 21 g • **Kohlenhydrate** 17 g
🔥 **Brennwert** 343 kcal

ZUBEREITUNG:

1 Knoblauch und Ingwer schälen, beides in feine Würfel schneiden. Zwiebel schälen und in Spalten schneiden. Den Tofu in Würfel schneiden.

2 Öl im Wok erhitzen und alles darin andünsten. Senfkörner, Curryblätter und -pulver dazugeben und kurz mitdünsten. Mit Kokosmilch und Brühe ablöschen.

3 Blumenkohl putzen, waschen und in kleine Röschen teilen. Bohnen und Zuckerschoten putzen und waschen. Die Tomate in grobe Würfel schneiden.

4 Blumenkohl und Bohnen zum Curry geben und zugedeckt 8 bis 10 Minuten köcheln lassen. Zuckerschoten und Tomatenwürfel hinzufügen und alles weitere 4 bis 5 Minuten garen. Mit Limettensaft und Salz abschmecken.

5 Koriander waschen, trocken tupfen und fein hacken. Mit dem Joghurt zum Gemüsecurry servieren.

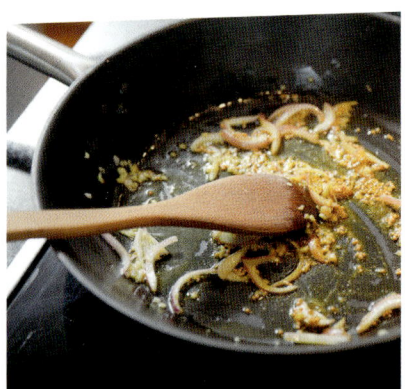
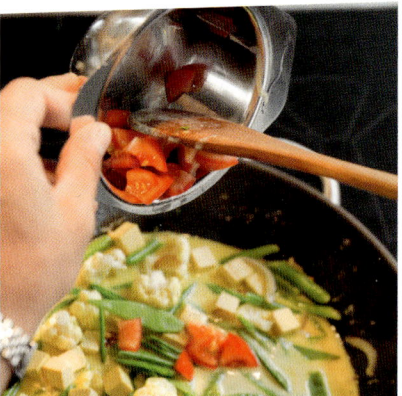
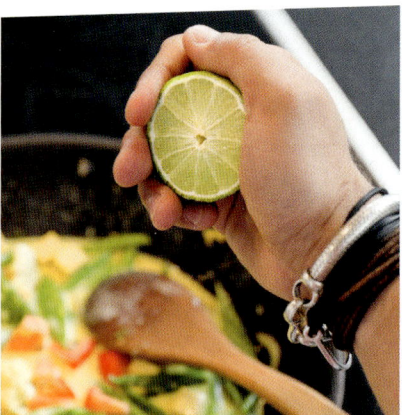

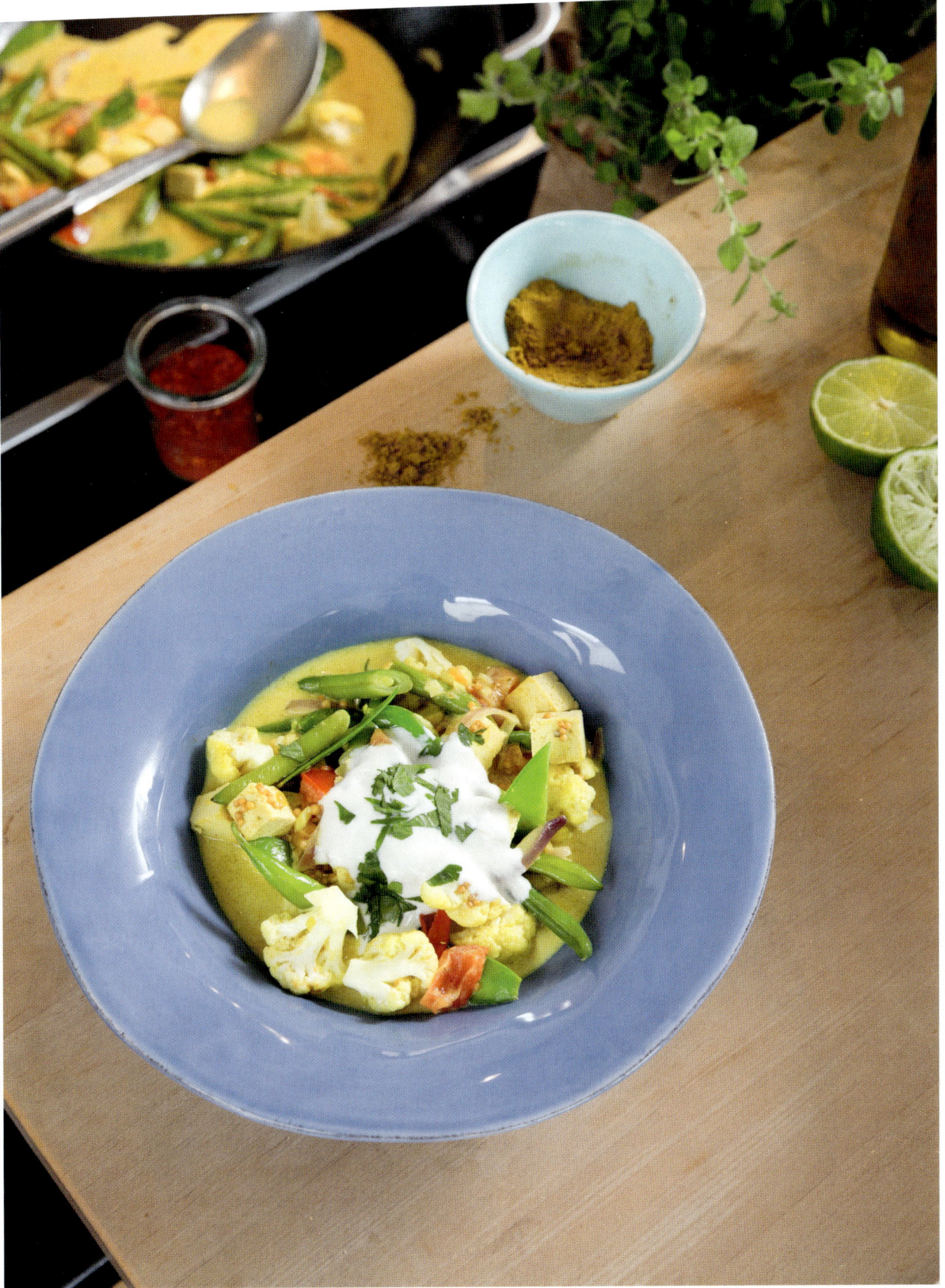

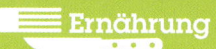
Ofengemüse mit Hummus

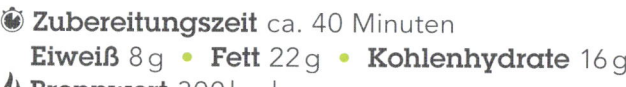 **vegan**

⏱ **Zubereitungszeit** ca. 40 Minuten
Eiweiß 8 g • **Fett** 22 g • **Kohlenhydrate** 16 g
🔥 **Brennwert** 300 kcal

ZUTATEN/PERSON:

50 g **Fenchel**

50 g **rote Paprikaschote**

50 g **Zucchini**

2 EL **Olivenöl**

Salz und **Pfeffer**

50 g **Knollensellerie**

100 ml **Gemüsebrühe**

½ **Bio-Zitrone**

½ **Knoblauchzehe**

50 g **Kichererbsen** (aus der Dose)

½ TL gemahlener **Kreuzkümmel**

1 EL gehackte **Petersilie**

ZUBEREITUNG:

1 Den Backofen auf 220 °C vorheizen. Den Fenchel putzen, waschen und in 1 cm dicke Spalten schneiden. Die Paprika entkernen, waschen und in grobe Stücke schneiden. Die Zucchini putzen, waschen und schräg in 1 cm dicke Scheiben schneiden.

2 Das Gemüse mit 1 TL Olivenöl in eine kleine ofenfeste Form geben und mit Salz und Pfeffer würzen. Im Ofen auf der mittleren Schiene 25 Minuten rösten. Dabei hin und wieder wenden.

3 Den Sellerie schälen, in ½ cm große Würfel schneiden und in der Brühe zugedeckt 10 bis 15 Minuten weich garen.

4 Die Zitrone heiß waschen und trocken reiben. Mit einer feinen Reibe die Schale abreiben, anschließend den Saft auspressen. Den Knoblauch schälen. Die Kichererbsen in ein Sieb abgießen, kalt abbrausen und abtropfen lassen.

5 Den Sellerie mit Zitronensaft und -schale, Knoblauch, Kichererbsen, restlichem Öl und Kreuzkümmel in einen hohen Rührbecher geben und mit dem Stabmixer fein pürieren. Mit Salz und Pfeffer würzen. Das Gemüse mit dem Hummus anrichten und mit der Petersilie bestreuen.

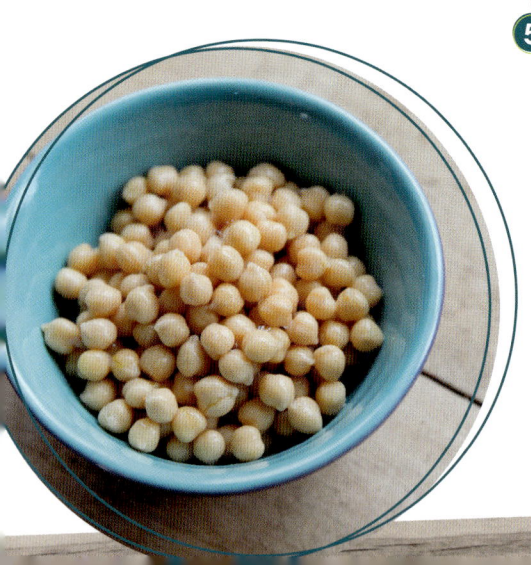

Gebratener Tofu
mit Brokkoli und Sesam

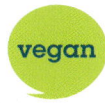

Zubereitungszeit ca. 20 Minuten
Eiweiß 25 g • **Fett** 12 g • **Kohlenhydrate** 12 g
Brennwert 260 kcal

ZUBEREITUNG:

1 Tofu in 2 cm große Stücke schneiden. Knoblauch und Ingwer schälen und in feine Würfel schneiden. Die Chilischote längs halbieren, entkernen, waschen und in feine Würfel schneiden.

2 Öl im Wok erhitzen, den Tofu 3 bis 4 Minuten anbraten. Herausnehmen. Brokkoli in den Wok geben und 2 bis 3 Minuten anbraten. Knoblauch, Ingwer und Chili kurz mitbraten. Mit Brühe und Sojasauce ablöschen und alles 4 bis 5 Minuten garen. Den Tofu untermischen und das Gericht mit Koriander und Sesam bestreuen.

ZUTATEN/PERSON:

100 g **Tofu**

1 kleine **Knoblauchzehe**

20 g **Ingwer**

1 rote **Chilischote**

1 TL **Sonnenblumenöl**

200 g **Brokkoliröschen** (gewaschen)

50 ml **Gemüsebrühe**

1 EL **Sojasauce**

1 EL gehackter **Koriander**

½ TL **Sesamsamen** (geröstet)

Gebackener **Schafskäse**

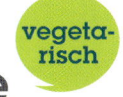

Zubereitungszeit ca. 30 Minuten
Eiweiß 28 g • **Fett** 16 g • **Kohlenhydrate** 9 g
Brennwert 292 kcal

ZUBEREITUNG:

1 Backofen auf 200 °C vorheizen. Tomaten waschen, Stielansätze entfernen. Paprika entkernen und waschen. Zwiebel schälen. Alles in Scheiben bzw. Ringe schneiden.

2 Das Gemüse in eine ofenfeste Form schichten, den Feta darauflegen und mit Olivenöl beträufeln. Mit Salz, Pfeffer und Kräutern der Provence würzen. Im Ofen auf der mittleren Schiene 20 Minuten backen.

ZUTATEN/PERSON:

2 **Tomaten**

½ **Paprikaschote**

1 kleine **Zwiebel**

100 g **Fetakäse** (light)

1 TL **Olivenöl**

Salz und **Pfeffer**

Kräuter der Provence

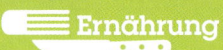

Gemüsefrittata mit Erbsen

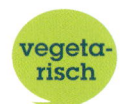 vegetarisch

ZUTATEN/PERSON:

2 **Eier**

2 EL **Milch** (1,5 % Fett)

Salz und **Pfeffer**

1 kleine **Zwiebel**

4 **Frühlingszwiebeln**

150 g **Zucchini**

1 TL **Öl**

50 g **Erbsen** (tiefgekühlt)

2 Stiele **Minze**

⏲ **Zubereitungszeit** ca. 30 Minuten
Eiweiß 22 g • **Fett** 18 g • **Kohlenhydrate** 17 g
🔥 **Brennwert** 314 kcal

ZUBEREITUNG:

1 Den Backofen auf 180 °C vorheizen. Die Eier mit der Milch in einer Schüssel verquirlen und mit Salz und Pfeffer würzen.

2 Die Zwiebel schälen und in feine Streifen schneiden. Die Frühlingszwiebeln putzen und waschen, das Weiße in feine Ringe schneiden, das Grüne in schmale Streifen. Die Zucchini putzen, waschen, längs halbieren und in dünne Scheiben schneiden.

3 Das Öl in einer ofenfesten Pfanne erhitzen. Zwiebel, Zucchini, das Weiße der Frühlingszwiebeln und die Erbsen 2 Minuten darin anbraten. Mit Salz und Pfeffer würzen, aus der Pfanne nehmen und beiseitestellen.

4 Die Eiermasse in die Pfanne geben, kurz stocken lassen und das Gemüse darauf verteilen. Im Ofen auf der mittleren Schiene 10 bis 12 Minuten fertig garen.

5 Die Minze waschen und trocken tupfen. Die Blätter abzupfen und mit dem Frühlingszwiebelgrün über der Frittata verteilen.

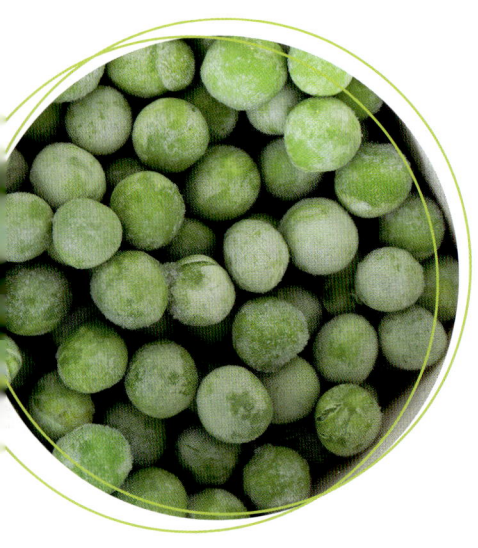

Knackiger Salat mit Harzer Käse

vegetarisch

⏱ **Zubereitungszeit** ca. 20 Minuten
Eiweiß 17 g • **Fett** 11 g • **Kohlenhydrate** 9 g
🔥 **Brennwert** 209 kcal

ZUBEREITUNG:

1 Den Salat putzen, waschen und in mundgerechte Stücke zupfen. Auf einem Teller anrichten.

2 Die Gurke waschen oder schälen und auf dem Gemüsehobel oder mit einem Messer in feine Scheiben hobeln bzw. schneiden.

3 Die Zwiebel schälen und in feine Streifen schneiden. Die Paprikaschote entkernen, waschen und in feine Würfel schneiden.

4 Den Harzer Käse in Scheiben schneiden. Gurke, Zwiebel, Paprika und Käse auf dem Salat anrichten.

5 Für das Dressing Essig und Öl verquirlen und mit Paprikapulver und Salz würzen. Den Salat mit dem Dressing beträufeln und etwas Pfeffer darüberstreuen.

GANZ LEICHT, GANZ LECKER

ZUTATEN/PERSON:

½ kleiner **Bataviasalat**

1 **Minigurke**

1 kleine **Zwiebel**

½ **rote Paprikaschote**

40 g **Harzer Käse**

1 EL **Essig**

1 EL **Öl**

Paprikapulver

Salz und **Pfeffer**

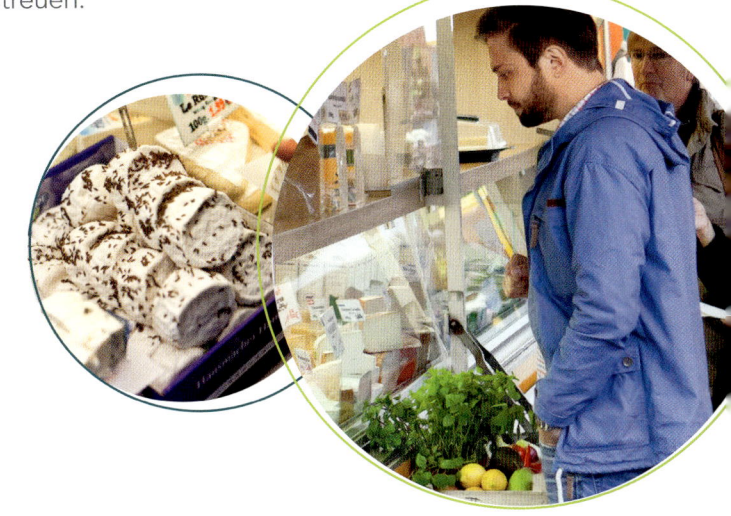

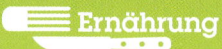

Glücksröllchen
mit Tofu und Gemüse

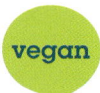 **vegan**

ZUTATEN/PERSON:

20 g **Sesamsamen**

2 Blätter **Reispapier**
(ca. 22 cm Durchmesser)

75 g **Räuchertofu**

40 g **Sojabohnensprossen**

2 **Frühlingzwiebeln**

30 g **Salatgurke**

2 Stiele **Minze**

2 Stiele **Koriander**

10 g **Ingwer**

½ **Knoblauchzehe**

½ **rote Chilischote**

1 TL **Sojasauce**

1 EL **Gemüsebrühe**

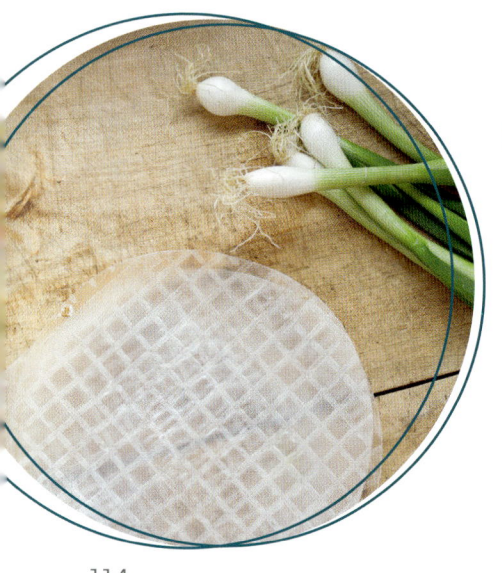

⏱ **Zubereitungszeit** ca. 20 Minuten
Eiweiß 18 g • **Fett** 16 g • **Kohlenhydrate** 16 g
🔥 **Brennwert** 282 kcal

ZUBEREITUNG:

1 Den Sesam in einer Pfanne ohne Fett anrösten. Die Reispapierblätter 1 Minute in kaltem Wasser einweichen, gut abtropfen lassen und flach nebeneinander ausbreiten. Den Tofu in ½ cm dicke Stifte schneiden.

2 Die Sojabohnensprossen auf einem Sieb abbrausen und abtropfen lassen. Die Frühlingszwiebeln putzen und waschen, die Gurke schälen und beides in dünne Stifte schneiden.

3 Minze und Koriander waschen und trocken tupfen, die Blätter von den Stielen zupfen. Die Reispapierblätter mit Tofu, Gemüse, Sesam und Kräuterblättern belegen, an den Enden einschlagen und zusammenrollen.

4 Für den Dip den Ingwer und den Knoblauch schälen und in feine Würfel schneiden. Die Chilischote entkernen, waschen und in feine Würfel schneiden. Alles mit der Sojasauce und der Brühe verrühren.

5 Die Glücksröllchen in der Mitte schräg durchschneiden und den Dip dazu reichen.

GENUSS GARANTIERT

Lachsforellenfilet
mit Blumenkohl-Couscous

⏱ **Zubereitungszeit** ca. 25 Minuten
   Eiweiß 32 g • **Fett** 14 g • **Kohlenhydrate** 11 g
🔥 **Brennwert** 317 kcal

ZUBEREITUNG:

1 Vom Blumenkohl das Äußere abschneiden, sodass man Couscous-große Stücke erhält. Diese mit Currypulver und Ingwer in Kokosmilch und Brühe aufkochen. Zugedeckt 5 bis 6 Minuten köcheln lassen. Salzen, pfeffern.

2 Das Lachsforellenfilet waschen, trocken tupfen und auf den Blumenkohl legen. Zugedeckt bei schwacher Hitze 2 bis 3 Minuten garen. Mit Limettensaft beträufeln und mit Limettenschale und Estragon bestreuen.

ZUTATEN/PERSON:

250 g **Blumenkohlröschen** (gewaschen)

1 TL **Currypulver**

1 TL geriebener **Ingwer**

50 ml **Kokosmilch** (light)

100 ml **Gemüsebrühe**

Salz und **Pfeffer**

125 g **Lachsforellenfilet**

Saft und abgeriebene Schale von ½ **Bio-Limette**

1 EL **Estragonblätter**

Forelle **im Gemüsebett**

⏱ **Zubereitungszeit** ca. 30 Minuten
   Eiweiß 33 g • **Fett** 16 g • **Kohlenhydrate** 9 g
🔥 **Brennwert** 312 kcal

ZUBEREITUNG:

1 Das Gemüse putzen, waschen bzw. schälen und in Streifen schneiden. In einer Pfanne im Rapsöl andünsten. Mit Brühe und Essig ablöschen, mit Salz und Pfeffer würzen.

2 Das Forellenfilet waschen und trocken tupfen. Das Fischfilet darauflegen und zugedeckt etwa 15 Minuten garen. Mit dem Dill und den Sesamsamen bestreuen und das Sesamöl darüberträufeln.

ZUTATEN/PERSON:

½ **Fenchelknolle**, 1 **Möhre**

1 **Frühlingszwiebel**

½ **Kohlrabi**, 1 TL **Rapsöl**

50 ml **Gemüsebrühe**

1 EL **Balsamico bianco**

Salz und **Pfeffer**

150 g **Forellenfilet**

1 EL gehackter **Dill**

1 TL **Sesamsamen**

1 TL **Sesamöl**

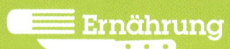

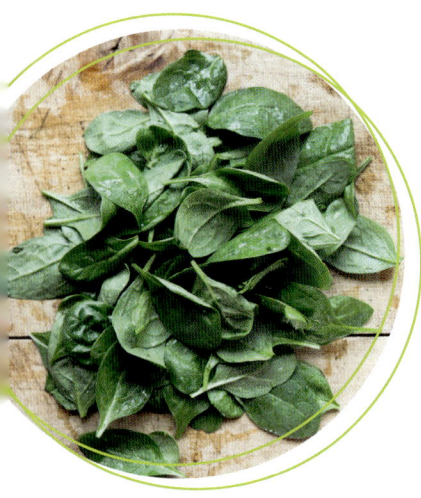

Seezungenröllchen auf Blattspinat

⏱ **Zubereitungszeit** ca. 40 Minuten
Eiweiß 40 g • **Fett** 23 g • **Kohlenhydrate** 3 g
🔥 **Brennwert** 393 kcal

ZUTATEN/PERSON:

150 g **Blattspinat**

1 kleine **Knoblauchzehe**

5 g **Butter**

Salz und **weißer Pfeffer**

frisch geriebene **Muskatnuss**

Butter für die Form

150 g **Seezungenfilets**

einige Spritzer **Zitronensaft**

1 EL trockener **Weißwein**

15 g gemahlene **Mandeln**

20 g geriebener **Parmesan**

ZUBEREITUNG:

1 Den Spinat verlesen und waschen, grobe Stiele entfernen. Die Blätter auf ein Sieb geben und mit kochendem Wasser übergießen, gut abtropfen lassen.

2 Den Knoblauch schälen und in feine Würfel schneiden. Die Butter in einem Topf erhitzen und den Knoblauch darin kurz andünsten. Spinat hinzufügen und 5 Minuten mitdünsten. Mit Salz, Pfeffer und Muskatnuss würzen.

3 Eine ofenfeste Form mit Butter einfetten und den Spinat hineingeben. Den Backofen auf 180 °C vorheizen.

4 Die Seezungenfilets waschen und trocken tupfen. Mit Zitronensaft und Wein beträufeln und 5 Minuten ziehen lassen. Dann mit Küchenpapier abtupfen und mit Salz und Pfeffer würzen.

5 Die Fischfilets auf einer Seite mit den Mandeln und dem Parmesan bestreuen, aufrollen und mit einem Holzspießchen feststecken.

6 Die Röllchen auf den Spinat setzen und im Ofen auf der mittleren Schiene etwa 25 Minuten garen.

LECKERER KANN MAN NICHT ABNEHMEN ...

116

Lengfischfilet
auf Schmorgurken

⬤ **Zubereitungszeit** ca. 40 Minuten
Eiweiß 36 g • **Fett** 15 g • **Kohlenhydrate** 8 g
🔥 **Brennwert** 308 kcal

ZUBEREITUNG:

1 Die Gurke schälen, längs halbieren und die Kerne mit einem Löffel entfernen. Die Gurke in 1 cm dicke Scheiben schneiden, mit Salz würzen und beiseitestellen.

2 Die Zwiebel schälen und in feine Würfel schneiden. Das Öl in einem Topf erhitzen und die Zwiebel darin etwa 3 Minuten andünsten.

3 Die Gurkenscheiben abtropfen lassen. Zu den Zwiebelwürfeln geben und mit der Brühe ablöschen. Alles etwa 10 Minuten garen.

4 Das Lengfischfilet waschen, trocken tupfen, mit Salz und Pfeffer würzen und im Mehl wenden.

5 Das Butterschmalz in einer Pfanne erhitzen und das Fischfilet darin auf jeder Seite etwa 4 Minuten braten. Mit Zitronensaft beträufeln.

6 Die Crème fraîche und den Dill zu den Gurken geben, kurz aufkochen lassen, abschmecken und mit dem Fisch anrichten.

ZUTATEN/PERSON:

200 g **Schmorgurke**

Salz

1 kleine **Zwiebel**

1 TL **Rapsöl**

125 ml **Gemüsebrühe**

150 g **Lengfischfilet**

Pfeffer

1 TL **Mehl**

1 TL **Butterschmalz**

einige Spritzer **Zitronensaft**

1 EL **Crème fraîche**

1 TL gehackter **Dill**

!

DREIFACHES
GESUNDHEITSPLUS

Meeresfisch ist eine Top-Quelle für hochwertiges Eiweiß und stoffwechsel-aktivierendes Jod und dazu noch figurfreundlich, weil (meist) kalorienarm.

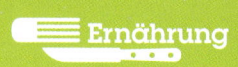
Zanderfilet
mit Bohnen-Tomaten-Salat

⏱ **Zubereitungszeit** ca. 25 Minuten
Eiweiß 39 g • **Fett** 8 g • **Kohlenhydrate** 17 g
🔥 **Brennwert** 296 kcal

ZUTATEN/PERSON:

50 g **weiße Bohnen** (aus der Dose)

100 g **Cocktailtomaten**

½ kleine **Zwiebel**

2 Stiele **Basilikum**

Salz und **Pfeffer**

150 g **Zanderfilet** (ohne Haut)

1 TL **Olivenöl**

½ **Knoblauchzehe**

1 TL scharfer **Senf**

75 g **Naturjoghurt** (1,5 % Fett)

2 EL **Gemüsebrühe**

1 EL geriebener **Parmesan**

Worcestershiresauce

Cayennepfeffer

ZUBEREITUNG:

1 Die Bohnen auf einem Sieb abbrausen und abtropfen lassen. Die Tomaten waschen und vierteln. Die Zwiebel schälen und in feine Ringe schneiden.

2 Das Basilikum waschen und trocken tupfen, die Blätter von den Stielen zupfen und grob hacken.

3 Die Bohnen mit den Tomaten, der Zwiebel und dem Basilikum mischen. Mit Salz und Pfeffer würzen. Den Backofen auf 100 °C vorheizen.

4 Das Zanderfilet waschen und trocken tupfen. Auf ein Backblech legen, mit dem Olivenöl bestreichen und mit Frischhaltefolie bedecken. Im Ofen auf der mittleren Schiene 10 bis 12 Minuten gar ziehen lassen.

5 Für das Dressing den Knoblauch schälen und mit Senf, Joghurt, Brühe und Parmesan in einen hohen Rührbecher geben. Alles mit dem Stabmixer fein pürieren.

6 Das Dressing mit Worcestershiresauce, Salz und Cayennepfeffer abschmecken und unter den Salat mischen. Den Fisch mit Salz und Pfeffer würzen und mit dem Salat servieren.

SO SCHMECKT DOCH KEINE DIÄT!

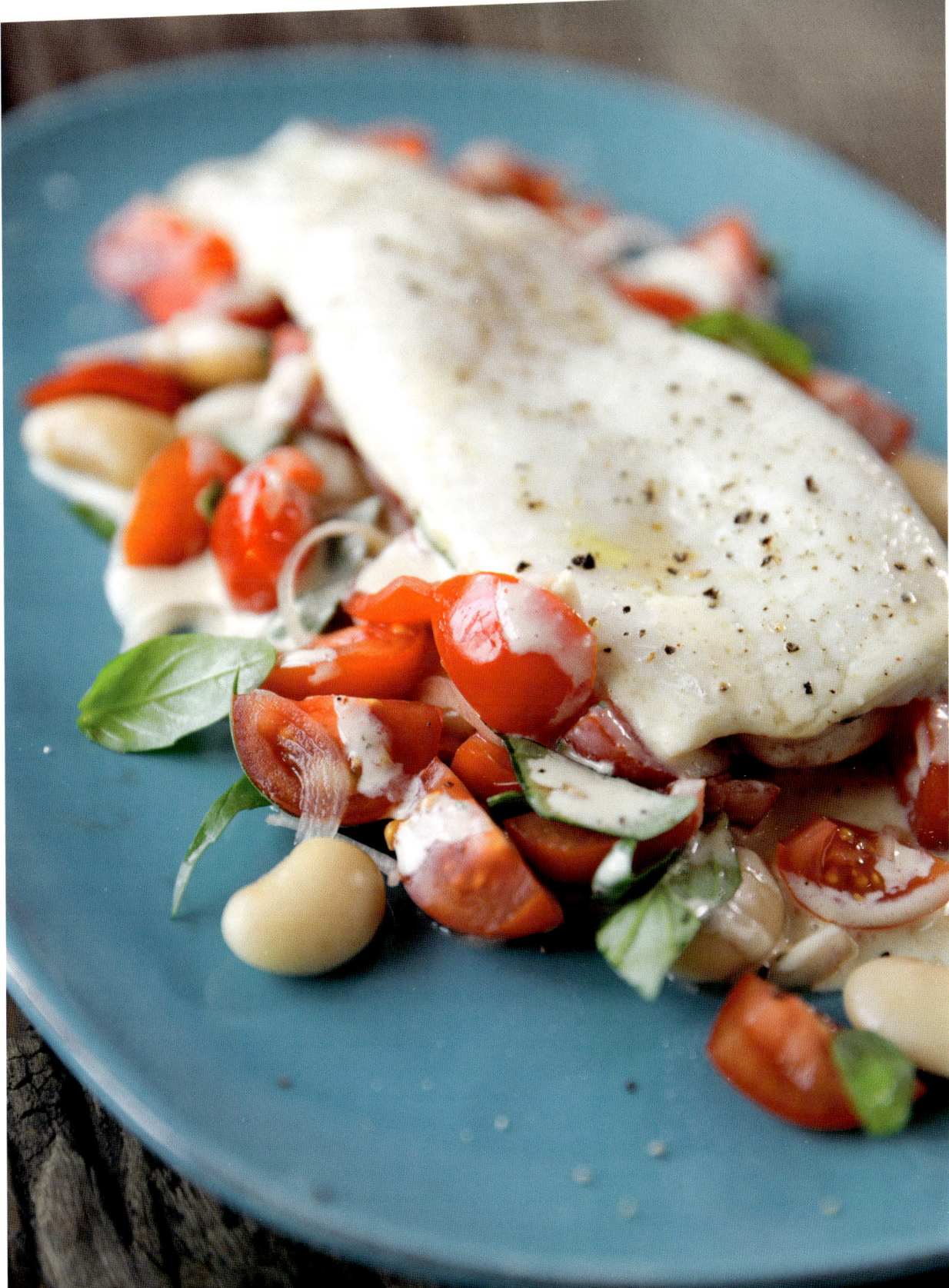

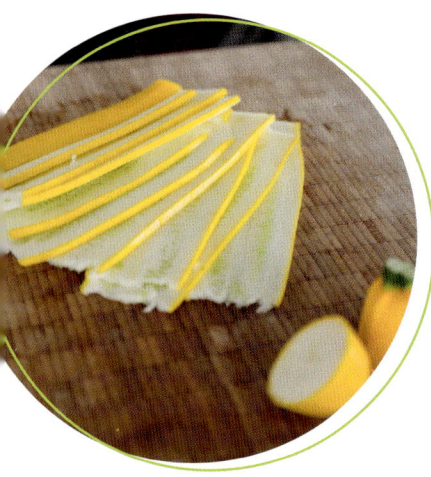

Geröstete Antipasti
mit Kabeljau

⏱ **Zubereitungszeit** ca. 35 Minuten
Eiweiß 32 g • **Fett** 7 g • **Kohlenhydrate** 10 g
🔥 **Brennwert** 245 kcal

ZUBEREITUNG:

1 Den Backofen auf 220 °C vorheizen. Die Aubergine waschen und längs halbieren, die Zucchini waschen. Beides in ½ cm dicke Scheiben schneiden. Die Paprika entkernen, waschen und in 2 bis 3 cm große Stücke schneiden. Das Gemüse in einer Schüssel mischen und mit Salz und Pfeffer würzen.

2 Den Knoblauch schälen und in feine Scheiben schneiden. Den Rosmarin waschen und trocken tupfen, die Nadeln abstreifen und grob hacken. Beides mit dem Öl zum Gemüse geben und gut mischen.

3 Das Gemüse auf einem Backblech verteilen und im Ofen auf der mittleren Schiene 10 bis 15 Minuten garen, dabei gelegentlich wenden.

4 Das Kabeljaufilet waschen, trocken tupfen und mit Salz und Pfeffer würzen. Auf das Gemüse legen und weitere 7 Minuten garen.

5 Die Pinienkerne in einer Pfanne ohne Fett rösten und anschließend fein hacken. Das Basilikum waschen, trocken tupfen und die Blätter abzupfen.

6 Das Gemüse mit dem Fisch auf einem Teller anrichten. Mit den Pinienkernen bestreuen, das Basilikum darüber verteilen und das Zitronenviertel daneben anrichten.

ZUTATEN/PERSON:

100 g **Aubergine**

100 g **Zucchini** (gelb oder grün)

50 g **rote Paprikaschote**

Salz und **Pfeffer**

1 **Knoblauchzehe**

2 Zweige **Rosmarin**

1 TL **Olivenöl**

150 g **Kabeljaufilet**

10 g **Pinienkerne**

2 Stiele **Basilikum**

1 **Zitronenviertel**

Gemüse-Hühner-Eintopf
mit Ingwer

⏱ **Zubereitungszeit** ca. 30 Minuten
Eiweiß 41 g • **Fett** 2 g • **Kohlenhydrate** 12 g
🔥 **Brennwert** 236 kcal

ZUBEREITUNG:

1 Die Hähnchenbrust waschen, trocken tupfen und in Streifen schneiden.

2 Die Frühlingszwiebel putzen, waschen und in feine Ringe schneiden. Die Möhre putzen, schälen und mit dem Sparschäler in feine Streifen schneiden.

3 Den Blumenkohl putzen, waschen und in Röschen teilen. Den Ingwer schälen und in sehr feine Würfel schneiden.

4 Die Brühe aufkochen, das Fleisch und das Gemüse dazugeben und etwa 15 Minuten garen.

5 Die Petersilie waschen und trocken tupfen, die Blätter abzupfen und fein hacken. Den Eintopf mit Salz und Pfeffer würzen und die Petersilie darüberstreuen.

ZUTATEN/PERSON:

150 g **Hähnchenbrustfilet**

1 **Frühlingszwiebel**

1 kleine **Möhre**

150 g **Blumenkohl**

5 g **Ingwer**

300 ml **Gemüsebrühe**

2 Stiele **Petersilie**

Salz und **Pfeffer**

!

GEWUSST WIE

Die Ingwerschale lässt sich schnell und sauber mit einem Teelöffel abschaben.

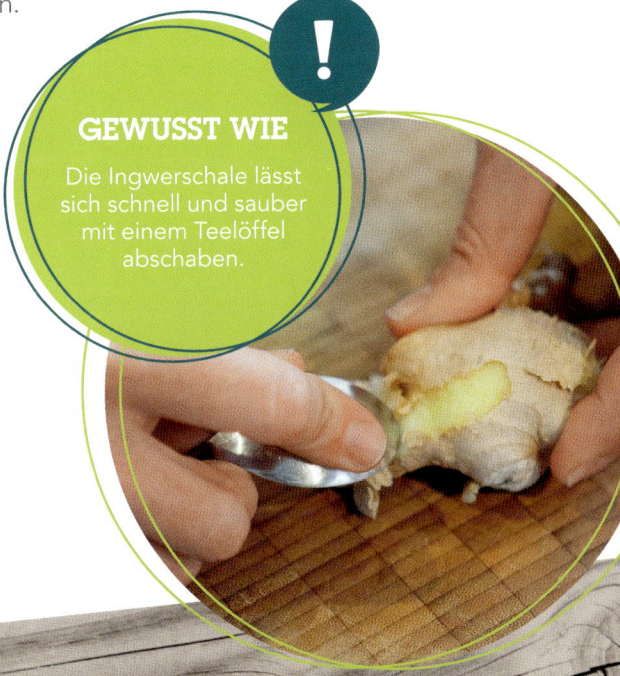

MJAM, IST DAS GUT!

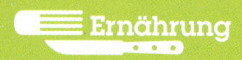
Exotische
Hähnchenpfanne

ZUTATEN/PERSON:

100 g **Hähnchenbrustfilet**

1 EL **Sojasauce**

1 **Frühlingszwiebel**

30 g **Bambussprossen** (aus dem Glas)

30 g **Mungobohnensprossen**

3–4 Blätter **Chinakohl**

1 EL **Sesamöl**

1 Msp. mildes **Currypulver**

1 Msp. **Chilipulver**

Salz und **Pfeffer**

⊙ **Zubereitungszeit** ca. 40 Minuten
Eiweiß 27 g • **Fett** 11 g • **Kohlenhydrate** 3 g
🔥 **Brennwert** 223 kcal

ZUBEREITUNG:

1 Die Hähnchenbrust waschen, trocken tupfen und in dünne Streifen schneiden. Die Hähnchenbruststreifen mit der Sojasauce marinieren.

2 Frühlingszwiebel putzen, waschen und in feine Ringe schneiden. Bambussprossen abtropfen lassen und in feine Streifen schneiden. Mungobohnensprossen auf einem Sieb abbrausen und abtropfen lassen. Chinakohl waschen, trocken tupfen und in feine Streifen schneiden.

3 Das Sesamöl im Wok erhitzen und die Hähnchenbruststreifen darin rundum anbraten. Mit Currypulver, Chilipulver, Salz und Pfeffer würzen, herausnehmen und warm halten.

4 Die Frühlingszwiebel im Bratsatz andünsten. Die Bambussprossen, die Mungobohnensprossen und den Chinakohl dazugeben, gut durchmischen und zugedeckt bei schwacher Hitze etwa 10 Minuten schmoren.

5 Das Fleisch unter das Gemüse mischen, alles nochmals abschmecken und auf einen Teller geben.

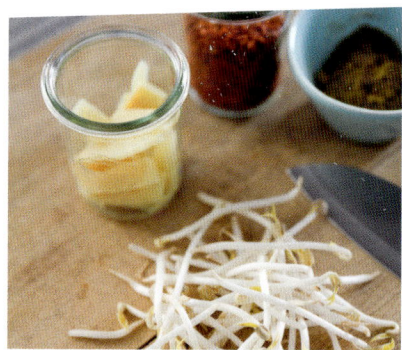
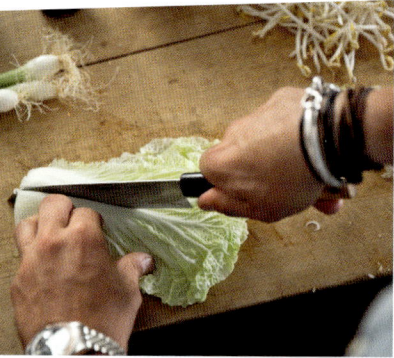
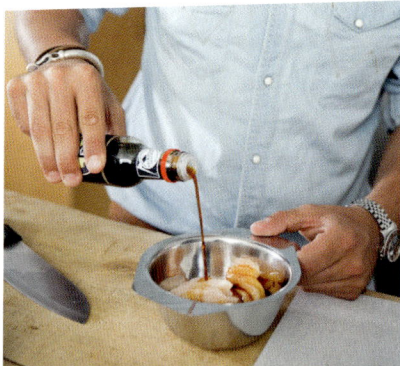

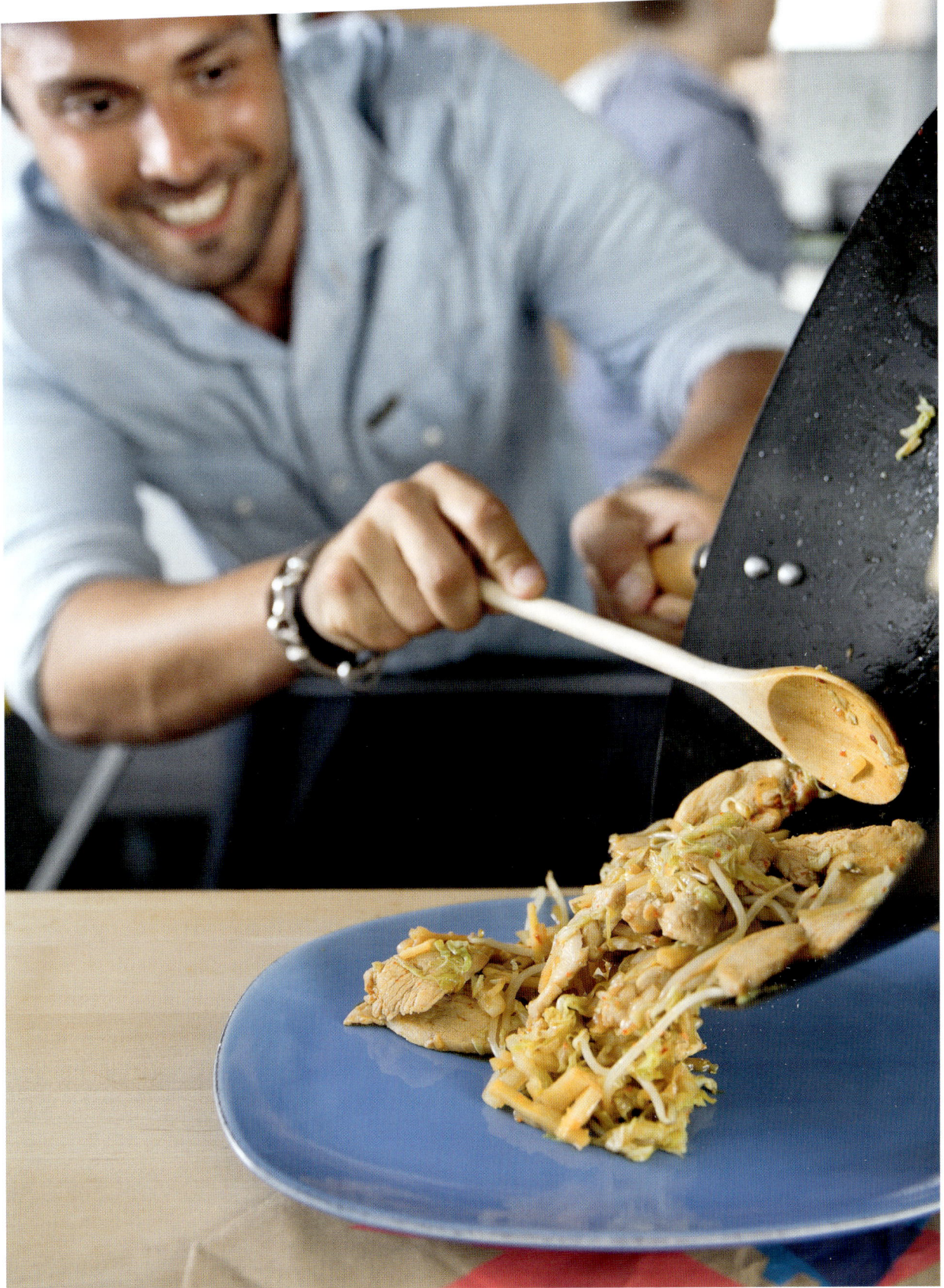

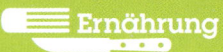
Hähnchenbrust
in Pergament

ZUTATEN/PERSON:

150 g **Hähnchenbrustfilet**

Salz und **Pfeffer**

Chiliflocken

200 g **Zucchini**

50 g **Cocktailtomaten**

50 ml **Gemüsebrühe**

10 **Safranfäden**

20 g **Kapern**

1 EL **saure Sahne**

1 EL gehackte **Petersilie**

Zubereitungszeit ca. 30 Minuten
Eiweiß 42 g • **Fett** 5 g • **Kohlenhydrate** 8 g
Brennwert 247 kcal

ZUBEREITUNG:

1 Den Backofen auf 180 °C vorheizen. Die Hähnchenbrust waschen und trocken tupfen. Mit Salz, Pfeffer und Chiliflocken würzen.

2 Die Zucchini putzen, waschen, längs halbieren und schräg in 1 cm dicke Scheiben schneiden. Die Cocktailtomaten waschen und halbieren.

3 Die Brühe in einem Topf erwärmen und den Safran darin einweichen.

4 Ein großes Stück Backpapier in der Mitte zusammenfalten und die Seiten einschlagen (gegebenenfalls mit Holzwäscheklammern oder Büroklammern verschließen).

5 An der offenen Seite Hähnchenbrust, Gemüse, Safranbrühe und Kapern einfüllen und verschließen. Das Päckchen auf ein Backblech legen und im Ofen auf der mittleren Schiene 15 bis 18 Minuten garen.

6 Das Päckchen aus dem Ofen nehmen und öffnen. Alles auf einen Teller geben, mit der sauren Sahne und der Petersilie garnieren.

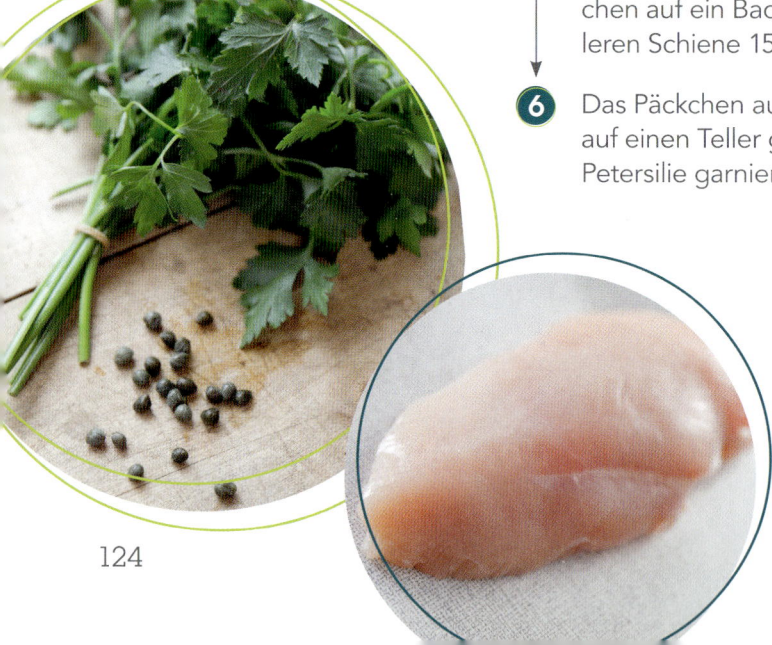

Rindergeschnetzeltes
mit Gemüse

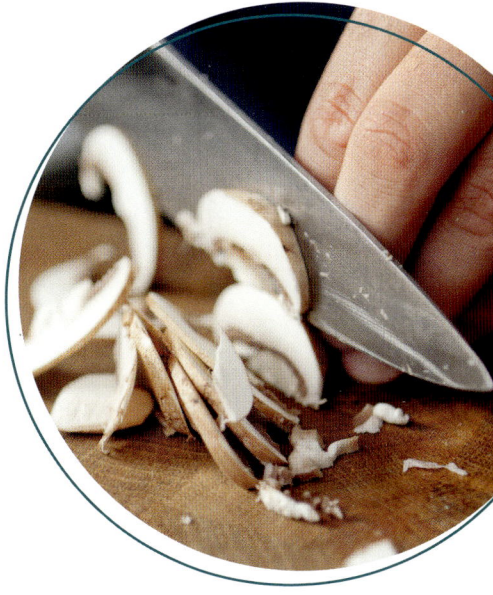

⚙ **Zubereitungszeit** ca. 35 Minuten
Eiweiß 28 g • **Fett** 19 g • **Kohlenhydrate** 7 g
🔥 **Brennwert** 311 kcal

ZUBEREITUNG:

1 Die Rinderfiletspitzen in feine Streifen schneiden.

2 Die Frühlingszwiebel putzen, waschen und in feine Ringe schneiden. Den Knoblauch schälen und in feine Würfel schneiden.

3 Die Pilze putzen, falls nötig, trocken abreiben und in Scheiben schneiden. Den Fenchel putzen, waschen und halbieren, den harten Strunk entfernen. Den Fenchel in feine Scheiben schneiden.

4 Das Öl in einer Pfanne erhitzen und die Fleischstreifen darin bei starker Hitze kurz anbraten. Herausnehmen und warm stellen.

5 Die Frühlingszwiebel und den Knoblauch im Bratsatz andünsten, Pilze und Fenchel hinzufügen und alles zugedeckt etwa 5 Minuten garen.

6 Den Limettensaft, die Sojasauce, Brühe oder Fond und die Crème fraîche dazugeben und alles unter Rühren aufkochen. Die Fleischstreifen unterheben, mit Salz und Pfeffer abschmecken und die Petersilie untermischen.

ZUTATEN/PERSON:

100 g **Rinderfiletspitzen**

1 **Frühlingszwiebel**

1 kleine **Knoblauchzehe**

50 g **Champignons**

1 kleine **Fenchelknolle**

1 EL **Öl**

1 Spritzer **Limettensaft**

1 TL **Sojasauce**

2 EL **Fleischbrühe** oder **-fond**

1 EL **Crème fraîche**

Salz und **Pfeffer**

1 EL gehackte **Petersilie**

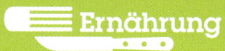

Mediterranes
Schweinemedaillon

ZUTATEN/PERSON:

4 **Cocktailtomaten**

1 **Frühlingszwiebel**

1 TL **Öl**

150 g **Schweinefilet**

1 TL **Aceto balsamico**

Salz und **Pfeffer**

20 g **Parmesan** (am Stück)

einige **Basilikumblätter**

⚙ **Zubereitungszeit** ca. 20 Minuten
Eiweiß 40 g • **Fett** 14 g • **Kohlenhydrate** 4 g
🔥 **Brennwert** 308 kcal

ZUBEREITUNG:

1 Die Tomaten waschen und halbieren. Die Frühlingszwiebel putzen, waschen und in Ringe schneiden. Das Öl in einer Pfanne erhitzen und das Schweinefilet darin rundum anbraten. Herausnehmen und beiseitestellen.

2 Das Gemüse im Bratsatz andünsten, mit dem Essig ablöschen, salzen und pfeffern. Über das Fleisch geben, Parmesan darüberhobeln und Basilikum darüberstreuen.

Filetsteak mit
Kräuterquark und Salat

ZUTATEN/PERSON:

125 g **Rinderfiletsteak**

2 TL **Öl**

2 EL **Magerquark**

1–2 EL **Milch** (1,5 % Fett)

1 TL gehackte **Kräuter**

Paprikapulver

Salz und **Pfeffer**

½ kleiner **Kopfsalat**

1 TL **Essig** oder **Zitronensaft**

⚙ **Zubereitungszeit** ca. 20 Minuten
Eiweiß 34 g • **Fett** 13 g • **Kohlenhydrate** 4 g
🔥 **Brennwert** 267 kcal

ZUBEREITUNG:

1 Das Steak in 1 TL Öl bei starker Hitze auf beiden Seiten 2 Minuten anbraten. Quark, Milch und Kräuter verrühren, mit Paprikapulver, Salz und Pfeffer würzen.

2 Den Salat putzen, waschen, trocken schleudern und in mundgerechte Stücke zupfen. Essig oder Zitronensaft, restliches Öl, Salz und Pfeffer verrühren und über den Salat träufeln. Das Fleisch und den Quark dazu anrichten.

Wokpfanne mit Schweinefilet und Austernpilzen

⏱ **Zubereitungszeit** ca. 30 Minuten

Eiweiß 34 g • **Fett** 8 g • **Kohlenhydrate** 11 g

🔥 **Brennwert** 256 kcal

ZUBEREITUNG:

1 Das Schweinefilet in dünne Scheiben schneiden und mit der Sojasauce mischen. Die Zwiebel schälen und in dünne Spalten schneiden.

2 Den Ingwer und den Knoblauch schälen und in feine Würfel schneiden. Die Bambussprossen abtropfen lassen und in dünne Streifen schneiden.

3 Die Austernpilze putzen, falls nötig, trocken abreiben und in grobe Stücke schneiden. Die Frühlingszwiebeln putzen, waschen und in 3 cm lange Stücke schneiden.

4 Das Öl in einer Pfanne oder im Wok erhitzen. Erst das Schweinefilet bei starker Hitze 1 bis 2 Minuten anbraten. Dann das Basilikum dazugeben und kurz mitbraten. Beides aus der Pfanne nehmen und beiseitestellen.

5 Zwiebel, Ingwer und Knoblauch im Bratsatz kurz andünsten. Bambussprossen, Pilze und Frühlingszwiebeln dazugeben und 1 bis 2 Minuten mitdünsten. Das Fleisch mit dem Basilikum wieder dazugeben und untermischen. Mit Fischsauce würzen und alles 2 bis 3 Minuten fertig garen.

ZUTATEN/PERSON:

125 g **Schweinefilet**

1 TL **Sojasauce**

1 kleine **Zwiebel**

20 g **Ingwer**

1 **Knoblauchzehe**

100 g **Bambussprossen** (aus dem Glas)

50 g **Austernpilze**

100 g **Frühlingszwiebeln**

1 TL **Öl**

einige Blätter **Thaibasilikum** oder **Basilikum** (gewaschen)

1 TL **Fischsauce**

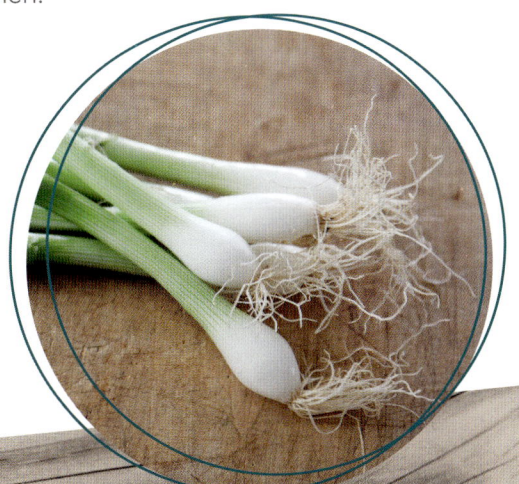

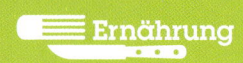

Lammfilet
mit Safran-Fenchel

ZUTATEN/PERSON:

10 g **rote Linsen**

Salz

1 kleine **Schalotte**

1 EL **Weißweinessig**

ca. 210 ml **Gemüsebrühe**

½ TL gehackter **Estragon**

1 TL **Olivenöl**

1 kleine **Fenchelknolle**

½ **rote Chilischote**

1 Döschen **Safranfäden**
(0,1 g)

1 Zweig **Rosmarin**

½ **Knoblauchzehe**

1 **Tomate**

125 g **Lammrücken**

Pfeffer

1 TL **Öl**

⏱ **Zubereitungszeit** ca. 35 Minuten
Eiweiß 33 g • **Fett** 11 g • **Kohlenhydrate** 14 g
🔥 **Brennwert** 295 kcal

ZUBEREITUNG:

1 Die Linsen in einem kleinen Topf in kochendem Salzwasser 6 bis 8 Minuten bissfest garen. Abgießen und kalt abschrecken.

2 Die Schalotte schälen und in feine Würfel schneiden. Die Schalottenwürfel mit Linsen, Essig, 1 bis 2 EL Brühe, Estragon und dem Olivenöl verrühren.

3 Den Fenchel putzen, waschen und halbieren, den harten Strunk entfernen. Den Fenchel in schmale Spalten schneiden. Die Chilischote entkernen, waschen und in feine Würfel schneiden.

4 200 ml Brühe mit dem Safran und der Chilischote aufkochen. Den Fenchel dazugeben und zugedeckt bei schwacher Hitze 15 Minuten weich garen.

5 Den Rosmarin waschen. Den Knoblauch andrücken. Die Tomate kreuzweise einritzen, überbrühen, kalt abschrecken, häuten, vierteln und entkernen. Das Fruchtfleisch in Würfel schneiden. Zum Fenchel geben und erwärmen.

6 Den Lammrücken mit Salz und Pfeffer würzen. Das Öl in einer Pfanne erhitzen und den Lammrücken darin mit Rosmarin und Knoblauch rundum 2 bis 3 Minuten braten. Herausnehmen und mit dem Safran-Fenchel und der Linsen-Vinaigrette servieren.

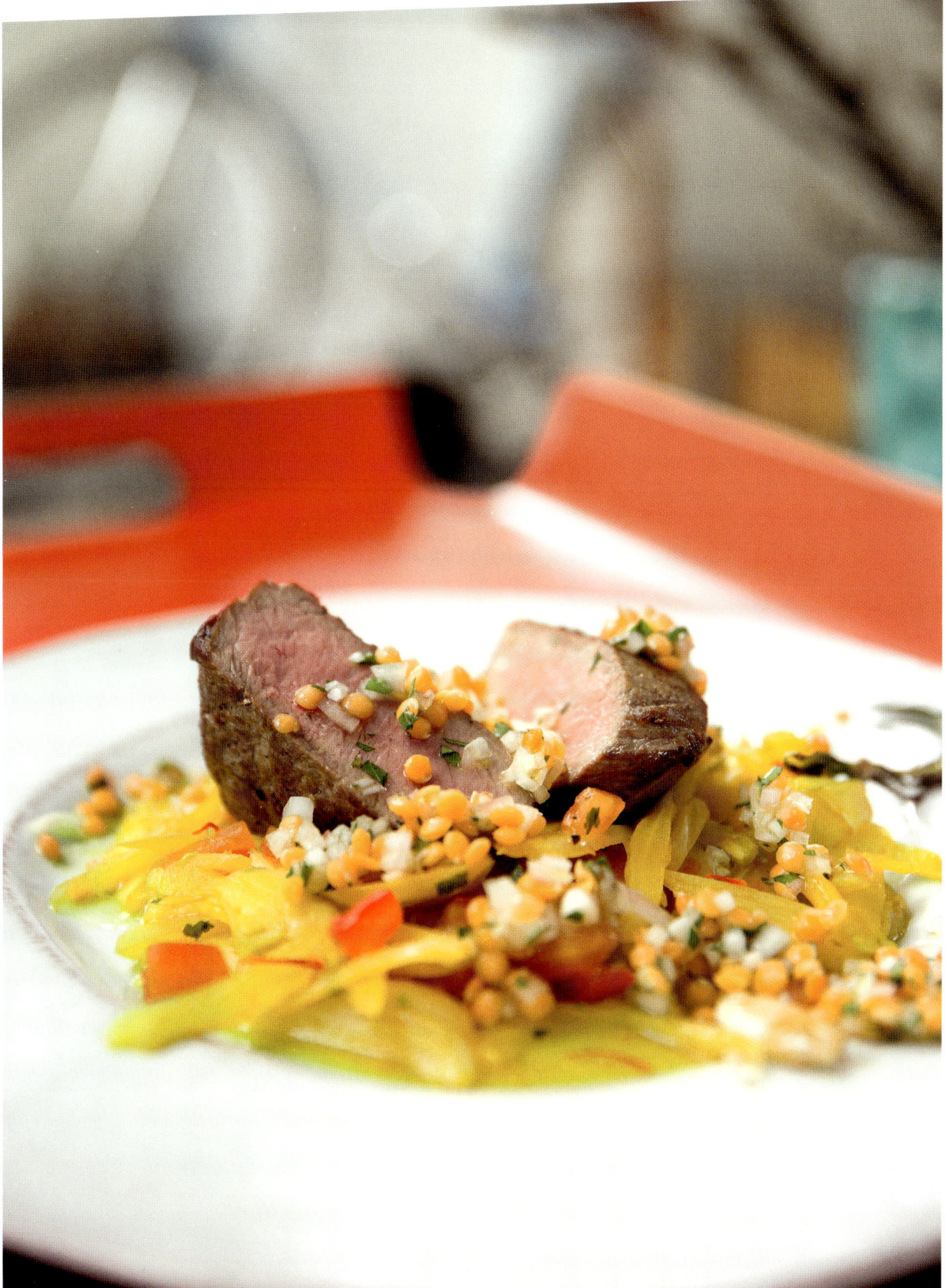

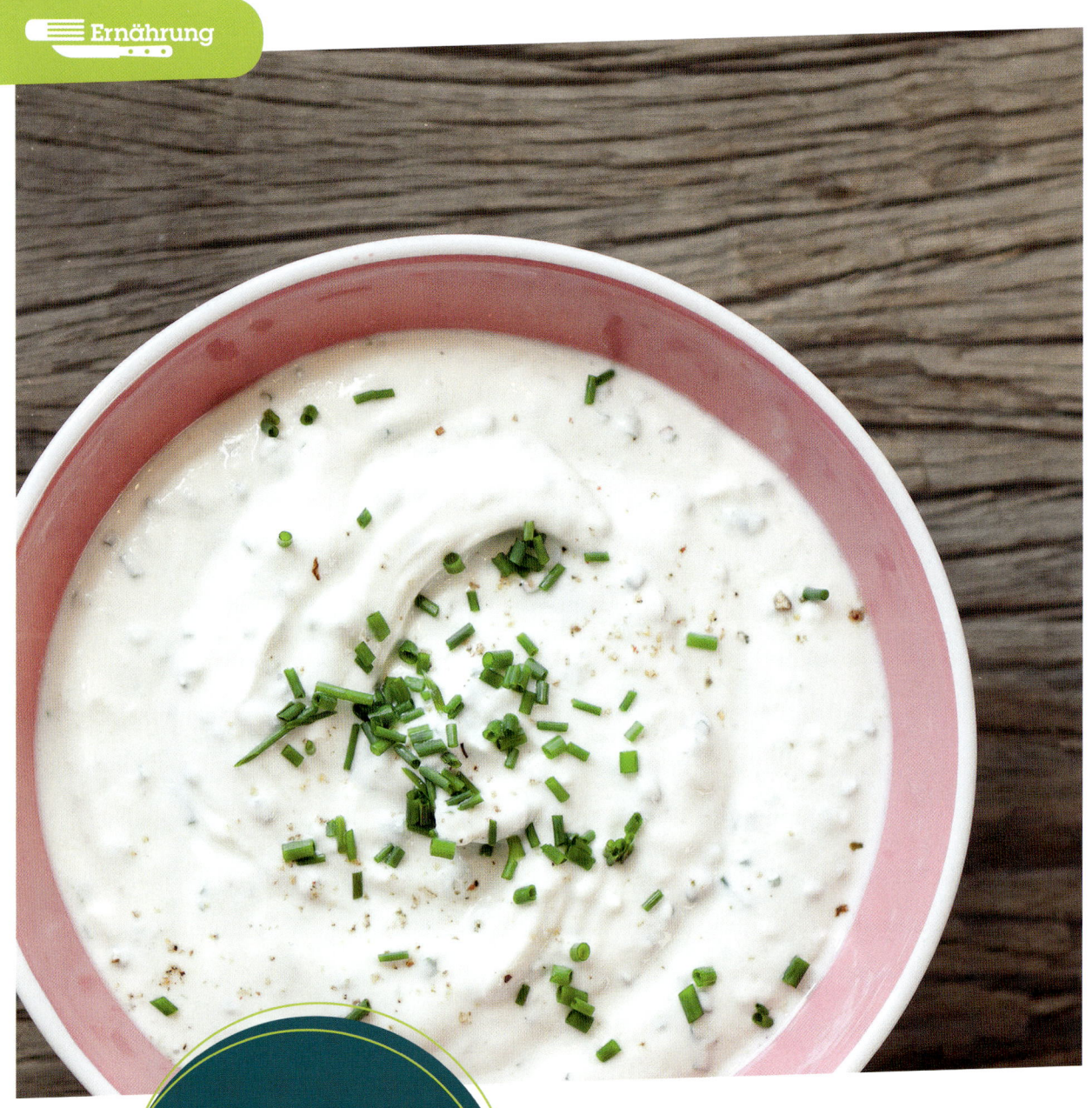

Snacks
Klein, fein und köstlich!

Schnittlauch**quark**

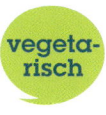

vegeta-risch

☕ **Zubereitungszeit** ca. 5 Minuten
   Eiweiß 22 g • **Fett** 3 g • **Kohlenhydrate** 12 g
🔥 **Brennwert** 160 kcal

ZUBEREITUNG:

1 Quark und Milch in eine Schüssel geben und mit dem Schneebesen glatt rühren. Meerrettich und Senf untermischen und mit Salz und Pfeffer abschmecken.

2 Den Schnittlauch waschen, trocken schütteln und in feine Röllchen schneiden. Über den Quark streuen.

ZUTATEN/PERSON:

200 g **Magerquark**

100 ml **Milch** (1,5 % Fett)

10 g geriebener **Meerrettich**

1 EL **Senf**

Salz und **Pfeffer**

1 kleines Bund **Schnittlauch** oder **Bärlauch**

Erdbeer**quark**

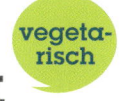

vegeta-risch

☕ **Zubereitungszeit** ca. 10 Minuten
   Eiweiß 20 g • **Fett** 1 g • **Kohlenhydrate** 12 g
🔥 **Brennwert** 134 kcal

ZUBEREITUNG:

1 Die Erdbeeren waschen, putzen und pürieren.

2 Den Quark in eine Schüssel geben und mit dem Schneebesen glatt rühren. Das Erdbeerpüree unterrühren und mit 1 Prise Zimt und nach Belieben flüssigem Süßstoff abschmecken.

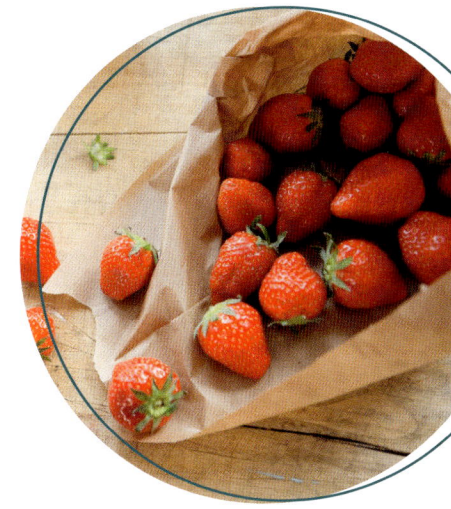

ZUTATEN/PERSON:

75 g **Erdbeeren**

200 g **Magerquark**

Zimtpulver

RUCK, ZUCK FERTIG!

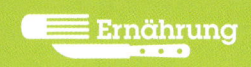
Vanillequark mit Himbeerpüree

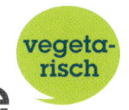 vegeta-risch

ZUTATEN/PERSON:

125 g **Magerquark**

50 g **Naturjoghurt** (1,5 % Fett)

½ **Vanilleschote**

30 g **Himbeeren**

⏲ **Zubereitungszeit** ca. 10 Minuten
Eiweiß 21 g • **Fett** 9 g • **Kohlenhydrate** 11 g
🔥 **Brennwert** 208 kcal

ZUBEREITUNG:

1 Quark und Joghurt mit dem Schneebesen glatt rühren. Die Vanilleschote längs aufschneiden, das Mark herauskratzen und unter den Quark rühren. Nach Belieben mit flüssigem Süßstoff abschmecken.

2 Die Himbeeren verlesen, waschen und mit einer Gabel zermusen. Himbeerpüree und Quark abwechselnd in ein Glas schichten. Nach Belieben mit Minze garnieren.

Orangenquark mit Basilikum

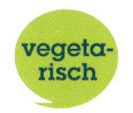 vegeta-risch

ZUTATEN/PERSON:

150 g **Magerquark**

50 ml frisch gepresster **Orangensaft**

1 Msp. abgeriebene unbehandelte **Orangenschale**

15 g gehackte **Mandeln**

1 Stiel **Basilikum**

⏲ **Zubereitungszeit** ca. 5 Minuten
Eiweiß 22 g • **Fett** 8 g • **Kohlenhydrate** 12 g
🔥 **Brennwert** 218 kcal

ZUBEREITUNG:

1 Den Quark mit Orangensaft und -schale glatt rühren und die Mandeln untermischen.

2 Das Basilikum waschen und trocken tupfen, die Blätter abzupfen und fein hacken. Unter den Quark mischen und den Quark nach Belieben mit Orangenschale und Basilikumblättern garnieren.

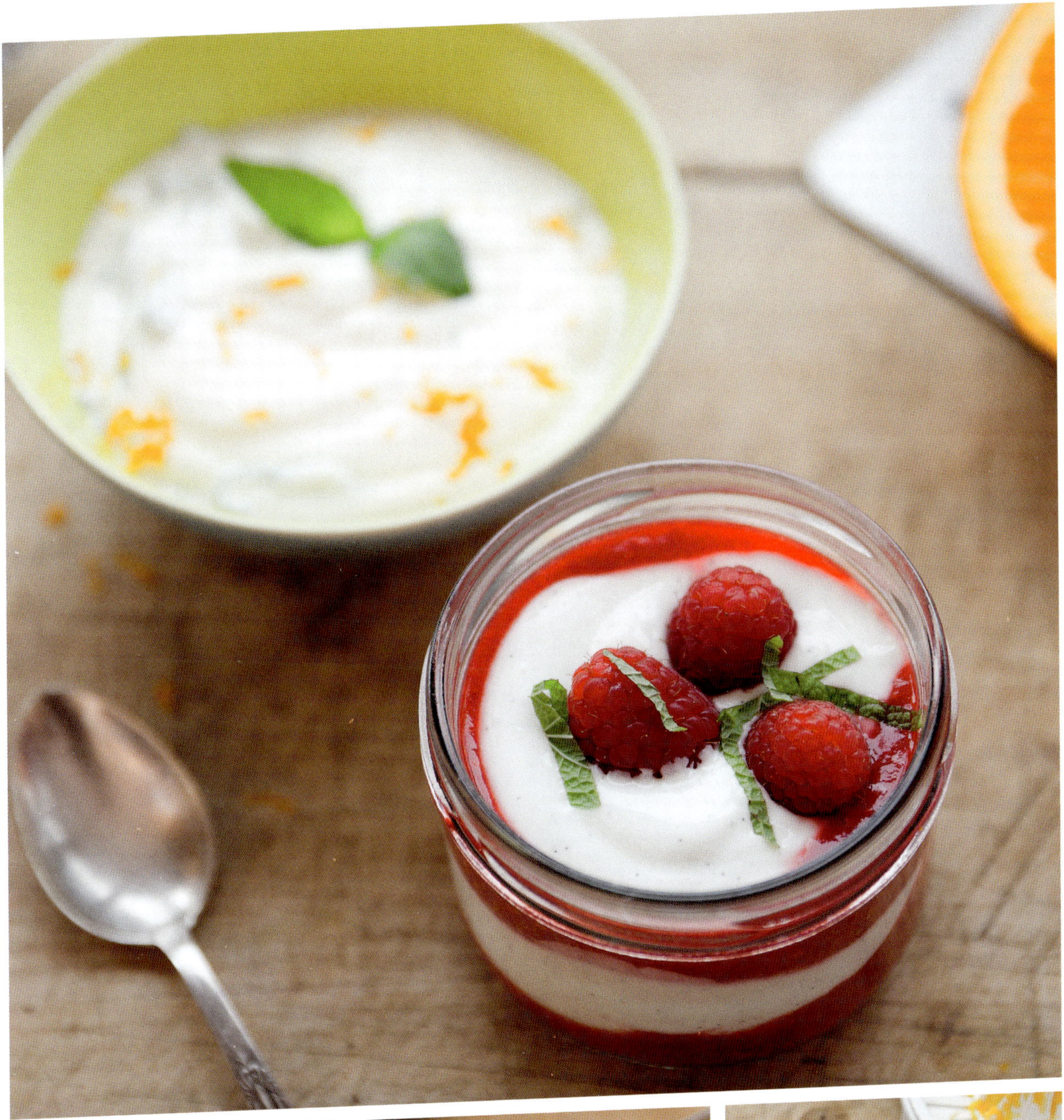

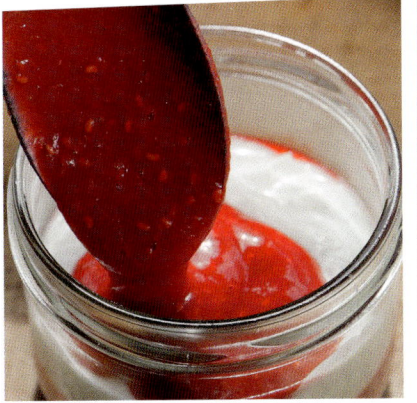
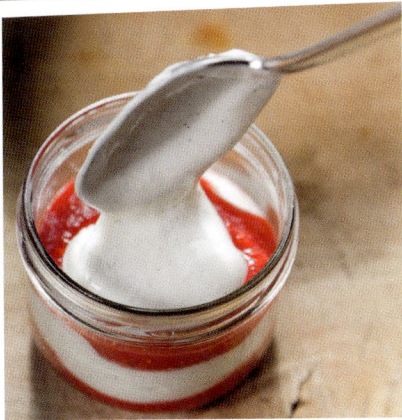
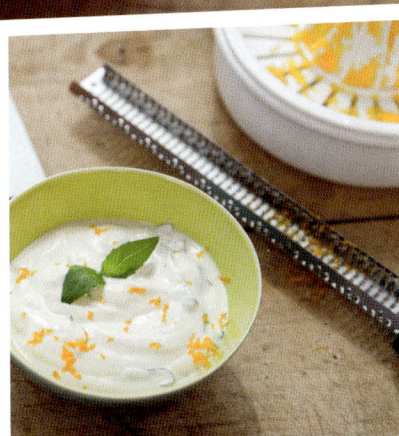

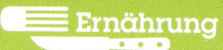
Power**quark**

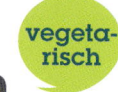 vegeta-risch

ZUTATEN/PERSON:

150 g **Magerquark**

100 ml **Milch** (1,5% Fett)

1 Prise **Salz**

1 EL **Weizenkeime**

Zum Verfeinern:

1 TL **Agavendicksaft**

oder 1 EL klein gewürfelte **Salatgurke**

oder 1 EL **Sprossen**

Salz und **Pfeffer**

⏱ **Zubereitungszeit** ca. 5 Minuten
Eiweiß 19 g • **Fett** 2 g • **Kohlenhydrate** 12 g
🔥 **Brennwert** 147 kcal

ZUBEREITUNG:

1 Alle Zutaten im Küchenmixer mixen und 5 Minuten quellen lassen.

2 Zum Verfeinern können Sie zwischen süß und pikant wählen: Fügen Sie entweder 1 TL Agavendicksaft (EW: 0; F: 0; KH: 4; kcal: 15) zu oder 1 EL klein gewürfelte Gurke (EW: 0,1; F: 0; KH: 0; kcal: 2) bzw. 1 EL Sprossen (EW: 0,4; F: 0; KH: 0; kcal: 3) mit etwas Salz und Pfeffer.

Limetten-**Buttermilch**

vegeta-risch

ZUTATEN/PERSON:

1 **Bio-Limette**

200 ml **Buttermilch**

⏱ **Zubereitungszeit** ca. 5 Minuten
Eiweiß 7 g • **Fett** 2 g • **Kohlenhydrate** 8 g
🔥 **Brennwert** 83 kcal

ZUBEREITUNG:

1 Die Limette heiß abwaschen, trocken reiben, die Schale abreiben und den Saft auspressen.

2 Limettenschale und -saft mit der Buttermilch in einen verschließbaren Becher geben und 30 Sekunden schütteln. Gekühlt genießen.

Gurken-**Lassi**

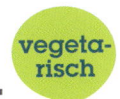
vegeta-risch

⏱ **Zubereitungszeit** ca. 10 Minuten
Eiweiß 6 g • **Fett** 2 g • **Kohlenhydrate** 10 g
🔥 **Brennwert** 90 kcal

ZUBEREITUNG:

1 Die Gurke schälen, halbieren und die Kerne mit einem Teelöffel entfernen. Die Gurke in feine Würfel schneiden.

2 Brühe und Joghurt verrühren, Gurkenwürfel, 1 Prise Kreuzkümmel und Minze unterrühren. Mit Salz, Pfeffer und Chilipulver abschmecken. Gekühlt genießen.

ZUTATEN/PERSON:

½ **Salatgurke**

100 ml kalte **Gemüsebrühe**

125 g **Naturjoghurt** (1,5 % Fett)

gemahlener **Kreuzkümmel**

½ EL gehackte **Minze**

Salz und **Pfeffer**

Chilipulver

Tomaten-Kefir-**Drink**

vegeta-risch

⏱ **Zubereitungszeit** ca. 5 Minuten
Eiweiß 6 g • **Fett** 5 g • **Kohlenhydrate** 7 g
🔥 **Brennwert** 108 kcal

ZUBEREITUNG:

1 Den Tomatensaft, den Kefir und die gehackten Kräuter in einem Glas verrühren.

2 Den Drink mit Salz und Pfeffer würzen.

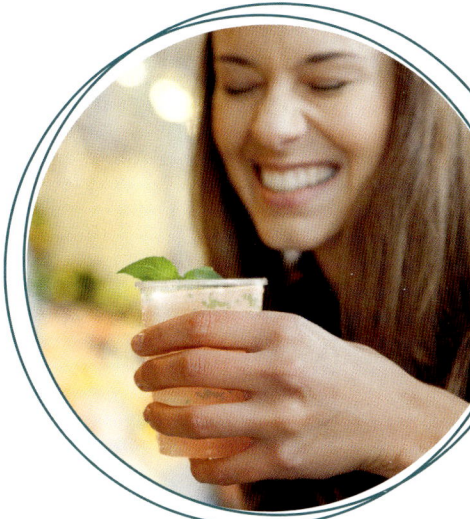

ZUTATEN/PERSON:

50 ml **Tomatensaft**

150 ml **Kefir** (1,5 % Fett)

1 TL gehackte **Kräuter**

Salz und **Pfeffer**

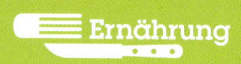

Orangen-Ingwer-**Lassi**

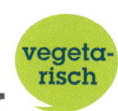 vegan

ZUTATEN/PERSON:

½ **Orange**

150 g **Sojajoghurt**

100 ml **Mineralwasser** (mit Kohlensäure)

½ TL geriebener **Ingwer**

⚫ **Zubereitungszeit** ca. 5 Minuten
Eiweiß 7 g • **Fett** 4 g • **Kohlenhydrate** 11 g
🔥 **Brennwert** 110 kcal

ZUBEREITUNG:

1 Die Orange so großzügig schälen, dass auch die weiße Haut mit entfernt wird. Das Fruchtfleisch grob zerkleinern und in einen hohen Rührbecher geben.

2 Den Joghurt hinzufügen und beides mit dem Stabmixer fein pürieren. Das Mineralwasser unterrühren und den Lassi mit dem Ingwer würzen. Nach Belieben mit frischer Minze garnieren.

Gemüse-Soja-**Drink**

vegetarisch

ZUTATEN/PERSON:

50 ml **Gemüsesaft**

150 ml **Sojamilch**

Salz und **Pfeffer**

1 Spritzer **Tabasco**

1 TL gehackter **Koriander**

½ Stange **Staudensellerie**

⚫ **Zubereitungszeit** ca. 5 Minuten
Eiweiß 6 g • **Fett** 3 g • **Kohlenhydrate** 5 g
🔥 **Brennwert** 74 kcal

ZUBEREITUNG:

1 Den Gemüsesaft mit der Sojamilch verrühren und mit Salz, Pfeffer und Tabasco würzen. Nach Belieben mit etwas Mineralwasser strecken.

2 Den Drink in ein Glas füllen und mit dem Koriander bestreuen. Den Sellerie putzen, waschen und längs halbieren oder dritteln. Zum Drink dazu essen.

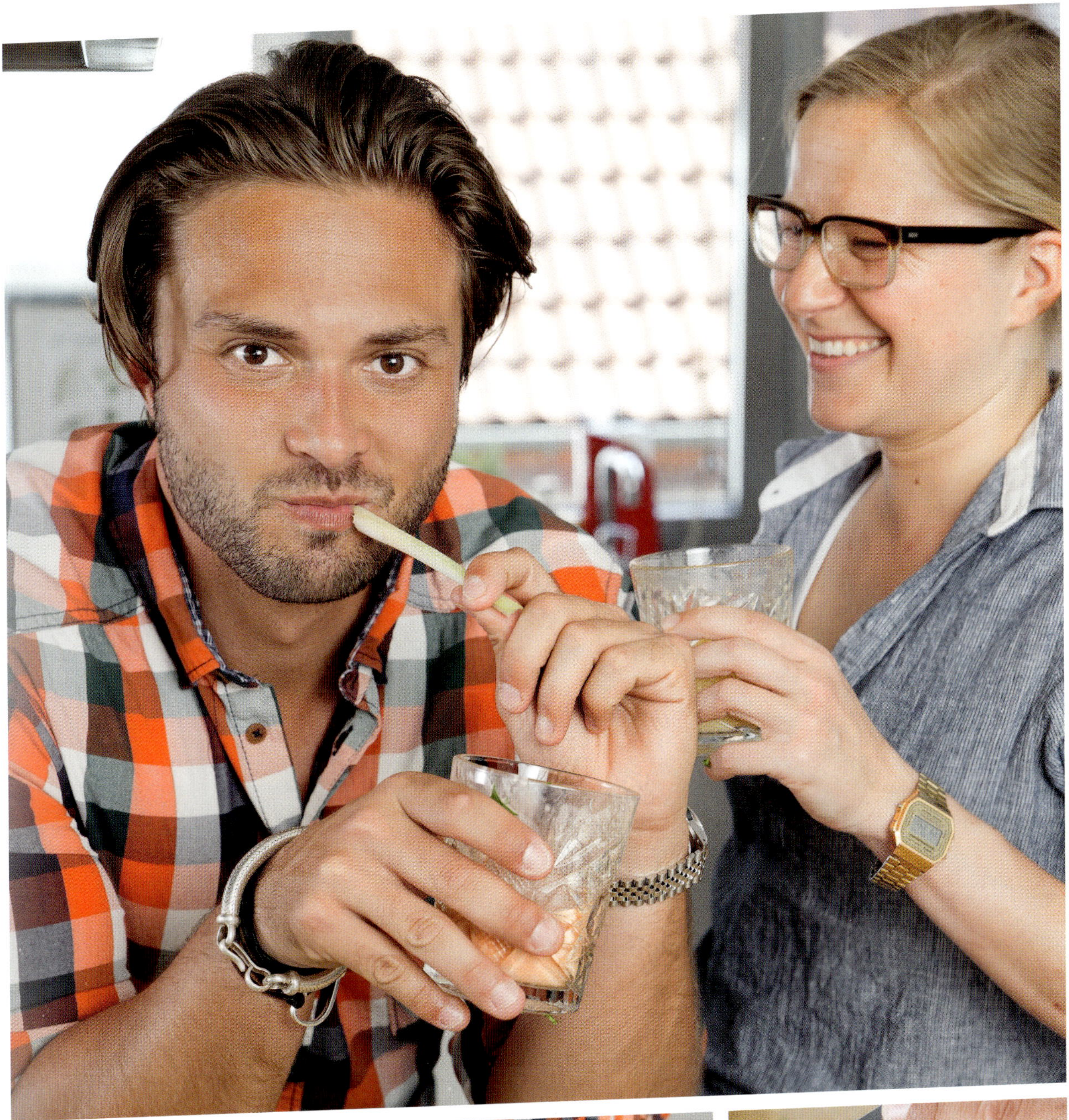

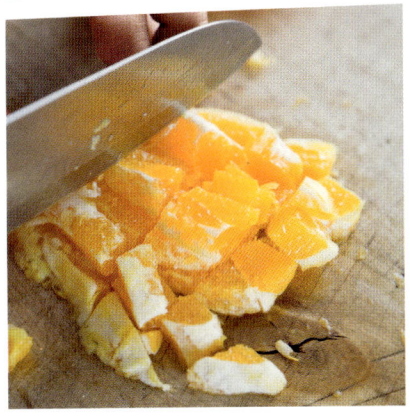
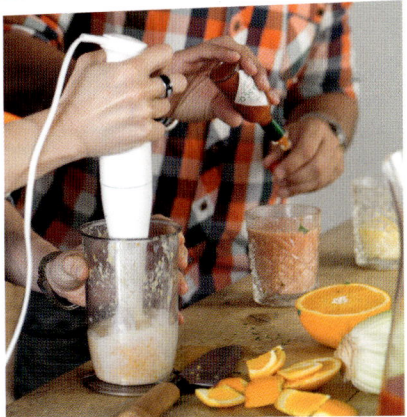
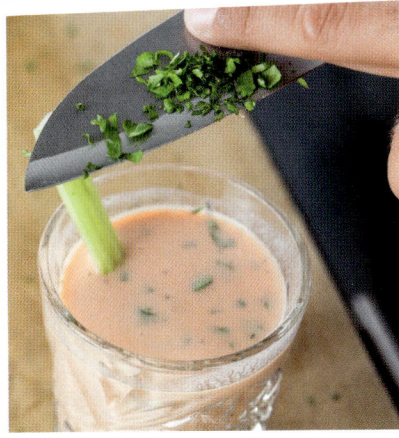

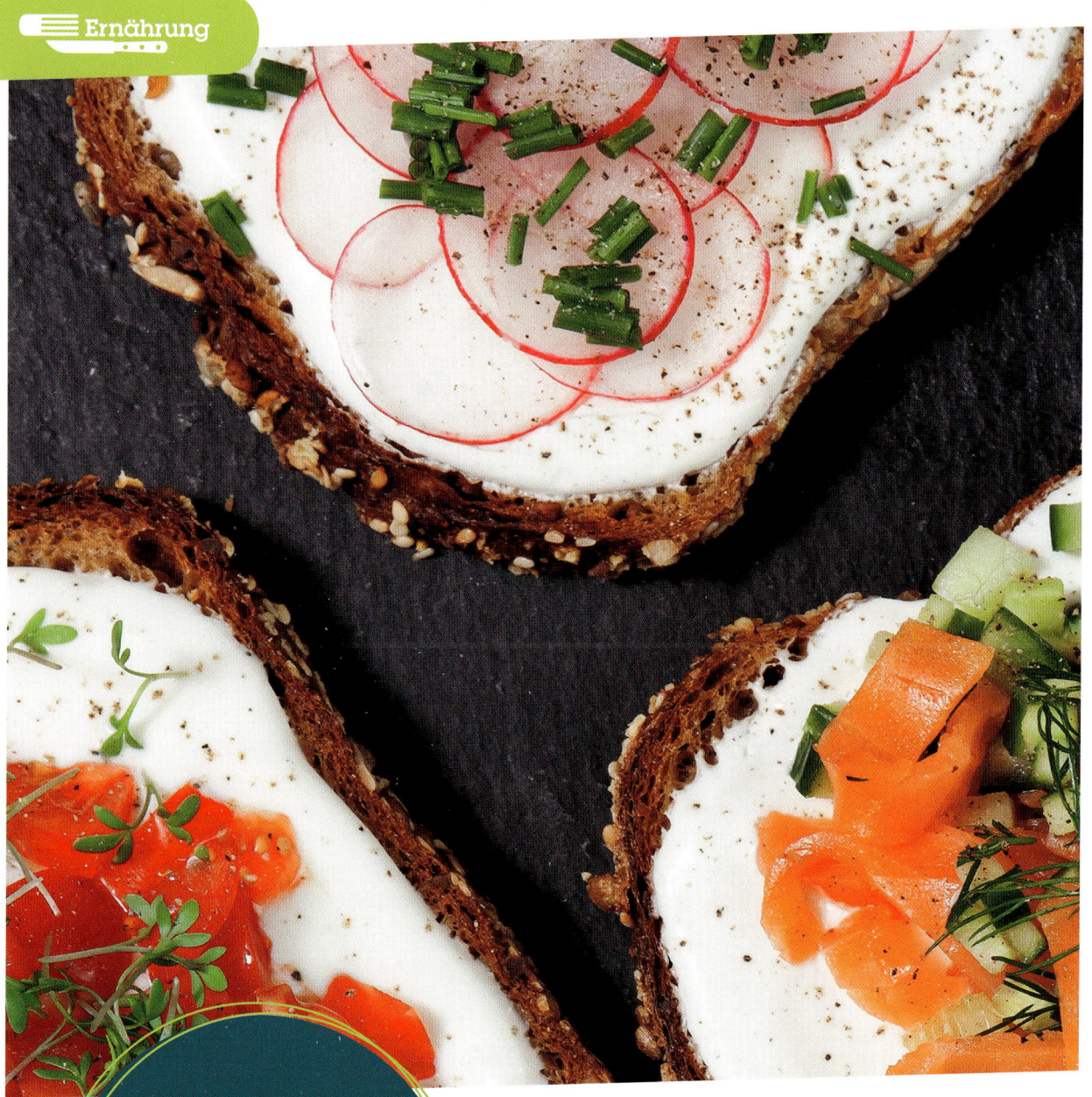

Brotzeit
Stulle des guten Gewissens

Für **Brot**-Liebhaber

Deutschland ist bekannt für seine Brotvielfalt – aber längst nicht alle Sorten, die wir gerne mögen, sind gut für die Figur. Denn Brot liefert quasi Kohlenhydrate pur. Brote aus hellem Mehl, also Weißbrot, Mischbrot, Baguette & Co., haben zudem einen hohen Glykämischen Index (siehe S. 44) und lassen den Insulinspiegel schnell in die Höhe steigen.

Gegen Vollkornbrot ist an sich nichts einzuwenden, es liefert viele Vitamine und Mineralstoffe und zudem reichlich Ballaststoffe. Während der 24STUNDEN**DIÄT** sollten Sie wegen des hohen Kohlenhydratanteils dennoch darauf verzichten.

Mittlerweile gibt es aber auch die sogenannten Eiweißbrote, die einen hohen Gehalt an Eiweiß und dafür weniger Kohlenhydrate haben. Der Nachteil ist, dass sie oft sehr fettreich sind und viele Kalorien verstecken. **Viel Bäckereien bieten inzwischen Eiweißbrote an, Sie sollten allerdings darauf achten, dass der Kohlenhydratgehalt unter 20 Prozent liegt und der Fettgehalt maximal 10 Prozent beträgt – nur so unterstützen solche Brote tatsächlich beim Abnehmen.**

Wer auf Nummer sicher gehen möchte, fragt in seiner Bäckerei nach unserem speziellen 24STUNDEN**BROT** (siehe S. 217). Hiervon und von Eiweißbroten, die den genannten Vorgaben entsprechen, können Sie am 24STUNDEN**DIÄT**-Tag eine Scheibe, z. B. mit einem der folgenden Aufstriche, genießen. Sie können sich die Aufstriche aber auch pur schmecken lassen oder ein paar Gemüsesticks dazu knabbern. Und wenn Sie Lust und etwas Zeit haben: Auf der nächsten Seite finden Sie ein Rezept für saftige Quark-Taler. Auch dazu passen unsere Aufstriche wunderbar.

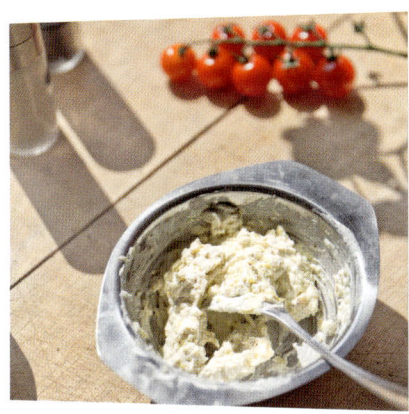
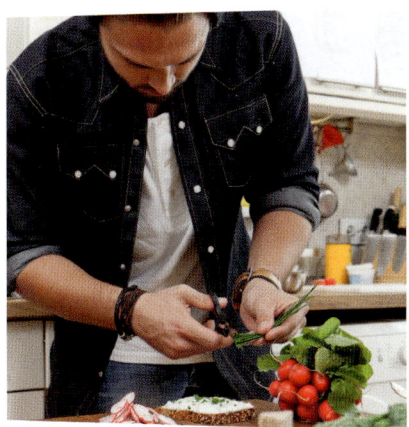
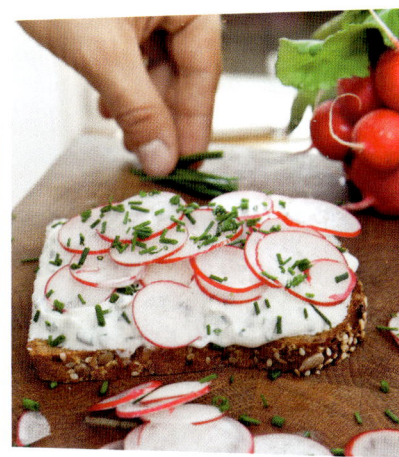

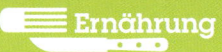
Quark-**Taler**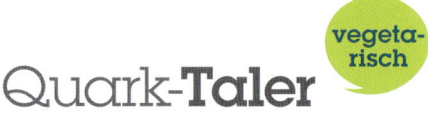

ZUTATEN/12 STÜCK:

3 **Eier**

250 g **Magerquark**

1 Spritzer **Zitronensaft**

½ Päckchen **Backpulver**

25 g **Weizenkleie**

125 g **Haferkleie**

25 g **Leinsamen**

1 TL **Salz**

⏲ **Zubereitungszeit** ca. 15 Minuten (+ 25 Min. Backzeit)
Nährwerte pro Stück:
Eiweiß 7 g • **Fett** 3 g • **Kohlenhydrate** 7 g
🔥 **Brennwert** 84 kcal

ZUBEREITUNG:

1 Den Backofen auf 190°C vorheizen. Ein Backblech mit Backpapier belegen.

2 Die Eier in eine große Schüssel aufschlagen. Quark, Zitronensaft, Backpulver, Weizen- und Haferkleie, Leinsamen sowie das Salz dazugeben und alles gut mischen.

3 Mit einem Löffel vom Teig 12 gleich große Portionen abnehmen und auf das Backblech geben. Die Teigportionen jeweils etwas glatt streichen.

4 Die Quark-Taler im Ofen auf der mittleren Schiene 20 bis 25 Minuten backen. Herausnehmen und etwas abkühlen lassen.

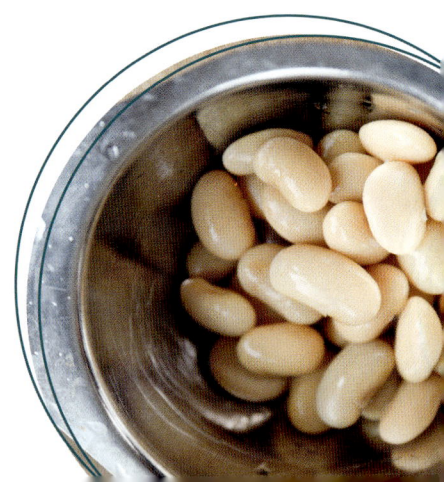

Kräuter**hummus**

vegan

⏱ **Zubereitungszeit** ca. 10 Minuten
Eiweiß 5 g • **Fett** 2 g • **Kohlenhydrate** 9 g
🔥 **Brennwert** 76 kcal

ZUBEREITUNG:

1 Die Kichererbsen auf einem Sieb abbrausen und abtropfen lassen. Die Kräuter waschen und die Blätter bzw. Spitzen abzupfen. Den Knoblauch schälen und grob hacken. Die Eiswürfel in ein Küchentuch wickeln und mit dem Fleischklopfer oder einer Pfanne grob zerschlagen.

2 Alle Zutaten im Küchenmixer oder Blitzhacker pürieren. Mit Kreuzkümmel, Salz, Cayennepfeffer, Zitronensaft und -schale würzen.

ZUTATEN/PERSON:

50 g **Kichererbsen** (aus der Dose)

je 2–3 Stiele **Petersilie, Basilikum** und **Dill**

½ **Knoblauchzehe**

4 **Eiswürfel**

½ TL **Kreuzkümmel**

Salz und **Cayennepfeffer**

etwas **Zitronensaft** und **-schale (Bio)**

Weiße-Bohnen-**Creme**

vegeta-risch

⏱ **Zubereitungszeit** ca. 15 Minuten
Eiweiß 12 g • **Fett** 6 g • **Kohlenhydrate** 11 g
🔥 **Brennwert** 151 kcal

ZUBEREITUNG:

1 Das Ei hart kochen. Die Bohnen auf einem Sieb kalt abbrausen und abtropfen lassen. Den Knoblauch schälen und grob hacken. Die Minzeblätter waschen. Das Ei abschrecken, pellen und in grobe Würfel schneiden.

2 Alle Zutaten im Küchenmixer oder im Blitzhacker fein pürieren. Die Creme mit Ajvar, Salz, Pfeffer, Zitronensaft und -schale abschmecken.

ZUTATEN/PERSON:

1 **Ei**

50 g **weiße Bohnen** (aus der Dose)

½ **Knoblauchzehe**

einige **Minzeblätter**

1 TL **Ajvar**

Salz und **Pfeffer**

etwas **Zitronensaft** und **-schale (Bio)**

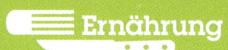

Zucchini**creme**

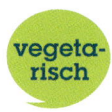 vegeta-risch

ZUTATEN/PERSON:

150 g **Zucchini**

Salz

1 kleine **rote Zwiebel**

1 TL **Öl**

1 EL **Frischkäse**

1 TL gehackte **Petersilie**

Pfeffer

⏱ **Zubereitungszeit** ca. 15 Minuten
Eiweiß 6 g • **Fett** 6 g • **Kohlenhydrate** 6 g
🔥 **Brennwert** 102 kcal

ZUBEREITUNG:

1 Die Zucchini schälen und in etwa 1 cm dicke Scheiben schneiden. Mit Salz würzen und etwas ziehen lassen. Die Zwiebel schälen und in feine Würfel schneiden.

2 Die Zucchinischeiben trocken tupfen. Das Öl in einer Grillpfanne erhitzen und die Scheiben darin auf beiden Seiten braun braten.

3 Die Zucchinischeiben in feine Würfel schneiden, mit Frischkäse, Zwiebel und Petersilie mischen und mit Salz und Pfeffer würzen.

Radieschen**creme**

vegeta-risch

ZUTATEN/PERSON:

2 EL **Magerquark**

etwas **Mineralwasser**
(mit Kohlensäure)

2 **Radieschen**

1 EL **Schnittlauchröllchen**

etwas **Senf**

Salz und **Pfeffer**

⏱ **Zubereitungszeit** ca. 5 Minuten
Eiweiß 6 g • **Fett** 0 g • **Kohlenhydrate** 3 g
🔥 **Brennwert** 39 kcal

ZUBEREITUNG:

1 Den Quark mit 1 Schuss Mineralwasser cremig rühren.

2 Die Radieschen putzen, waschen und in feine Würfel schneiden. Mit den Schnittlauchröllchen unter den Quark rühren und mit Senf, Salz und Pfeffer abschmecken. (Foto siehe S. 138/139).

CREMIG LEICHT

Lachs**creme**

⏱ **Zubereitungszeit** ca. 10 Minuten
Eiweiß 11 g • **Fett** 5 g • **Kohlenhydrate** 4 g
🔥 **Brennwert** 100 kcal

ZUBEREITUNG:

1. Den Räucherlachs in feine Streifen schneiden.

2. Die Gurke waschen und grob raspeln oder in kleine Würfel schneiden, mit dem Zitronensaft beträufeln.

3. Den Dill waschen und trocken tupfen, die Spitzen abzupfen und fein hacken. Den Quark mit 1 Schuss Mineralwasser und dem Olivenöl cremig rühren.

4. Lachsstreifen, Gurke und Dill unter den Quark rühren, mit Salz und Pfeffer würzen.

ZUTATEN/PERSON:

1 Scheibe **Räucherlachs** (ca. 20 g)

35 g **Salatgurke**

1 Spritzer **Zitronensaft**

1 Stiel **Dill**

2 EL **Magerquark**

etwas **Mineralwasser** (mit Kohlensäure)

½ TL **Olivenöl**

Salz und **Pfeffer**

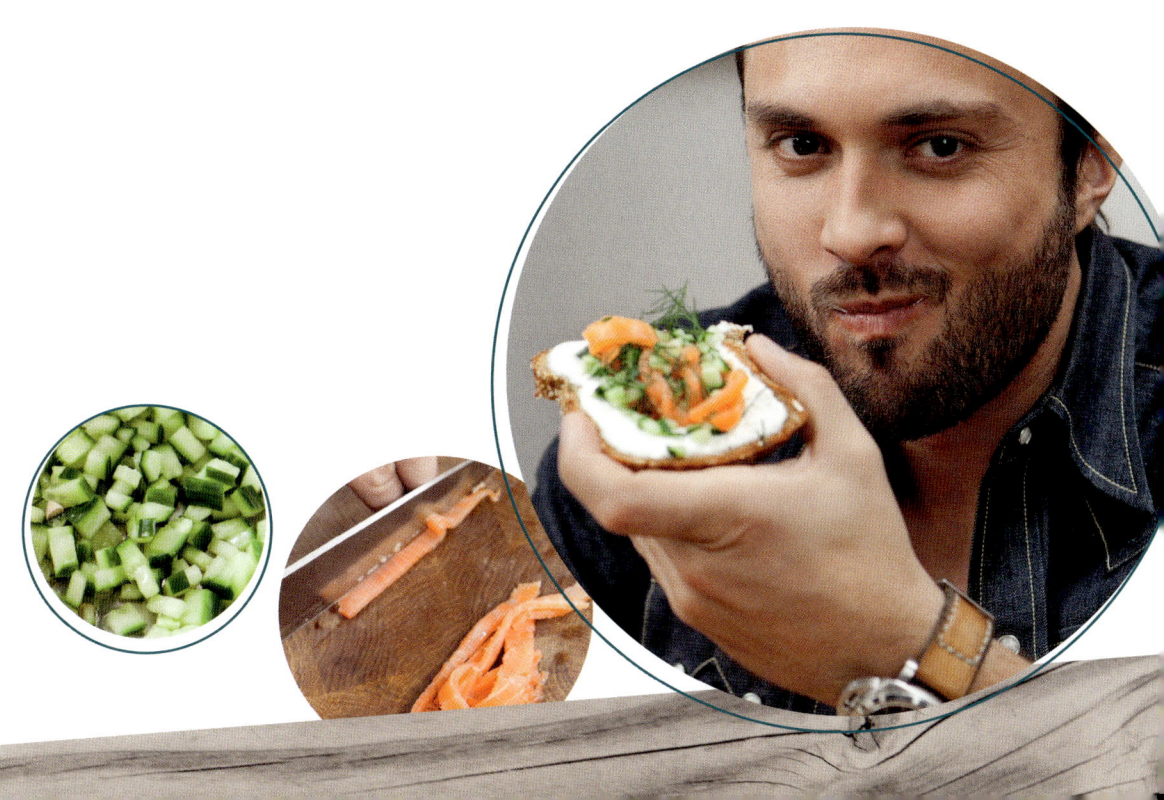

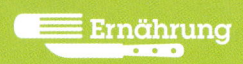

Artischockencreme mit
Thunfisch und Kapern

ZUTATEN/PERSON:

50 g **Artischockenböden**
(aus dem Glas; im eigenen
Saft)

2 EL **Frischkäse**
(<3 % Fett i. Tr.)

Salz und **Pfeffer**

50 g **Thunfisch** (aus der
Dose; im eigenen Saft)

1 TL **Kapern**

⏱ **Zubereitungszeit** ca. 10 Minuten
   Eiweiß 17 g • **Fett** 1 g • **Kohlenhydrate** 5 g
🔥 **Brennwert** 95 kcal

ZUBEREITUNG:

1 Die Artischockenböden trocken tupfen und sehr fein
hacken oder mit dem Stabmixer pürieren. Den Frischkäse untermischen und die Masse mit Salz und Pfeffer
würzen.

2 Den Thunfisch abtropfen lassen, etwas zerpflücken und
mit den Kapern auf der Creme anrichten.

Kresse**quark** *vegeta-risch*

ZUTATEN/PERSON:

2 EL **Magerquark**

etwas **Mineralwasser**
(mit Kohlensäure)

3 **Cocktailtomaten**

½ Kästchen **Gartenkresse**

Salz und **Pfeffer**

⏱ **Zubereitungszeit** ca. 5 Minuten
   Eiweiß 6 g • **Fett** 0 g • **Kohlenhydrate** 4 g
🔥 **Brennwert** 41 kcal

ZUBEREITUNG:

1 Den Quark mit 1 Schuss Mineralwasser cremig rühren.
Die Tomaten waschen und in Würfel schneiden. Die
Kresse vom Beet schneiden, in einem Sieb abbrausen
und abtropfen lassen.

2 Tomaten und Kresse mit dem Quark verrühren und
mit Salz und Pfeffer würzen. Alternativ den Quark auf
1 Scheibe Brot streichen und die Tomaten und die
Kresse darauf verteilen.

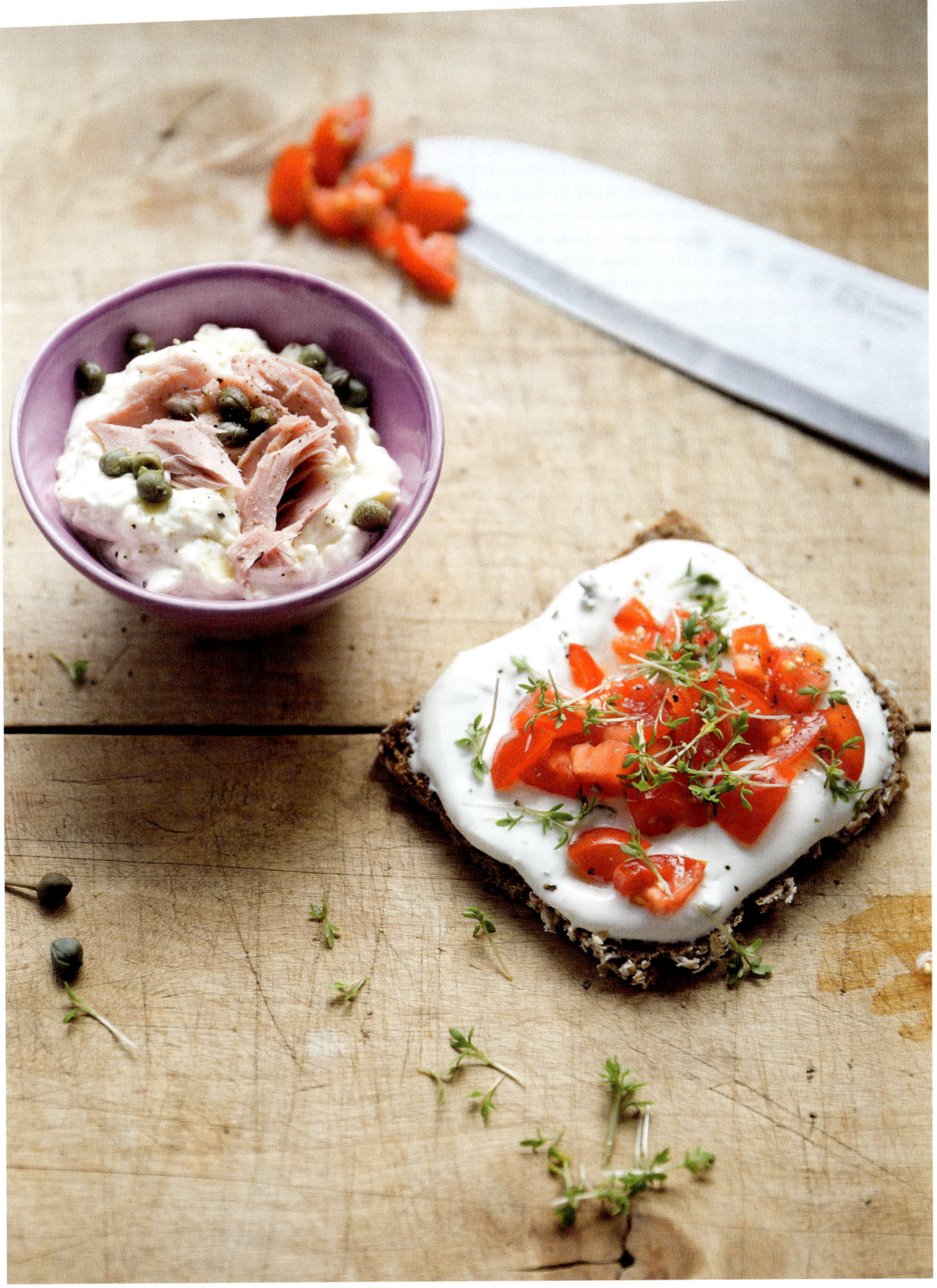

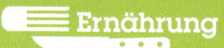
Blaubeercreme

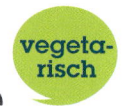 vegeta-risch

ZUTATEN/PERSON:

50 g **Frischkäse**
(20 % Fett i. Tr.)

½ TL **Ahornsirup**

2 EL **Magerquark**

etwas **Mineralwasser**
(mit Kohlensäure)

25 g **Heidelbeeren**

einige Blätter
Zitronenmelisse

Zubereitungszeit ca. 10 Minuten
Eiweiß 11 g • **Fett** 3 g • **Kohlenhydrate** 7 g
Brennwert 99 kcal

ZUBEREITUNG:

1. Den Frischkäse Zimmertemperatur annehmen lassen und den Ahornsirup unterrühren.

2. Den Quark mit 1 Schuss Mineralwasser cremig rühren und mit dem Frischkäse mischen.

3. Die Heidelbeeren verlesen und waschen. Die Hälfte in einer Schüssel mit einer Gabel leicht zerdrücken und unter die Frischkäse-Quark-Creme rühren.

4. Die Zitronenmelisseblätter waschen und trocken tupfen. In Streifen schneiden und unter die Creme mischen.

5. Die Creme nach Belieben auf 1 Scheibe Brot verteilen und die restlichen Heidelbeeren darüberstreuen. Alternativ die Frischkäse-Quark-Creme auf das Brot streichen und erst zum Schluss alle Heidelbeeren und die Zitronenmelisse daraufgeben.

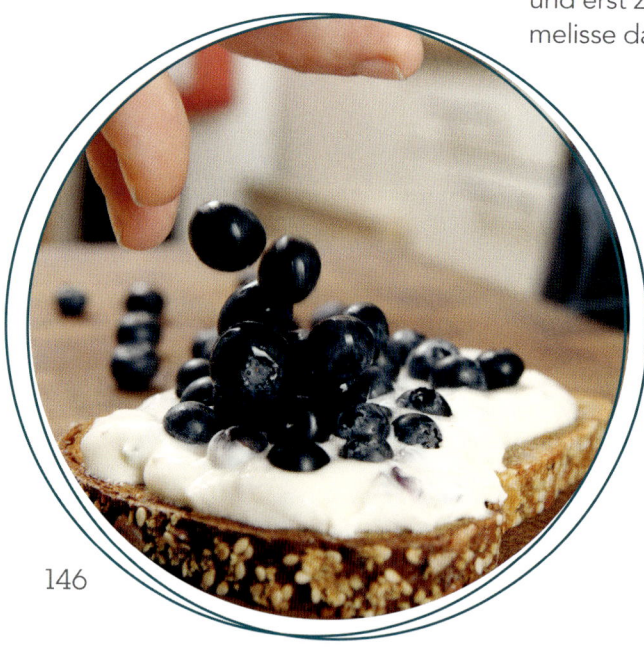

Knackiger **Gemüsemix**

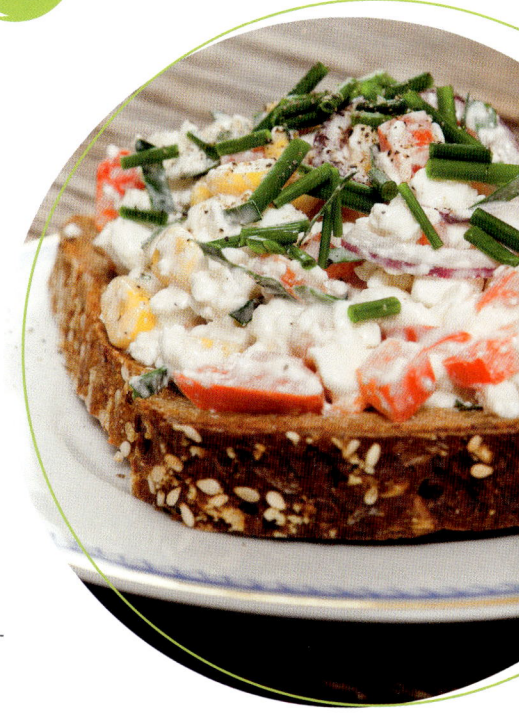

⏱ **Zubereitungszeit** ca. 25 Minuten
Eiweiß 9 g • **Fett** 1 g • **Kohlenhydrate** 6 g
🔥 **Brennwert** 67 kcal

ZUBEREITUNG:

1 Die Paprika entkernen, waschen und in kleine Würfel schneiden. Die Zwiebel schälen und in dünne Ringe schneiden.

2 Den Schnittlauch und die Petersilie waschen und trocken schütteln. Den Schnittlauch in Röllchen schneiden, die Petersilie fein hacken.

3 Den körnigen Frischkäse in eine kleine Schüssel geben. Paprika, Zwiebel, Mais, Schnittlauch und Petersilie unterrühren. Mit Salz und Pfeffer würzen.

4 Den Brotaufstrich 10 bis 20 Minuten durchziehen lassen. Nach Belieben noch mit einigen Schnittlauchröllchen und Zwiebelringen garnieren.

ZUTATEN/PERSON:

¼ **rote Paprikaschote**

¼ **rote Zwiebel**

4 Halme **Schnittlauch**

2 Stiele **Petersilie**

50 g **körniger Frischkäse**

1 EL **Mais** (aus der Dose)

Salz und **Pfeffer**

**WER MUSS DENN DA
SCHON WIDERSTEHEN?**

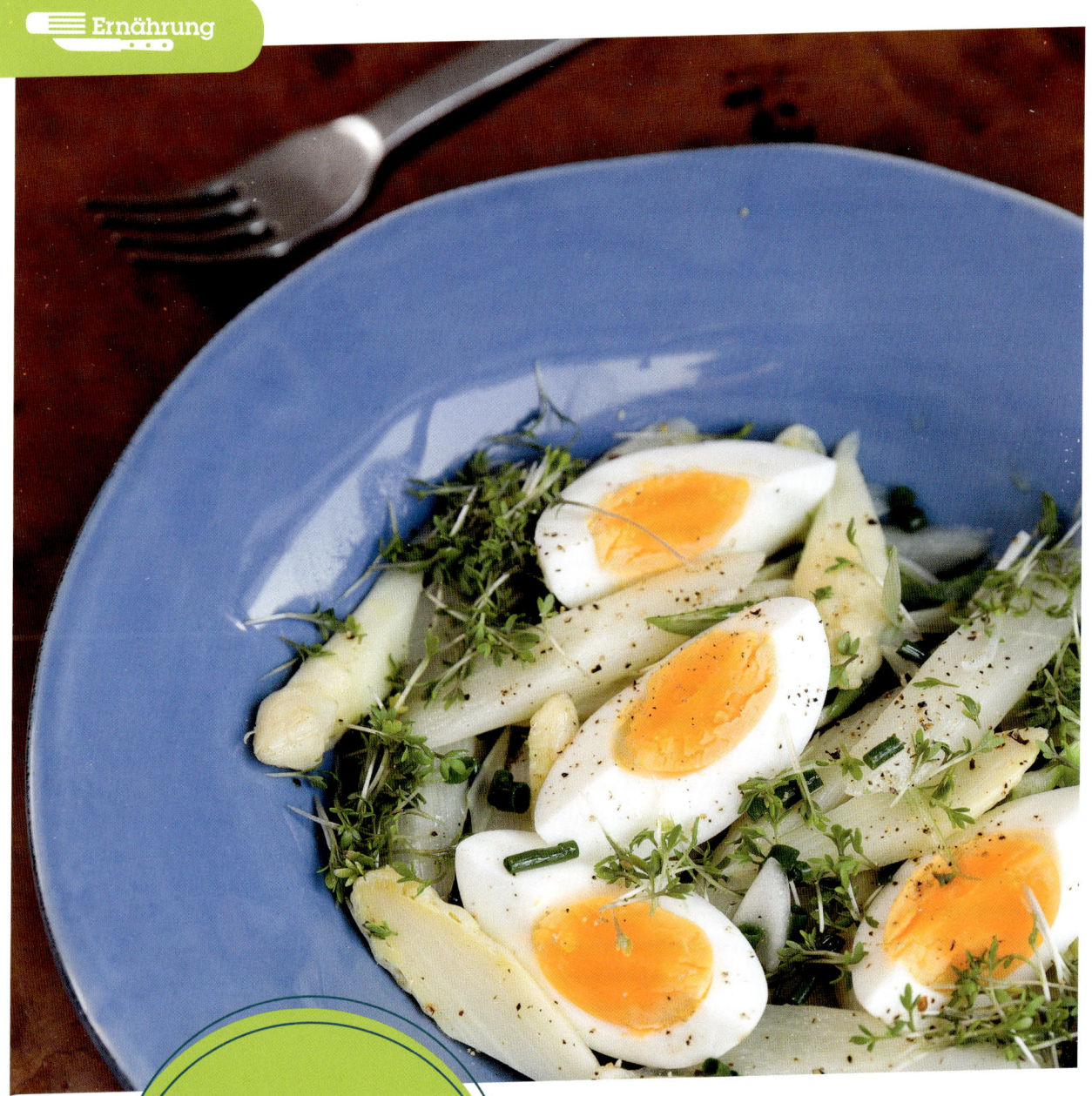

Abendessen

So muss keiner hungrig ins Bett.

Spargel-Ei-**Salat**

vegeta-risch

☕ **Zubereitungszeit** ca. 20 Minuten
Eiweiß 16 g • **Fett** 22 g • **Kohlenhydrate** 8 g
♨ **Brennwert** 296 kcal

ZUBEREITUNG:

1 Den Spargel waschen und schälen, die holzigen Enden abschneiden. Den Spargel in 3 cm lange Stücke schneiden. In siedendem Salzwasser 15 Minuten bissfest garen.

2 Die Frühlingszwiebel putzen, waschen und in feine Ringe schneiden. Schnittlauch waschen, trocken schütteln und in feine Röllchen schneiden. Beides mit dem Spargel in einer Schüssel mischen.

3 Für das Dressing Essig und Olivenöl verrühren, mit Salz und Pfeffer würzen und unter den Salat mischen.

4 Die Kresse vom Beet schneiden, in einem Sieb abbrausen und abtropfen lassen. Unter den Spargelsalat mischen und den Salat auf einen tiefen Teller geben.

5 Das Ei pellen, vierteln und auf dem Salat anrichten. Die Mandelblättchen darüberstreuen.

ZUTATEN/PERSON:

200 g **weißer Spargel**

Salz

1 **Frühlingszwiebel**

½ Bund **Schnittlauch**

2 EL **Balsamico bianco**

1 EL **Olivenöl**

Pfeffer

1 Kästchen **Gartenkresse**

1 hart gekochtes **Ei**

1 EL geröstete **Mandelblättchen**

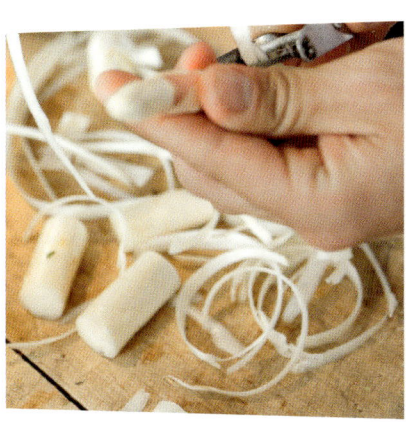
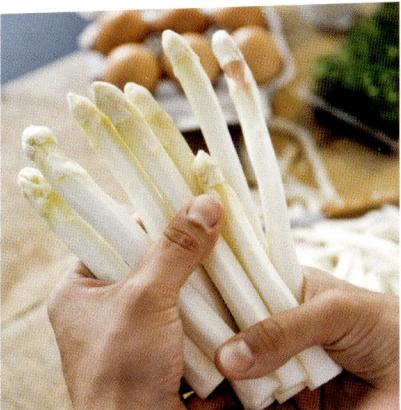
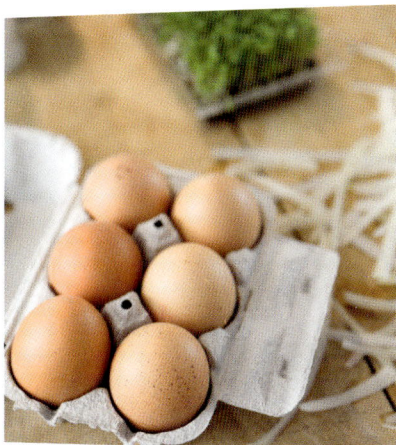

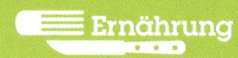

Griechischer Salat
mit Ofenfeta und Pesto

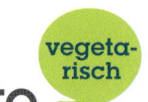
vegeta-risch

ZUTATEN/PERSON:

10 g gehackte **Mandeln**

½ **Knoblauchzehe**

1 Bund **Petersilie**

1 TL geriebener **Parmesan**

50 ml **Gemüsebrühe**

Salz und **Pfeffer**

2 **Tomaten**

½ kleine **Salatgurke**

½ **rote Zwiebel**

3 **schwarze Oliven**
(ohne Stein)

1 TL **Weißweinessig**

50 g **Fetakäse** (light)

⏱ **Zubereitungszeit** ca. 15 Minuten
   Eiweiß 22 g • **Fett** 20 g • **Kohlenhydrate** 13 g
🔥 **Brennwert** 334 kcal

ZUBEREITUNG:

1 Die Mandeln in einer Pfanne ohne Fett anrösten. Den Knoblauch schälen. Von der Petersilie die Blätter abzupfen und in kochendem Wasser 10 Sekunden blanchieren. Kalt abschrecken, abtropfen lassen und gut ausdrücken.

2 Petersilienblätter, Mandeln, Knoblauch, Parmesan und Brühe in einen hohen Rührbecher geben und mit dem Stabmixer pürieren. Mit Salz und Pfeffer abschmecken.

3 Tomaten waschen und vierteln, dabei die Stielansätze entfernen. Tomatenviertel in Stücke schneiden. Gurke schälen, längs vierteln und in Stücke schneiden. Zwiebel schälen und in feine Ringe schneiden. Oliven grob hacken. Alles in einer Schüssel mit dem Essig mischen.

4 Den Feta waagerecht halbieren und auf ein mit Backpapier belegtes Backblech legen. Den Backofengrill einschalten und den Käse im Ofen auf der obersten Schiene 2 bis 3 Minuten grillen. Den Feta auf dem Salat anrichten und alles mit dem Petersilienpesto beträufeln.

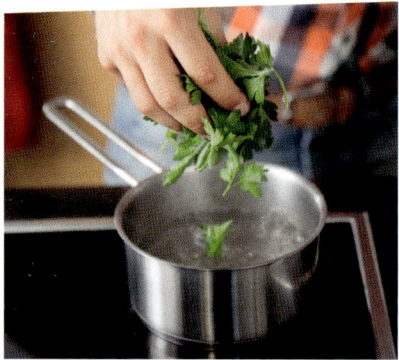
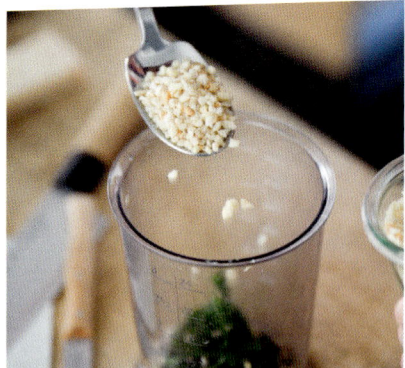
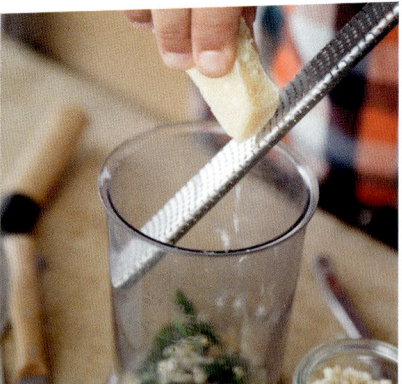

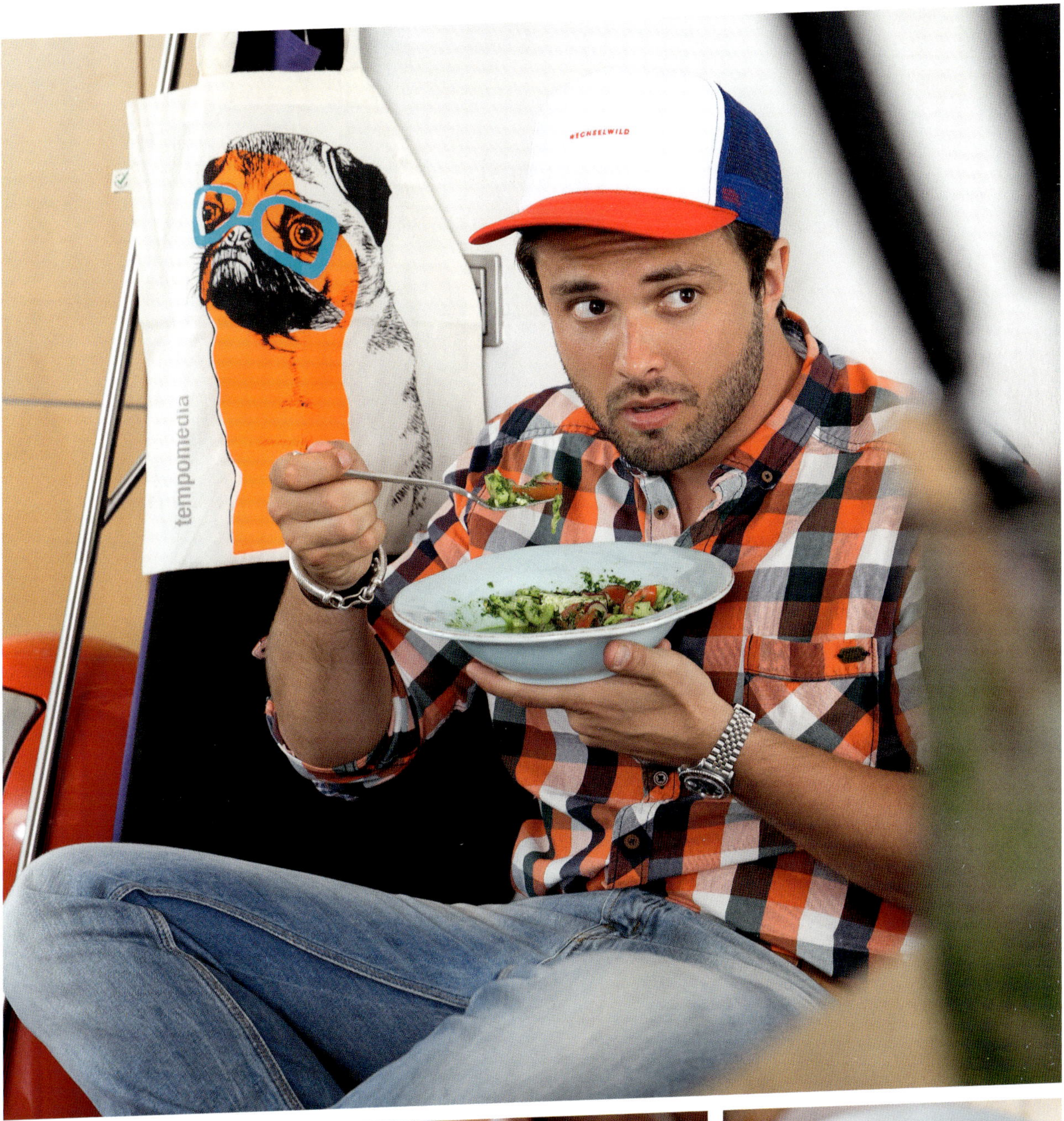

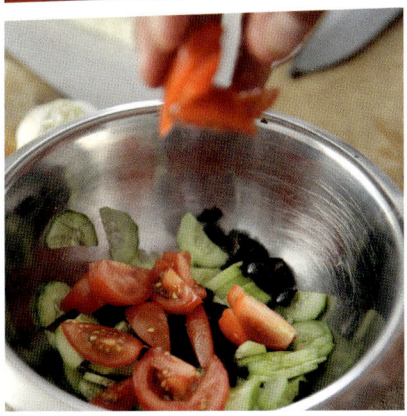
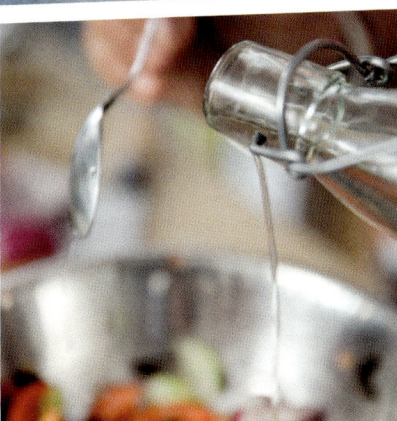
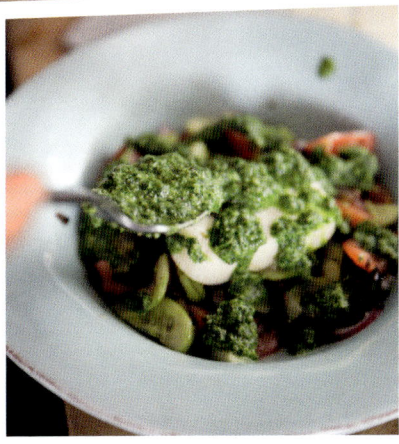

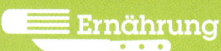

Nizza-Salat
mit frischem Tuna

ZUTATEN/PERSON:

100 g **Thunfischfilet**

Salz und **Pfeffer**

1 **Ei**

80 g **grüne Bohnen**

100 g **Salatgurke**

1 **Tomate**

1 kleine **rote Zwiebel**

1 TL **Olivenöl**

1 TL **Weißweinessig**

2 EL **Gemüsebrühe**

2 **schwarze Oliven**
(ohne Stein)

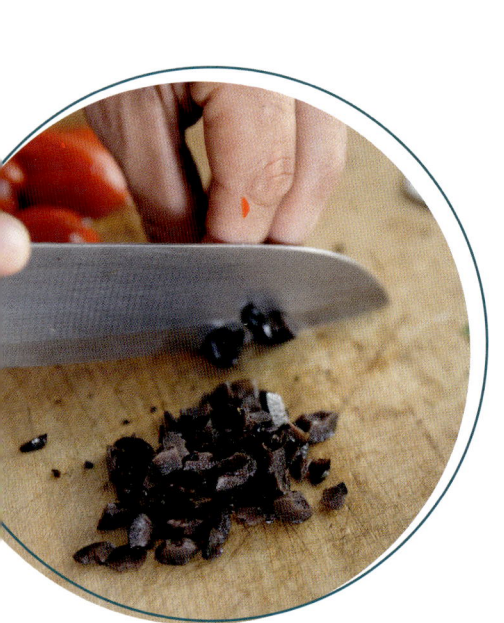

⚫ **Zubereitungszeit** ca. 25 Minuten
Eiweiß 35 g • **Fett** 16 g • **Kohlenhydrate** 9 g
🔥 **Brennwert** 321 kcal

ZUBEREITUNG:

1 Das Thunfischfilet waschen und trocken tupfen, mit Salz und Pfeffer würzen. In einer Pfanne ohne Fett auf beiden Seiten 1 Minute anbraten. Die Pfanne vom Herd nehmen.

2 Das Ei in kochendem Wasser 6 Minuten wachsweich garen, kalt abschrecken und pellen.

3 Die Bohnen putzen, waschen und in kochendem Salzwasser 5 bis 7 Minuten weich garen. Kalt abschrecken und mit den Händen der Länge nach halbieren.

4 Die Gurke waschen und in dünne Scheiben schneiden. Die Tomate waschen und in Spalten schneiden, dabei den Stielansatz entfernen. Die Zwiebel schälen und in feine Ringe schneiden.

5 Olivenöl, Essig und Brühe verrühren. Mit Salz und Pfeffer abschmecken. Mit dem Gemüse mischen und alles auf einem Teller verteilen.

6 Das Ei in Spalten schneiden und die Oliven fein hacken. Den Thunfisch in dünne Scheiben schneiden und auf dem Salat anrichten. Das Ei und die Oliven über dem Salat verteilen.

Rote-Bete-Salat
mit Räucherforelle

🕐 **Zubereitungszeit** ca. 15 Minuten
Eiweiß 27 g • **Fett** 11 g • **Kohlenhydrate** 12 g
🔥 **Brennwert** 257 kcal

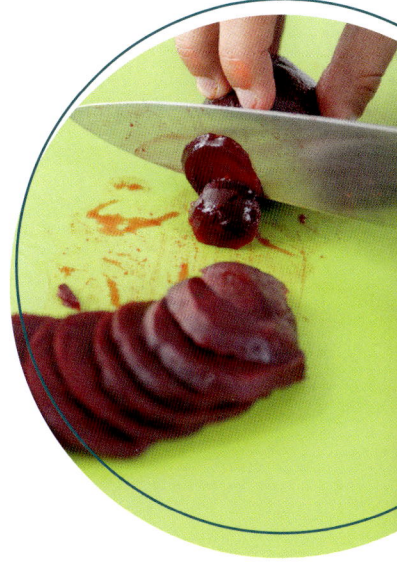

ZUBEREITUNG:

1 Die Radieschen putzen, waschen und in sehr dünne Scheiben schneiden. Die Brunnenkresse verlesen, waschen und trocken tupfen.

2 Die Rote Bete in dünne Scheiben schneiden. Das Forellenfilet mit einer Gabel in grobe Stücke zerpflücken.

3 Die Zitrone heiß waschen und trocken reiben. Die Schale fein abreiben und den Saft auspressen. Beides mit der sauren Sahne und dem Meerrettich verrühren. Mit Salz und Pfeffer würzen.

4 Die Rote-Bete-Scheiben auf einen großen Teller legen, die Radieschenscheiben darauflegen, die Forellenstücke und die Brunnenkresse darüber verteilen. Das Dressing darüberträufeln.

ZUTATEN/PERSON:

10 **Radieschen**

1 Bund **Brunnenkresse**

80 g **Rote Bete**
(vorgekocht, vakuumiert)

80 g geräuchertes
Forellenfilet

½ **Bio-Zitrone**

40 g **saure Sahne**

1 TL **Meerrettich**
(aus dem Glas)

Salz und **Pfeffer**

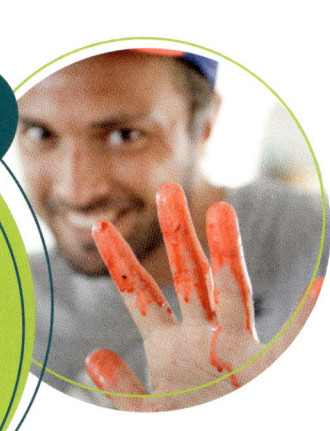

GEWUSST WIE

Die Rote Bete verdankt ihre intensive Farbe Betanin, einem Glykosid. Die Farbe macht zwar optisch viel her, färbt aber beim Schneiden der Rote Bete ab. Ziehen Sie daher am besten Einweghandschuhe an, so bleiben Finger und Nägel garantiert sauber!

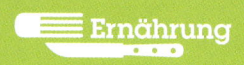

Schinken**salat**

ZUTATEN/PERSON:

100 g **Rindersaftschinken** oder **Kochschinken** (vom Schwein)

1 kleine **rote Zwiebel**

½ TL eingelegte **grüne Pfefferkörner**

100 g **Salatgurke**

¼ Bund **Petersilie**

100 g **Sahnedickmilch** (10 % Fett)

1 TL **Zitronensaft**

1 EL **Kefir** (1,5 % Fett)

Salz und **Pfeffer**

3–4 Blätter **Römersalat**

⏱ **Zubereitungszeit** ca. 30 Minuten
Eiweiß 28 g • **Fett** 14 g • **Kohlenhydrate** 12 g
🔥 **Brennwert** 283 kcal

ZUBEREITUNG:

1 Den Schinken in dünne Streifen schneiden. Die Zwiebel schälen und in feine Würfeln schneiden. Die Pfefferkörner abtropfen lassen.

2 Schinken, Zwiebel und Pfefferkörner in eine Schüssel geben und mischen.

3 Die Gurke schälen und in Würfel schneiden. Die Petersilie waschen und trocken schütteln, die Blätter abzupfen und fein hacken. Beides unter die Schinken-Zwiebel-Mischung heben.

4 Die Sahnedickmilch mit dem Zitronensaft und dem Kefir verrühren, mit Salz und Pfeffer würzen.

5 Die Salatblätter waschen, trocken tupfen und auf einem Teller auslegen. Den Schinkensalat darauf verteilen und das Dressing darüberträufeln.

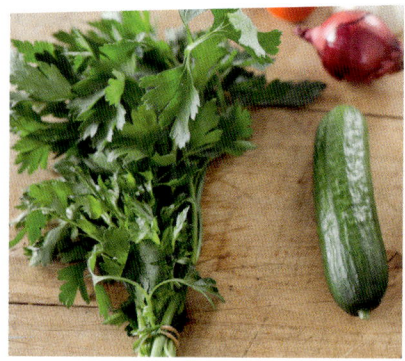
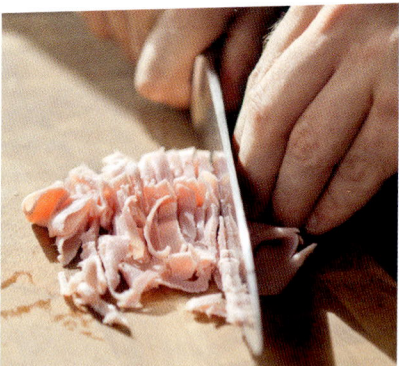
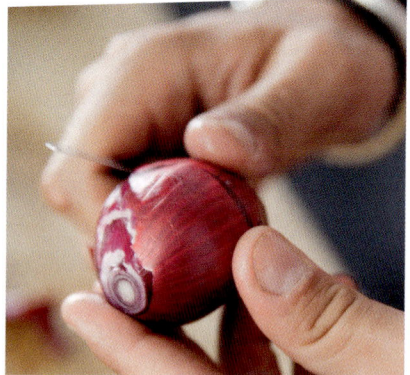

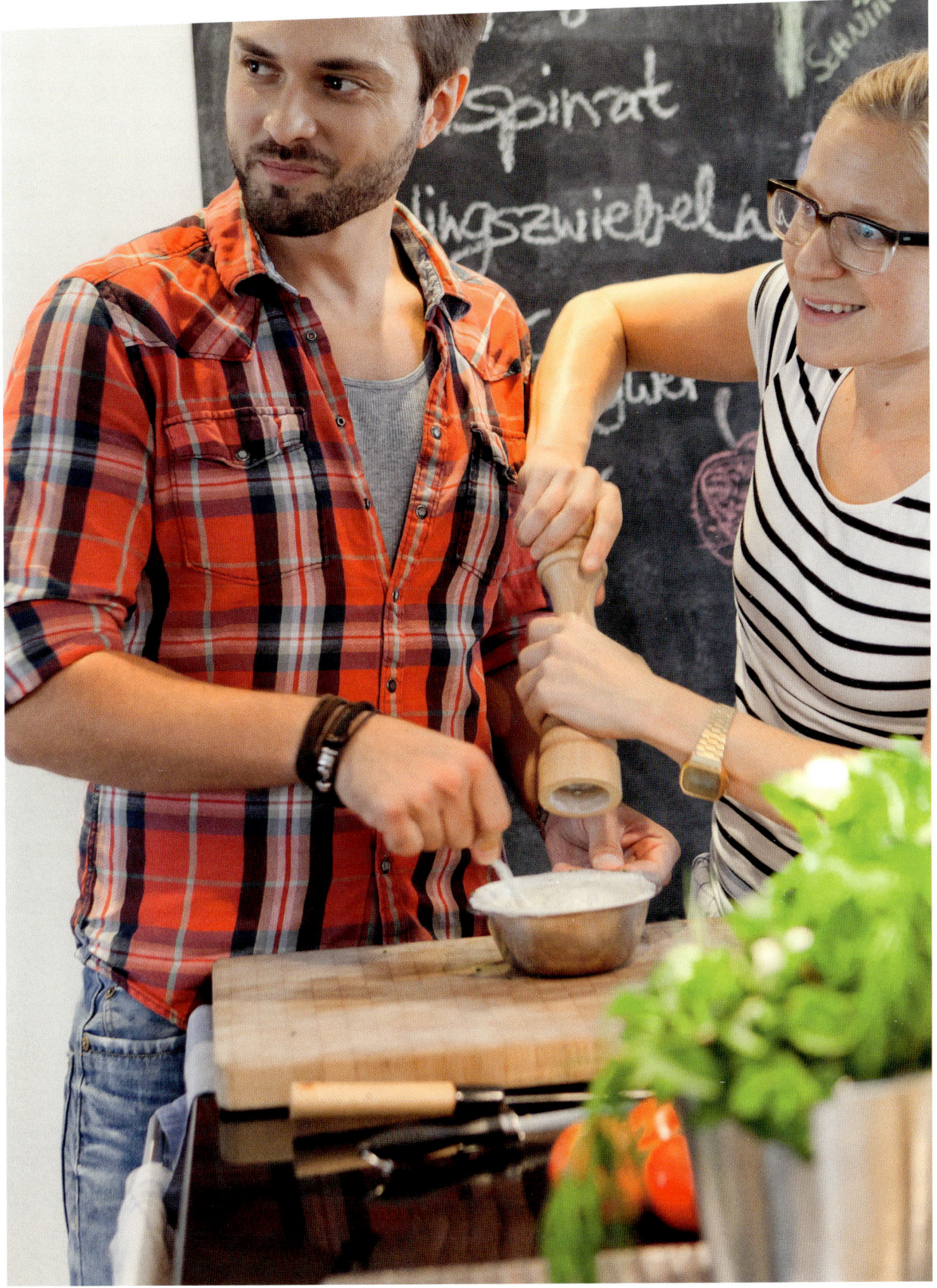

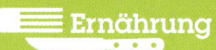
Feldsalat
mit Putenbrust

ZUTATEN/PERSON:

80g **Feldsalat**

100g **grüner Spargel**

1 TL **Apfelessig** oder **Aceto balsamico**

1 TL **Meerrettich** (aus dem Glas)

1 TL **Olivenöl**

50 ml **Gemüsebrühe**

1 EL **Naturjoghurt** (1,5 % Fett)

Salz und **Pfeffer**

80g **geräucherte Putenbrust** (in Scheiben)

⏱ **Zubereitungszeit** ca. 15 Minuten
Eiweiß 22 g • **Fett** 9 g • **Kohlenhydrate** 5 g
🔥 **Brennwert** 195 kcal

ZUBEREITUNG:

1 Den Feldsalat verlesen, waschen und trocken schleudern. In eine Schüssel geben.

2 Den Spargel waschen, im unteren Drittel schälen und holzige Enden abschneiden. Den Spargel längs mit dem Gemüseschäler in lange Streifen schneiden.

3 Für das Dressing den Essig, den Meerrettich, das Olivenöl, die Brühe und den Joghurt verrühren. Mit Salz und Pfeffer würzen.

4 Die Spargelstreifen zum Feldsalat geben und das Dressing untermischen. Die Putenbrust locker falten und auf dem Salat anrichten.

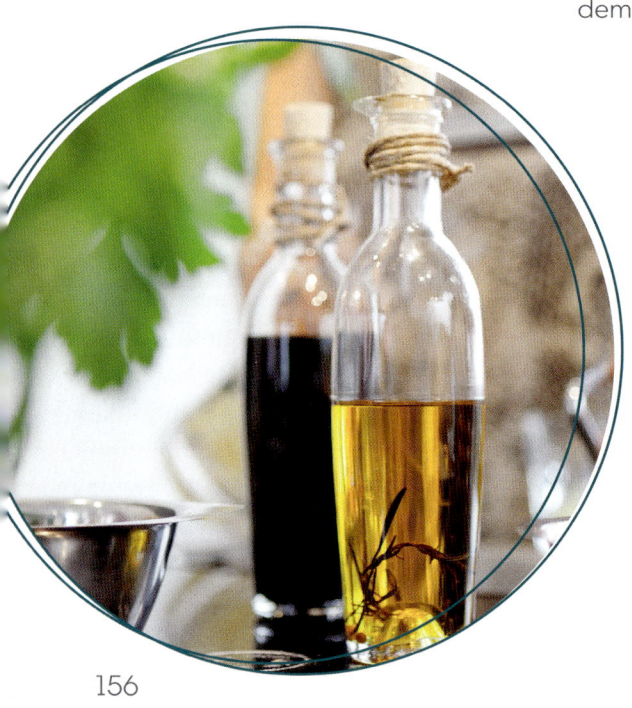

Vitello Tonnato
mit bunten Tomaten

⚫ **Zubereitungszeit** ca. 40 Minuten
Eiweiß 46 g • **Fett** 6 g • **Kohlenhydrate** 9 g
🔥 **Brennwert** 277 kcal

ZUBEREITUNG:

1 Den Backofen auf 120 °C vorheizen. Ein Ofengitter auf die mittlere Schiene und darunter ein Abtropfblech schieben.

2 Das Olivenöl in einer Pfanne erhitzen und das Kalbsfilet darin rundum 1 bis 2 Minuten anbraten. Auf das Ofengitter legen und etwa 30 Minuten fertig garen.

3 Inzwischen Joghurt, Thunfisch, Essig und Brühe in einen hohen Rührbecher geben und mit dem Stabmixer fein pürieren. Mit Salz und Pfeffer würzen.

4 Die Tomaten waschen und je nach Größe halbieren oder vierteln. Das Basilikum waschen und trocken tupfen, die Blätter abzupfen.

5 Das gegarte Kalbsfilet in sehr dünne Scheiben schneiden und mit den Tomaten auf einem Teller anrichten. Mit Salz und Pfeffer würzen. Die Sauce und das Basilikum darauf verteilen und mit den Kapern bestreuen.

ZUTATEN/PERSON:

1 TL **Olivenöl**

150 g **Kalbsfilet**

50 g **Naturjoghurt** (1,5 % Fett)

40 g **Thunfisch** (aus der Dose; im eigenen Saft)

1 TL **Weißweinessig**

2–3 EL **Gemüsebrühe**

Salz und **Pfeffer**

200 g kleine **bunte Tomaten**

3 Stiele **Basilikum**

1 TL **Kapern**

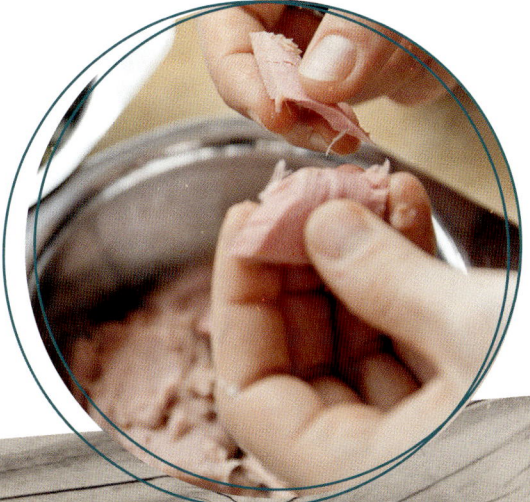

Rinder**carpaccio**

ZUTATEN/PERSON:

50 g **Rinderlende**

50 g kleine **Champignons**

1 TL **Olivenöl**

1 Spritzer **Zitronensaft**

Meersalz und **Pfeffer**

einige Blätter **Basilikum**

20 g gehobelter **Parmesan**

⚗ **Zubereitungszeit** ca. 15 Minuten (+ 1 Std. Kühlzeit)
Eiweiß 19 g • **Fett** 13 g • **Kohlenhydrate** 0 g
🔥 **Brennwert** 195 kcal

ZUBEREITUNG:

1 Die Rinderlende in Alufolie wickeln. Im Tiefkühlfach etwa 1 Stunde anfrieren lassen. Dann das Fleisch mit einem scharfen Messer in hauchdünne Scheiben schneiden. Die Pilze putzen und in feine Scheiben schneiden.

2 Einen Teller mit dem Olivenöl bepinseln. Die Rinderlende und die Champignons darauf anrichten. Mit Zitronensaft beträufeln, mit Salz und Pfeffer würzen und mit Basilikum und Parmesan garnieren.

Rettich-Lachs-**Carpaccio**

ZUTATEN/PERSON:

100 g **weißer Rettich**

80 g **Räucherlachs**

½ **Bio-Limette**

½ TL **Wasabipaste**

50 g **Naturjoghurt**
(1,5 % Fett)

2 EL **Gemüsebrühe**

Salz und **Pfeffer**

½ Kästchen **Gartenkresse**
(gewaschen)

⚗ **Zubereitungszeit** ca. 25 Minuten
Eiweiß 26 g • **Fett** 12 g • **Kohlenhydrate** 11 g
🔥 **Brennwert** 261 kcal

ZUBEREITUNG:

1 Den Rettich putzen, schälen und in feine Scheiben schneiden. Mit dem Lachs auf einem Teller auslegen.

2 Die Limette heiß waschen, trocken reiben und die Schale über Rettich und Lachs reiben. Den Saft auspressen.

3 Limettensaft, Wasabipaste, Joghurt und Brühe verrühren, salzen, pfeffern. Das Dressing auf dem Carpaccio verteilen. Die Kresse abschneiden und darüberstreuen.

Tomatencremesuppe
mit Champignons

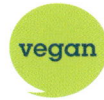 **vegan**

⏱ **Zubereitungszeit** ca. 15 Minuten
Eiweiß 11 g • **Fett** 15 g • **Kohlenhydrate** 10 g
🔥 **Brennwert** 219 kcal

ZUBEREITUNG:

1 Die Tomaten waschen und vierteln, dabei die Stielansätze entfernen. Die Tomatenviertel in Stücke schneiden. (Dosentomaten abtropfen lassen und in Stücke schneiden, den Saft anderweitig verwenden.)

2 Die Tomatenstücke mit der Brühe in einem Topf erhitzen, die Sojamilch dazugeben, kurz aufkochen lassen und anschließend mit dem Stabmixer fein pürieren.

3 Die Pilze putzen, falls nötig, trocken abreiben und vierteln. Zur Suppe geben und alles noch einmal kurz aufkochen lassen.

4 Den Schnittlauch waschen, trocken schütteln und in feine Röllchen schneiden. Unter die Suppe rühren und diese mit Salz und Pfeffer abschmecken.

ZUTATEN/PERSON:

250 g vollreife **Tomaten** (ersatzweise 1 kleine Dose Tomaten)

200 ml **Gemüsebrühe**

100 ml **Sojamilch**

50 g **rosa** oder **weiße Champignons**

20 g **Pinienkerne**

½ Bund **Schnittlauch**

Salz und **Pfeffer**

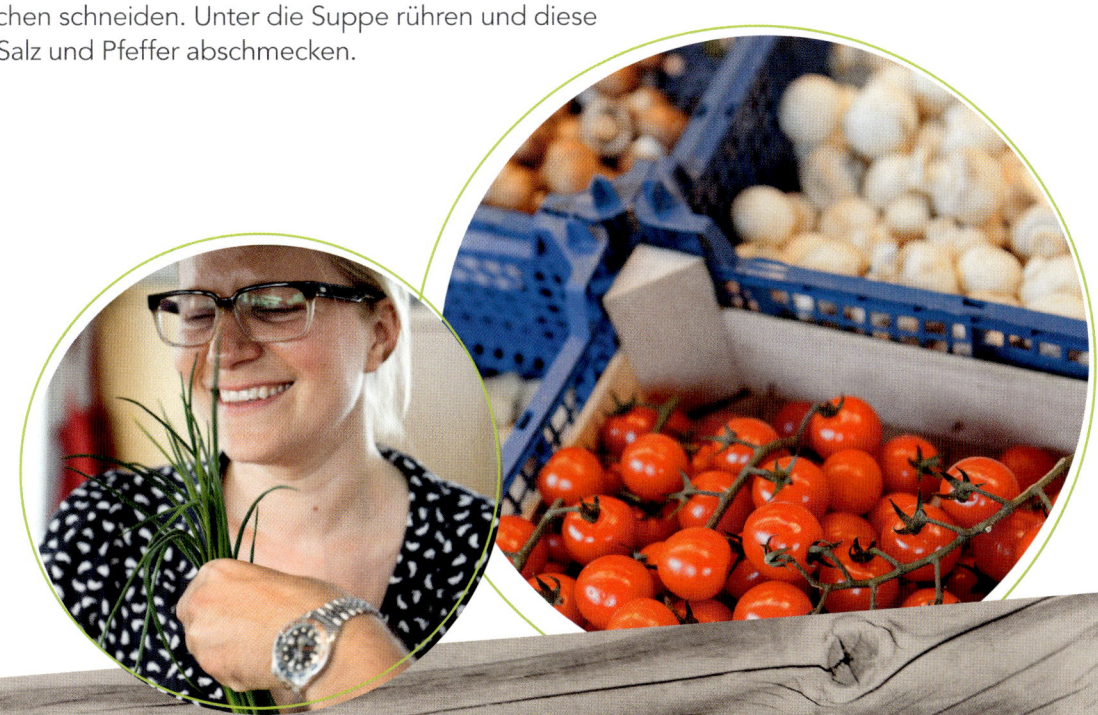

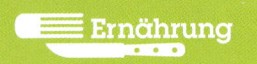

Krabben**cocktail**

ZUTATEN/PERSON:

100 g **Nordseekrabben** (vorgegart und geschält; ersatzweise Garnelen)

2–3 Spritzer **Zitronensaft**

20 g kleine **rosa** oder **weiße Champignons**

50 g **Apfel**

2 EL **Naturjoghurt** (1,5 % Fett)

1 TL **Olivenöl**

1 TL gehackte **Dillspitzen**

1–2 Spritzer **Tabasco**

Paprikapulver (edelsüß)

Salz und **Pfeffer**

3 **Salatblätter**

☻ **Zubereitungszeit** ca. 15 Minuten
Eiweiß 19 g • **Fett** 6 g • **Kohlenhydrate** 9 g
♨ **Brennwert** 172 kcal

ZUBEREITUNG:

1 Die Krabben mit etwas Zitronensaft beträufeln.

2 Die Champignons putzen, falls nötig, mit Küchenpapier trocken abreiben und in Scheiben schneiden. Den Apfel waschen, entkernen und in Würfel schneiden.

3 Krabben, Pilze und Apfel in einer Schüssel mischen.

4 Für das Dressing den Joghurt mit restlichem Zitronensaft, dem Olivenöl und dem Dill verrühren. Mit Tabasco, Paprikapulver, Salz und Pfeffer würzen. Die Krabbenmischung damit marinieren.

5 Die Salatblätter waschen, trocken tupfen und eine kleine Schüssel oder ein Cocktailglas damit auslegen. Die Krabbenmischung darauf anrichten.

YUMMMMMMY!

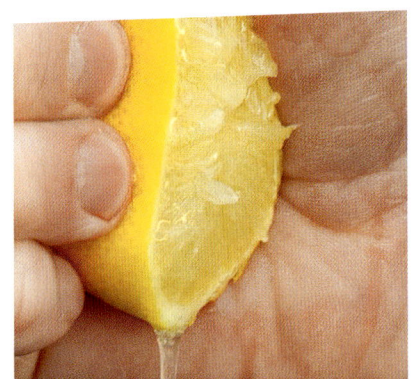
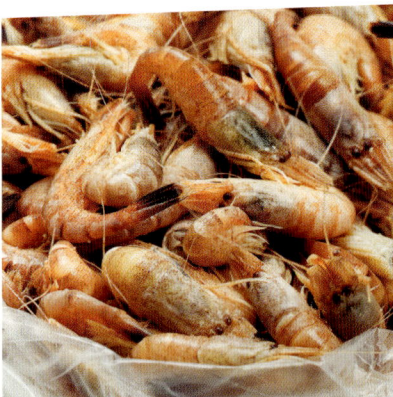
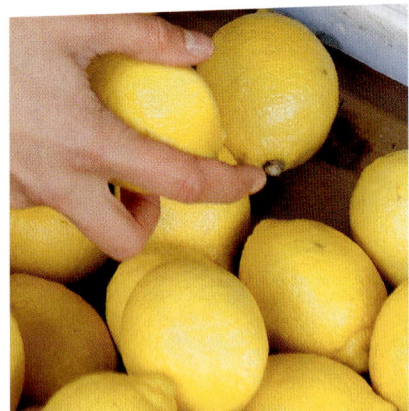

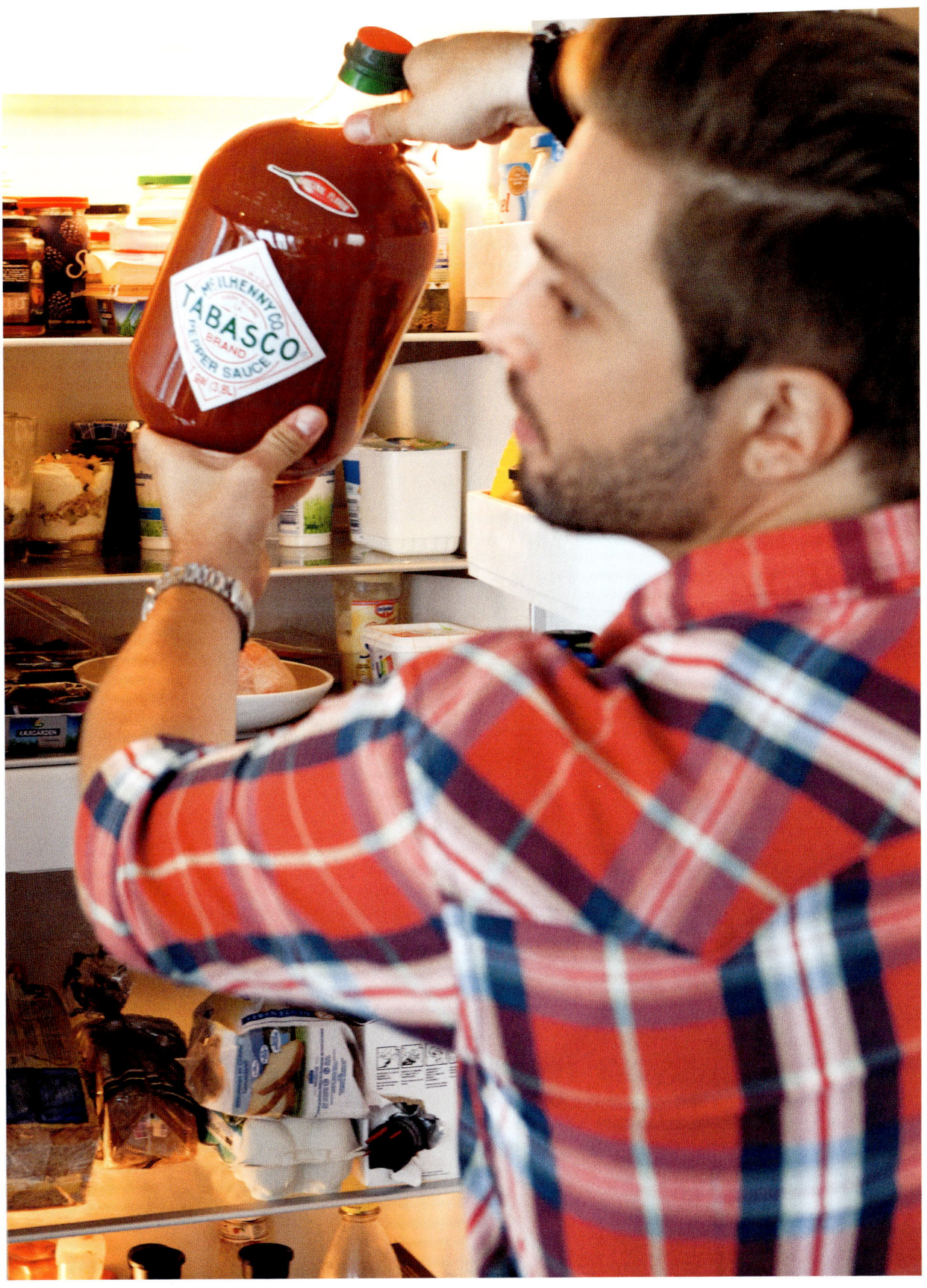

Gurkenkaltschale mit Kefir und Nordseekrabben

ZUTATEN/PERSON:

150 g **Salatgurke**

2–3 **Cocktailtomaten**

½ Bund **Dill**

Salz und **Pfeffer**

150 ml **Kefir** (1,5 % Fett)

1 Spritzer **Zitronensaft**

1 kleine **Knoblauchzehe**

100 g **Nordseekrabben**
(vorgegart und geschält;
ersatzweise Garnelen)

⏱ **Zubereitungszeit** ca. 20 Minuten
Eiweiß 24 g • **Fett** 7 g • **Kohlenhydrate** 11 g
🔥 **Brennwert** 213 kcal

ZUBEREITUNG:

1 Die Gurke schälen, halbieren und die Kerne mit einem Teelöffel entfernen. Die Gurke grob raspeln. Die Tomaten waschen und vierteln. Den Dill waschen und trocken schütteln, die Spitzen abzupfen und fein hacken.

2 Gurkenraspel, Tomatenviertel und Dill mischen, mit Salz und Pfeffer würzen und kühl stellen.

3 Kefir mit Zitronensaft, Salz und Pfeffer würzen, Knoblauch dazupressen und untermischen. Kefir über das Gemüse geben und die Krabben hinzufügen.

Joghurt-Dill-**Eier**

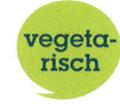
vegeta-risch

ZUTATEN/PERSON:

2 **Eier**

100 g **Naturjoghurt**
(1,5 % Fett)

1 EL **Schmand**

1 EL gehackter **Dill**

1–2 Spritzer **Sojasauce**

Salz und **Pfeffer**

3–4 Blätter **Römersalat**

⏱ **Zubereitungszeit** ca. 15 Minuten
Eiweiß 21 g • **Fett** 16 g • **Kohlenhydrate** 9 g
🔥 **Brennwert** 268 kcal

ZUBEREITUNG:

1 Die Eier hart kochen. Joghurt und Schmand cremig rühren, Dill untermischen. Mit Sojasauce, Salz und Pfeffer würzen. Die Eier kalt abschrecken, pellen und vierteln.

2 Die Salatblätter waschen, trocken schleudern und einen Teller damit auslegen. Die Eiviertel daraufsetzen und die Joghurtsauce darübergeben.

Tofubolognese
mit Asiagemüse

vegan

⏱ **Zubereitungszeit** ca. 35 Minuten
Eiweiß 30 g • **Fett** 16 g • **Kohlenhydrate** 17 g
🔥 **Brennwert** 336 kcal

ZUBEREITUNG:

1 Den Tofu mit den Händen zerbröckeln. Knoblauch, Ingwer und Zwiebel schälen und in feine Würfel schneiden.

2 Das Öl in einer Pfanne erhitzen. Tofu, Knoblauch, Ingwer und Zwiebel darin 1 bis 2 Minuten anbraten. Das Tomatenmark dazugeben und 1 Minute mitbraten. Mit der Brühe ablöschen. Die Sojasauce dazugeben und bei schwacher Hitze zugedeckt 10 Minuten köcheln lassen.

3 Den Spargel waschen und im unteren Drittel schälen, holzige Enden abschneiden. Die Zuckerschoten und die Frühlingszwiebeln putzen, waschen und in mundgerechte Stücke schneiden. Den Brokkoli waschen.

4 Das Gemüse in einen Dämpfeinsatz geben. In einem großen Topf wenig Salzwasser zum Kochen bringen, den Dämpfeinsatz hineinhängen und das Gemüse bei mittlerer Hitze 4 bis 5 Minuten bissfest dämpfen.

5 Den Koriander waschen und trocken tupfen, die Blätter abzupfen. Das Gemüse mit der Tofubolognese anrichten und mit Korianderblättern bestreuen.

ZUTATEN/PERSON:

150 g **Tofu**

1 **Knoblauchzehe**

20 g **Ingwer**

1 **rote Zwiebel**

1 TL **Öl**

1 TL **Tomatenmark**

100 ml **Gemüsebrühe**

1 EL **Sojasauce**

100 g **grüner Spargel**

100 g **Zuckerschoten**

100 g **Frühlingszwiebeln**

50 g **Brokkoliröschen**

Salz

3 Stiele **Koriander**

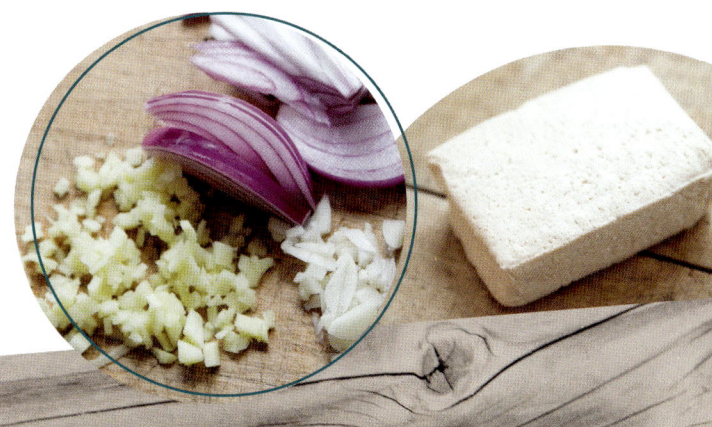

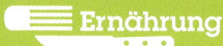
Lachsfilet
im Gemüsebett

ZUTATEN/PERSON:

100 g **Blattspinat**
(tiefgekühlt, aufgetaut)

2 kleine **Tomaten**

1 **Zwiebel**

Salz und **Pfeffer**

120 g **Lachsfilet**
(ohne Haut)

etwas **Zitronensaft**

1 TL gehackter **Dill**

⏱ **Zubereitungszeit** ca. 20 Minuten
   Eiweiß 26 g • **Fett** 16 g • **Kohlenhydrate** 5 g
🔥 **Brennwert** 280 kcal

ZUBEREITUNG:

1 Den Backofen auf 200°C vorheizen. Den Spinat in eine ofenfeste Form geben. Die Tomaten waschen und in Scheiben schneiden, dabei die Stielansätze entfernen.

2 Die Zwiebel schälen und in Ringe schneiden. Die Zwiebelringe auf dem Spinat verteilen und mit Salz und Pfeffer würzen.

3 Das Lachsfilet waschen und trocken tupfen, mit dem Zitronensaft beträufeln, mit Salz und Pfeffer würzen und mit dem Dill bestreuen. Auf das Spinatbett legen und mit den Tomatenscheiben bedecken. Im Ofen auf der mittleren Schiene etwa 15 Minuten garen.

LAST-MINUTE-HUNGER-HILFE

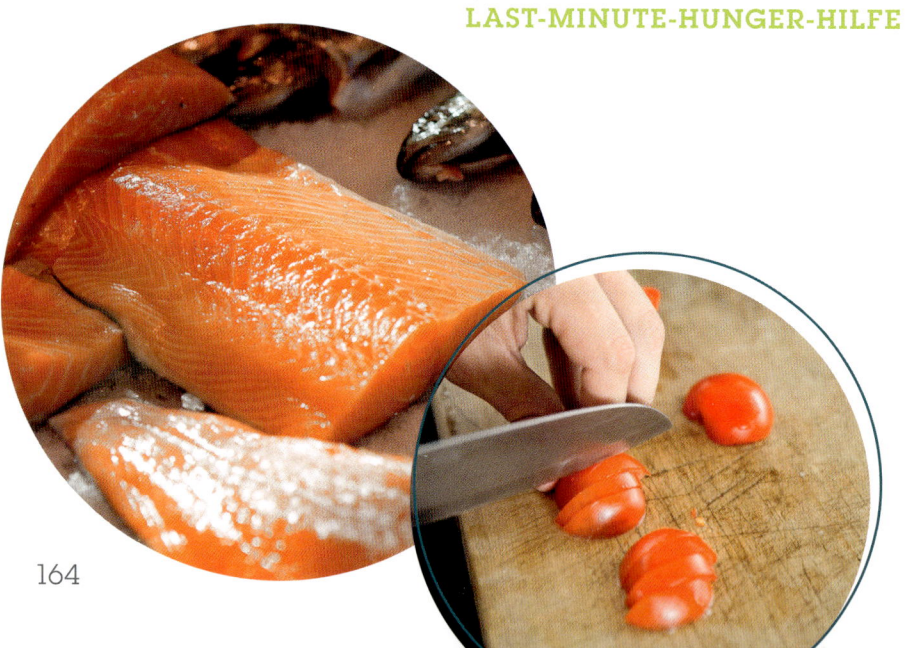

Lachsfilet
mit Zitronenjoghurt

⏱ **Zubereitungszeit** ca. 25 Minuten
   Eiweiß 26 g • **Fett** 18 g • **Kohlenhydrate** 8 g
🔥 **Brennwert** 307 kcal

ZUBEREITUNG:

1 Den Backofen auf 90°C vorheizen. Das Lachsfilet waschen und trocken tupfen. Auf einen Teller legen und mit Frischhaltefolie bedecken. Im Ofen auf der mittleren Schiene 20 Minuten garen.

2 Die Zitrone heiß waschen und trocken reiben. Die Schale fein abreiben und den Saft auspressen. Den Dill waschen und trocken tupfen, die Spitzen abzupfen. Ein paar Dillspitzen beiseitelegen, den Rest fein hacken.

3 Den Joghurt mit Zitronenschale, Zitronensaft und dem gehackten Dill verrühren. Mit Salz, Pfeffer und Chiliflocken würzen.

4 Die Gurke schälen und nach Belieben längs oder quer in dünne Scheiben schneiden.

5 Das Lachsfilet aus dem Ofen nehmen und mit Salz, Pfeffer und Chiliflocken würzen. Auf den Gurkenscheiben anrichten, mit dem Dressing beträufeln und mit den beiseitegelegten Dillspitzen bestreuen.

ZUTATEN/PERSON:

125 g **Lachsfilet** (ohne Haut)

½ **Bio-Zitrone**

½ Bund **Dill**

50 g **Naturjoghurt** (1,5 % Fett)

Salz und **Pfeffer**

Chiliflocken

1 **Minigurke** (ca. 200 g)

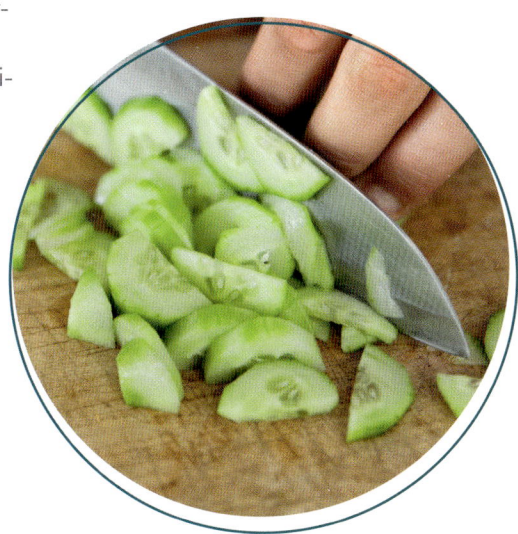

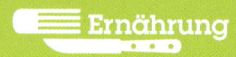

Im Wok gedämpfter
Kabeljau auf Blattspinat

ZUTATEN/PERSON:

100 g **Blattspinat**
(frisch oder tiefgekühlt)

1 kleine **Möhre**

200 g **Kabeljaufilet**

1–2 Spritzer **Zitronensaft**

Salz und **Pfeffer**

etwas gehackter **Ingwer**

etwas abgeriebene Schale
von 1 **Bio-Zitrone**

1 **Frühlingszwiebel**

⏱ **Zubereitungszeit** ca. 30 Minuten
   Eiweiß 44 g • **Fett** 2 g • **Kohlenhydrate** 7 g
🔥 **Brennwert** 249 kcal

ZUBEREITUNG:

1 Frischen Spinat verlesen, waschen und trocken schleudern, grobe Stiele entfernen. Tiefgekühlten Spinat auf-
tauen lassen. Den Spinat auf einem Teller verteilen.
Die Möhre putzen, schälen und mit dem Gemüseschäler
in feine Streifen schneiden.

2 Das Kabeljaufilet waschen und trocken tupfen, mit Zitro-
nensaft beträufeln und mit Salz und Pfeffer würzen.
Auf den Spinat legen und den Fisch mit Möhrenstreifen,
Ingwer und Zitronenschale belegen.

3 Ein Souffléförmchen oder eine Kaffeetasse umgedreht in
den Wok (oder einen großen Topf) stellen. Den Wok etwa
4 cm hoch mit Wasser füllen und das Wasser zum
Kochen bringen. Den Teller mit dem Fisch auf die Form
bzw. Tasse stellen, den Wok zudecken und den Fisch und
das Gemüse 10 bis 12 Minuten dämpfen.

4 Die Frühlingszwiebel putzen, waschen und in feine Ringe
schneiden. Den gedämpften Fisch damit bestreuen.

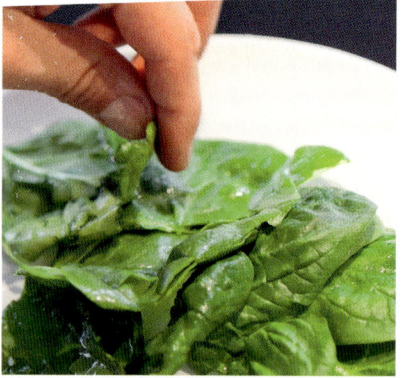
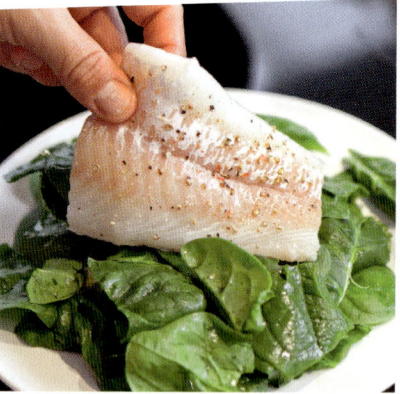
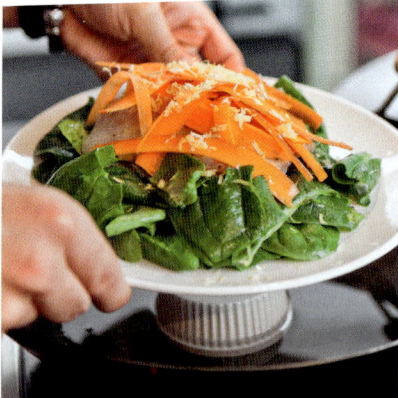

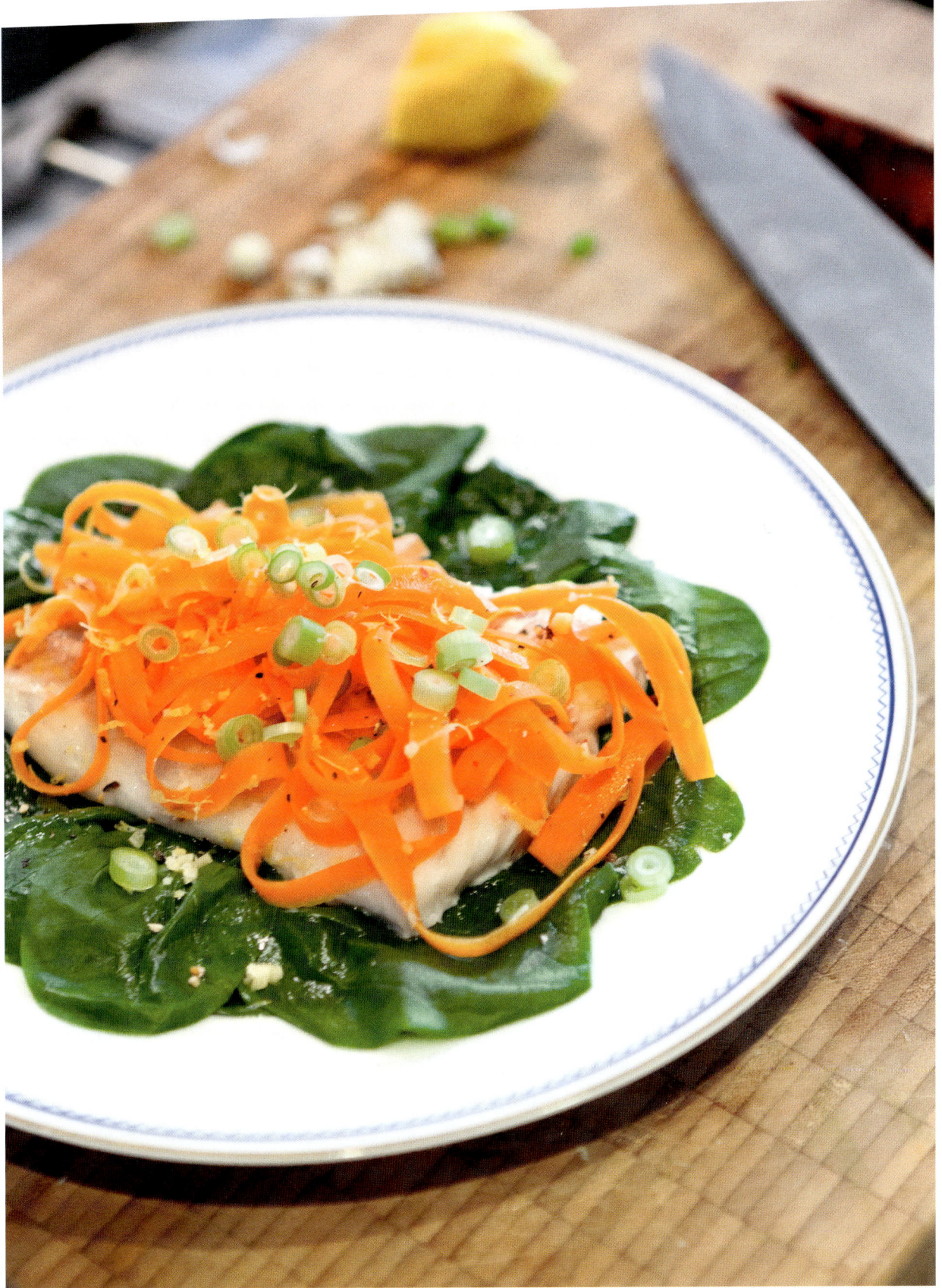

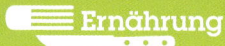

Rumpsteak
mit Cocktailtomaten

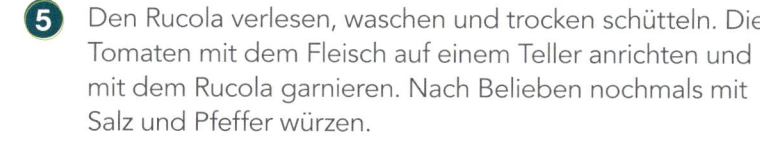

⚙ **Zubereitungszeit** ca. 15 Minuten
Eiweiß 28 g • **Fett** 13 g • **Kohlenhydrate** 4 g
🔥 **Brennwert** 245 kcal

ZUTATEN/PERSON:

120 g mageres **Rumpsteak**

80 g **Cocktailtomaten**

1 kleine **Frühlingszwiebel**

1 TL **Öl**

Salz und **Pfeffer**

1 Handvoll **Rucola**

ZUBEREITUNG:

1 Das Rumpsteak von Fett und Sehnen befreien (oder vom Metzger entfernen lassen).

2 Die Tomaten waschen und halbieren. Die Frühlingszwiebel putzen, waschen und in feine Ringe schneiden.

3 Tomaten und Frühlingszwiebel in einen Topf geben und so viel Wasser angießen, dass der Boden knapp bedeckt ist. Das Gemüse darin bei schwacher Hitze zugedeckt etwa 10 Minuten dünsten.

4 Das Öl in einer Pfanne erhitzen und das Fleisch darin bei starker Hitze auf beiden Seiten anbraten. Anschließend auf jeder Seite etwa 5 bis 7 Minuten rare, medium oder well done braten – je nach Geschmack. Mit Salz und Pfeffer würzen.

5 Den Rucola verlesen, waschen und trocken schütteln. Die Tomaten mit dem Fleisch auf einem Teller anrichten und mit dem Rucola garnieren. Nach Belieben nochmals mit Salz und Pfeffer würzen.

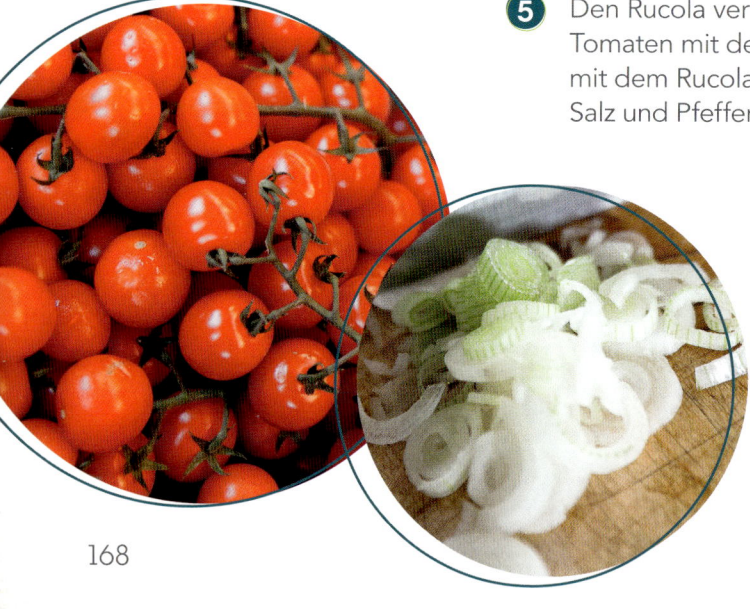

Rinderfilet mit Senfkruste und Kohlrabigemüse

⏱ **Zubereitungszeit** ca. 30 Minuten
Eiweiß 31 g • **Fett** 9 g • **Kohlenhydrate** 9 g
🔥 **Brennwert** 247 kcal

ZUBEREITUNG:

1 Den Backofen auf 100°C vorheizen. Auf die mittlere Schiene ein Ofengitter und darunter ein Abtropfblech schieben.

2 Die Zwiebel schälen und in sehr feine Würfel schneiden. Die Brühe in einem Topf aufkochen und die Zwiebelwürfel darin 1 bis 2 Minuten köcheln lassen. In ein Sieb abgießen, die Brühe auffangen und zurück in den Topf geben. Die Zwiebelwürfel mit dem Senf verrühren.

3 Das Rinderfilet mit Salz und Pfeffer würzen und auf einer Seite mit der Zwiebel-Senf-Paste bestreichen. Das Olivenöl in einer Pfanne erhitzen und das Filet auf beiden Seiten bei starker Hitze kurz anbraten. Dann im Ofen auf dem Ofengitter 15 bis 20 Minuten gar ziehen lassen.

4 Den Kohlrabi putzen, schälen und in ½ cm dicke Stifte schneiden. In der Brühe 6 bis 8 Minuten weich garen. Den Estragon waschen und trocken tupfen, die Blätter abzupfen und fein hacken. Zum Kohlrabi geben und mit Salz und Pfeffer würzen.

5 Die Radieschen waschen, putzen, in feine Scheiben schneiden und unter das Kohlrabigemüse mischen. Mit dem Rinderfilet anrichten.

ZUTATEN/PERSON:

1 kleine **Zwiebel**

100 ml **Gemüsebrühe**

1 TL mittelscharfer **Senf**

125 g **Rinderfilet**
(ca. 1,5 cm dick)

Salz und **Pfeffer**

1 TL **Olivenöl**

150 g **Kohlrabi**

1 Stiel **Estragon**

4 **Radieschen**

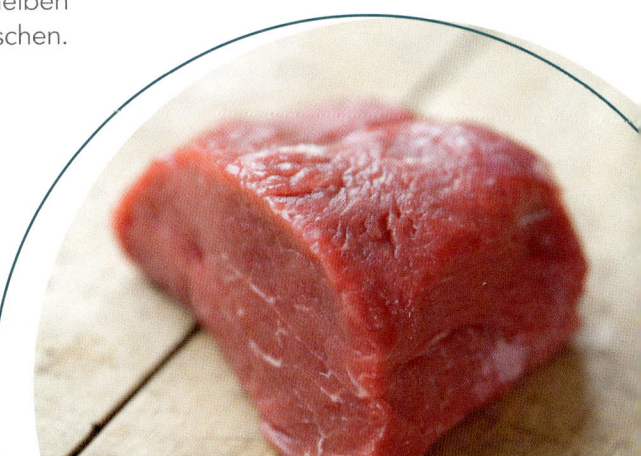

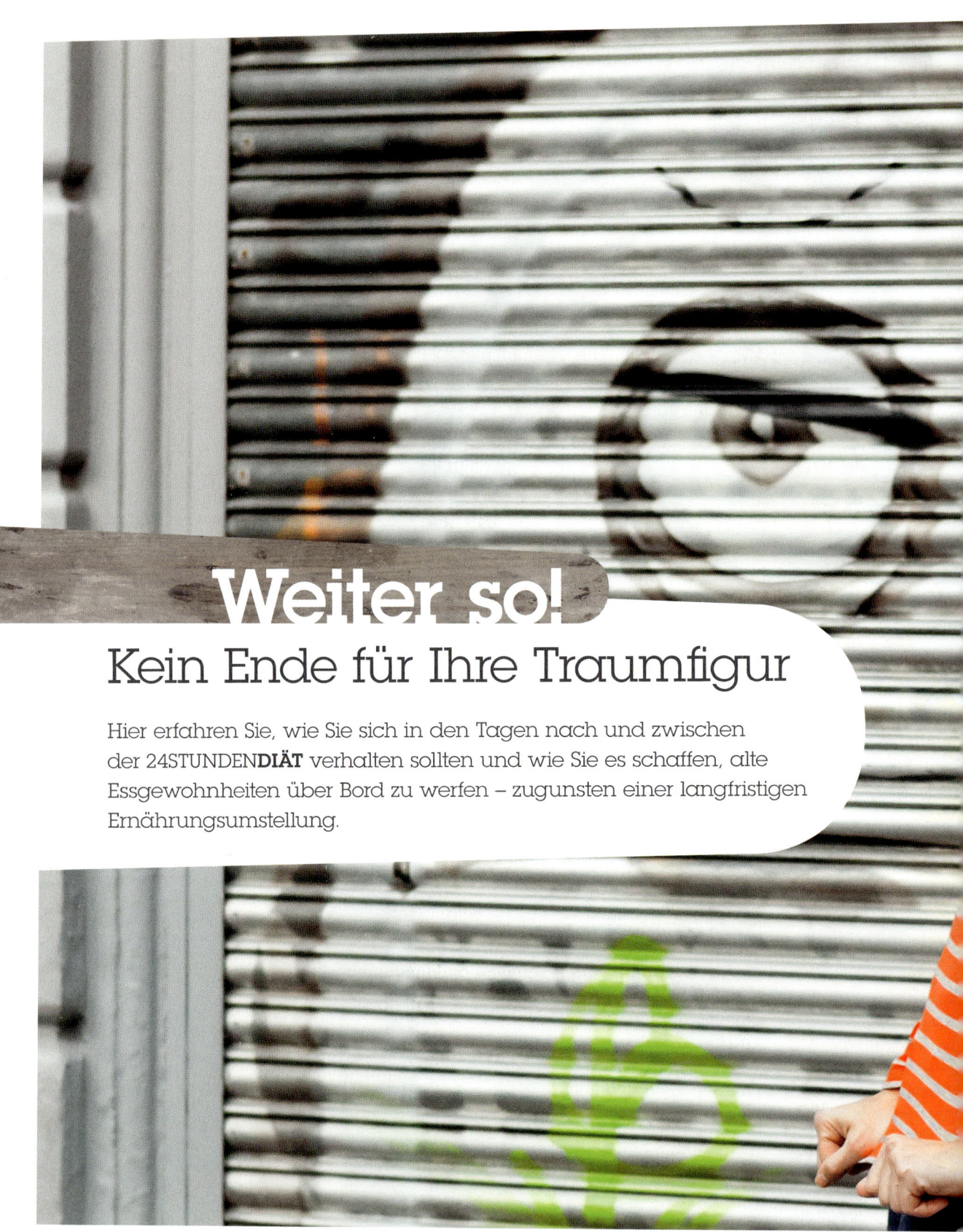

Weiter so!

Kein Ende für Ihre Traumfigur

Hier erfahren Sie, wie Sie sich in den Tagen nach und zwischen der 24STUNDEN**DIÄT** verhalten sollten und wie Sie es schaffen, alte Essgewohnheiten über Bord zu werfen – zugunsten einer langfristigen Ernährungsumstellung.

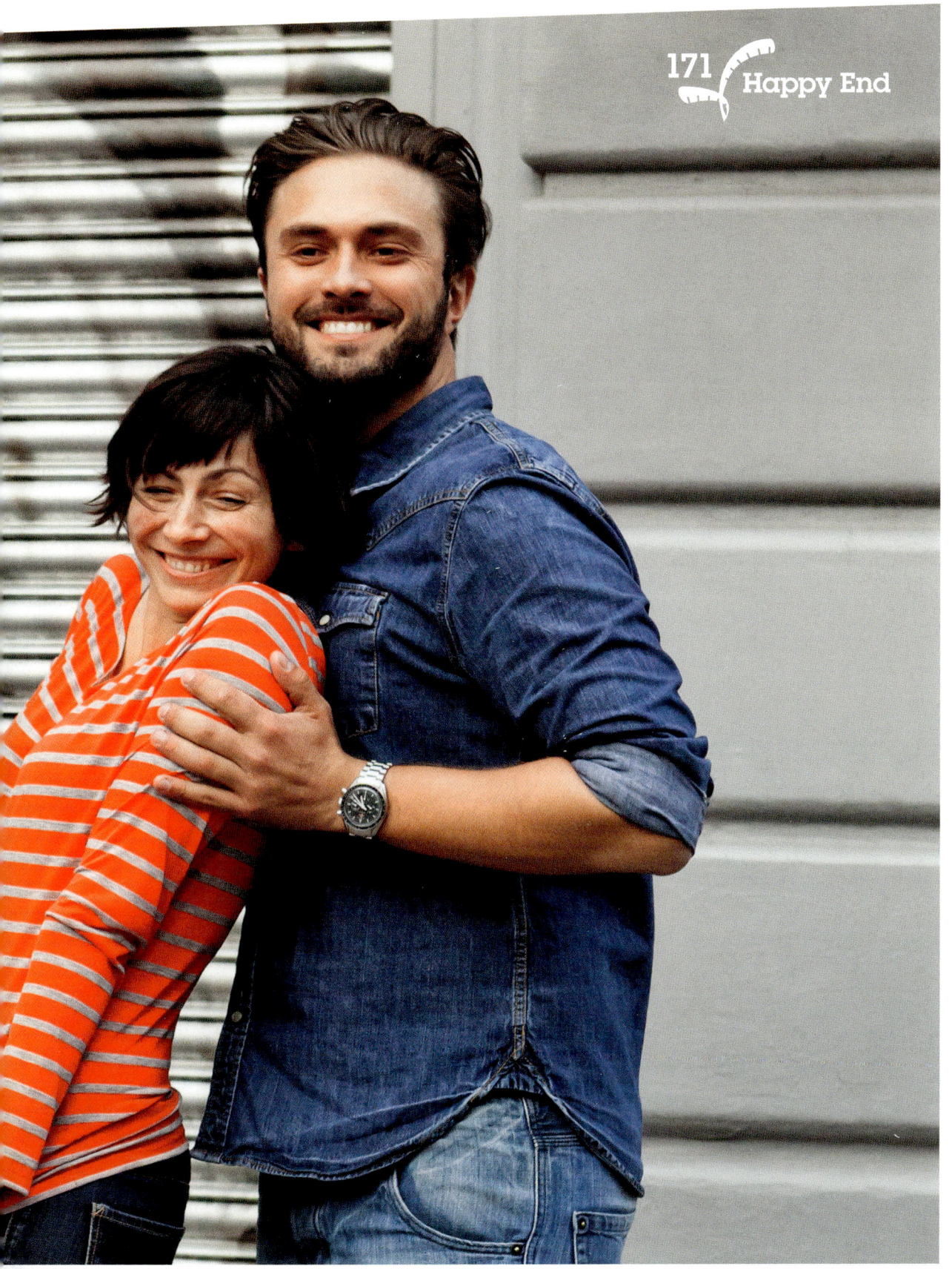

Ein Leben lang
eine gute Figur machen

Sie können die 24STUNDEN**DIÄT** so oft in Ihren Alltag einbauen, bis Sie Ihr Wunschgewicht erreicht haben. Sie sollten Ihrem Körper allerdings zwischen den Diättagen zwei bis drei Tage Ruhe gönnen. Hören Sie dabei einfach auf Ihr Gefühl – das sagt Ihnen genau, wann Sie wieder bereit für die nächste Phase maximaler Fettverbrennung sind.

Keine Panik: Es ist ganz normal, wenn Ihr Gewicht unmittelbar in den Tagen nach der 24STUNDEN**DIÄT** etwas ansteigt. Das liegt daran, dass Ihre Muskeln wieder Kohlenhydrate (Glykogen) und Wasser speichern. Das Fett ist weg und bleibt weg! Vorausgesetzt natürlich, dass Sie die während der 24STUNDEN**DIÄT** eingesparten Kalorien nicht gleich doppelt und dreifach nachfuttern – sonst machen Sie Ihren Fettverlust ganz schnell wieder zunichte. Leider lässt sich folgende Grundregel, die Sie ja längst kennen, nicht außer Kraft setzen: Wer mehr Kalorien verbraucht, als er isst, nimmt ab. Wer weniger verbraucht, als er isst, nimmt garantiert wieder zu!

Kleine Sünden machen nicht dick

Es sind nicht die paar Einladungen zum Essen oder Festtage, die für unerwünschte Pfunde sorgen. Übergewicht entsteht nicht in der Zeit zwischen Weihnachten und Neujahr, sondern zwischen Neujahr und Weihnachten. Die beste Strategie gegen das frustrierende Auf und Ab auf der Waage ist daher eine dauerhafte Umstellung des Ess- und Bewe-

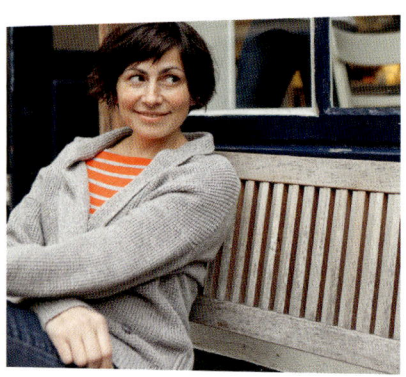
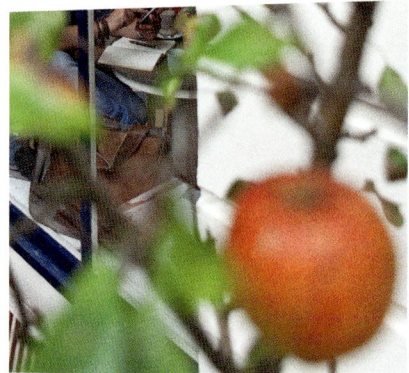
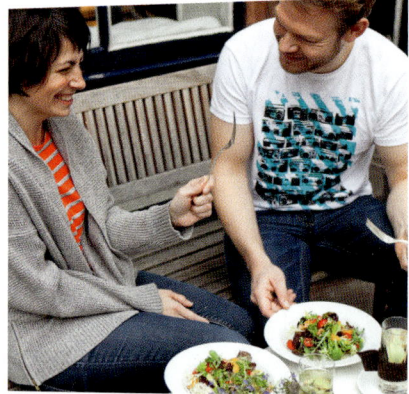

gungsverhaltens. Konkret heißt das: Legen Sie mehr Wert auf (kalorien-)bewusste Ernährung. Bringen Sie mehr Bewegung und Genuss in Ihr Leben, pflegen Sie einen aktiven Lebensstil und finden Sie eine gesunde Balance.

Ganz ohne Disziplin geht es leider nicht

Viele scheitern nach einer Diät, weil Sport in ihrem Alltag eine zu kleine oder gar keine Rolle spielt. Und weil das Bewusstsein fehlt, aktiv etwas tun zu müssen, um die eigene Situation zu ändern. Im Klartext bedeutet das: sich aufraffen und Sport treiben. Abwarten allein verbrennt keine Kalorien. Lassen Sie sich nicht in den alten Schlendrian zurückfallen. Schließlich war er ja die Ursache für zu viele Pfunde und die Unzufriedenheit mit der eigenen Figur.

Sport macht ausgeglichener und zufriedener. Der Organismus schüttet Glückshormone aus, die die Laune heben. Menschen, die mit ihrem Gewicht unzufrieden sind, erfüllt oft allein schon das Wissen darum, dass sie ihr Problem nun endlich angehen, mit Stolz und Lebensfreude. Sie sind aktiver, können morgens leichter aufstehen und fühlen sich auch bei der Arbeit besser. Körperliches Training wirkt auch auf andere Weise im Kopf: Es gibt Anzeichen dafür, dass das Zentrum im Gehirn, das für die Regulation des Essverhaltens zuständig ist, besser ins Gleichgewicht kommt. Dadurch stellt sich das Sättigungsgefühl wieder rechtzeitig ein, das viele Übergewichtige oft verzögert – sprich zu spät – wahrnehmen.

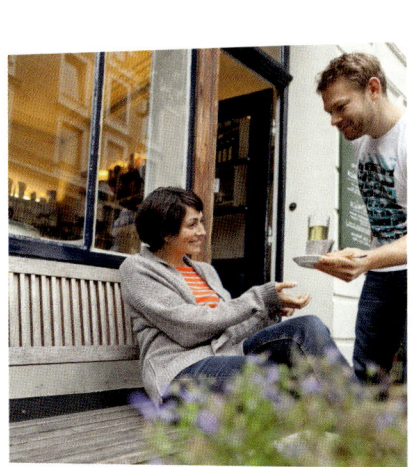

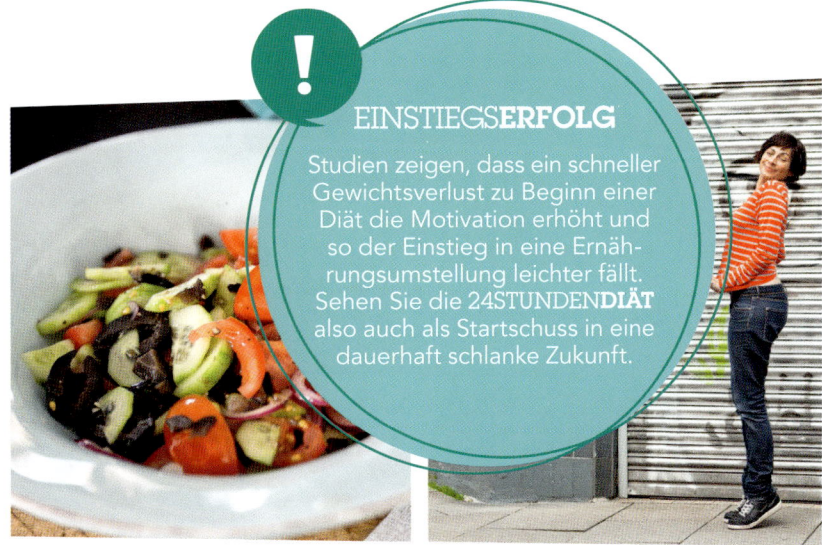

!

EINSTIEGSERFOLG

Studien zeigen, dass ein schneller Gewichtsverlust zu Beginn einer Diät die Motivation erhöht und so der Einstieg in eine Ernährungsumstellung leichter fällt. Sehen Sie die 24STUNDENDIÄT also auch als Startschuss in eine dauerhaft schlanke Zukunft.

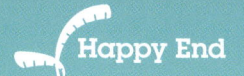
Darum sind **Verbote verboten**

Versuchen Sie bitte nicht, Ihr Verhalten radikal umzustellen und sich jeglichen Genuss zu verbieten. Die leidvolle Erfahrung ganz vieler zeigt: Das funktioniert garantiert nicht.

Bestimmt kennen Sie dieses verhängnisvolle Gedankenkarussell, das sich um Verbote und schlechtes Gewissen dreht: das sogenannte »Rosa-Nilpferd-mit-grünen-Punkten-Phänomen«. Oder haben Sie noch nie davon gehört? Dann bitte nun die Augen schließen. Und stellen Sie sich jetzt ja nicht ein rosarotes Nilpferd mit grünen Punkten vor! Was ist passiert? Hat sich gerade ein rosa Nilpferd mit grünen Punkten vor Ihrem geistigen Auge gezeigt? Sehen Sie, genau dasselbe passiert, wenn man während einer Diät (und auch sonst) bloß nicht an Schokolade, Pommes frites und Sahnetorten denken darf: Diese »verbotenen Lebensmittel« machen sich ständig im Kopf breit.

Und was ist dann das Ende vom Lied? Klar, wir greifen zur Schokolade, futtern Pommes frites oder große Stücke von der verführerischen Sahnetorte. **Weil besonders Verbote komischerweise immer reizvoll sind, sind Essensverbote künftig verboten. Lassen Sie kleine Sünden zu, aber behalten Sie die Kontrolle.**

Dogmatische Strenge beim Essen ist nie hilfreich. Im Gegenteil. Starre Diätpläne, stures Kalorienzählen, Essen nach dem Alles-oder-nichts-Prinzip, Verzicht auf bestimmte, angeblich dick machende Lebensmittel, einzelne Mahlzeiten einfach ausfallen lassen – all das ist letzlich kontraproduktiv. Wer auf die eigenen Bedürfnisse keinerlei Rücksicht nimmt, macht etwas grundsätzlich falsch.

Nur mit einem genussvollen, abwechslungsreichen Speiseplan kann langfristig eine Umstellung des Ernährungsverhaltens gelingen.

Nur Verbote sind verboten

Das Prinzip
flexibler Kontrolle

Setzen Sie auf das Prinzip der flexiblen Kontrolle, das heißt: Berücksichtigen Sie die jeweilige Situation, in der Sie sich beim Essen befinden. Macht doch nichts, wenn Sie mal aus gutem Grund (z.B. eine wunderbare Einladung, eine Urlaubsreise, ein Schlemmermenü im Lieblingsrestaurant) über die Stränge schlagen. Na und? Diese Extrakalorien lassen sich leicht wieder ausgleichen, indem Sie sie bei den nächsten Mahlzeiten einsparen. Oder besser noch: Sie legen einfach eine zusätzliche Trainingseinheit ein. **Flexible Kontrollen sind eine smarte Methode mit dem Ziel, mittelfristig »gute Essensgewohnheiten« auszubilden.** Zu den flexiblen Maßnahmen können auch sogenannte Schalttage zählen, an denen Sie gezielt weniger und bewusster essen, um die Bilanz kleiner »Sünden« zu korrigieren. Eine geringfügige Gewichtszunahme (also zwei bis drei Kilo) sollten Sie nicht als Problem ansehen, diese lässt sich auf alle Fälle leicht und kurzfristig ausgleichen – eben durch einen 24STUNDEN**DIÄT**-Tag.

Kurzfasten für zwischendurch

Kurzfastenprogramme sind z.B. ein- bis dreitäge **Obst- oder Safttage oder Reistage mit Obst.** Vorzugsweise sollten die ausgewählten Tage nicht mit allzu vielen Terminen und Verpflichtungen verbunden sein. Beim Kurzfasten gibt es relativ kalorienarmes Essen, das dank des hohen Kaliumanteils zu einer spürbaren Entwässerung führt und damit Entlastung auf der Waage bringt. Darüber hinaus werden komplette Trinknahrungen (Diätshakes) angeboten, die aufgrund gesetzlicher Vorgaben ein gutes Nährstoffverhältnis aufweisen: Reichlich Proteine sollen die Muskelsubstanz erhalten, Mikronährstoffe (Vitamine und Mineralstoffe) sorgen für einen aktiven Stoffwechsel.
Auch unsere 24STUNDEN**DIÄT** ist ein (wissenschaftlich weiterentwickeltes) flexibles Kurzfastenprogramm, dass durch ein begleitendes Bewegungstraining gezielt optimiert wird. Das Ziel: größtmöglicher Gewichtsverlust durch Fettabbau, während die Muskulatur geschont wird.

!

ZUR
ERINNERUNG:

Während Fettgewebe Kalorien speichert, verbrennen Muskeln Kalorien. Schließlich sind Muskeln für eine straffe Figur zuständig – sie sind also körpereigene Bodybuilder!

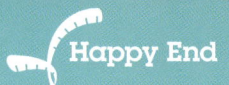

Für immer schlank:
10 Schritte für langfristigen Erfolg

1 Täglich mindestens 2 Liter energiearme Flüssigkeit trinken und ballaststoffreich essen.

2 Keine Kalorien zählen, dafür aber bei Fett und Alkohol sparen. Bei kohlenhydratreichen Lebensmitteln auf den Glykämischen Index achten (siehe S. 44) und auch die Mengen im Auge behalten.

3 Regelmäßig essen, nicht aber ständig zwischendurch.

4 Genügend Eiweiß, Vitamine und Mineralstoffe für einen aktiven Stoffwechsel und ein gesundes Aussehen verzehren.

5 Sich nichts verbieten. Alles ist erlaubt, aber immer nach persönlich richtigem Maß und in der richtigen Abwechslung.

6 Auch kleine Mahlzeiten genießen. Immer bewusst essen und nicht nebenbei.

7 Stress nicht mit Essen kompensieren, sondern mit Bewegung und Entspannungsübungen.

8 Gelegentlich ein Ernährungstagebuch führen. Wenn Sie alles notieren, was Sie essen, ist das der beste Weg zu einer bewussten Ernährung.

9 Realistisch bleiben und sich kleine positive Ziele setzen. Konsequente Umstellung der Ernährung und Bewegung sind die beste Basis.

10 Das hochwirksame Fettverbrennungssystem des Körpers durch regelmäßiges Training aktivieren und in Schwung halten. Je mehr Muskeln bewegt werden, umso besser!

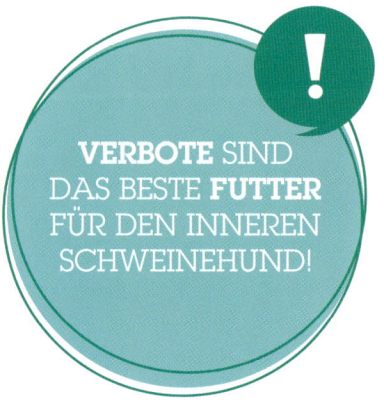

VERBOTE SIND DAS BESTE **FUTTER** FÜR DEN INNEREN SCHWEINEHUND!

Kennen Sie das? Sie haben den ganzen Tag eisern auf Schokolade verzichtet. Doch vor dem Fernseher fängt plötzlich der innere Schweinehund an zu bellen: »Komm schon, gönn dir doch was!« Und schon geht die Schokoladenfutterei los. Maßlos, nach dem Motto »Jetzt ist es eh egal«, ist – ruck, zuck – die ganze Tafel verputzt. Die bessere Strategie: Künftig sich nichts mehr verbieten, sondern kontrolliert genießen ...

Warum Sie **Stress** vermeiden sollten

Ihr Motto für das perfekte Abnehmen ist mit drei Worten gut beschrieben: Bleiben Sie cool! Denn dauerhafte Anspannung hat fatale Folgen für die Figur. Die Weltgesundheitsorganisation (WHO) hat Stress zur größten Gesundheitsgefahr des 21. Jahrhunderts erklärt. Bei fast 70 Prozent aller Erkrankungen ist Stress mitverantwortlich. **Studien belegen: Durch eine dauerhafte Anspannung ist der Pegel bestimmter Stresshormone wie Adrenalin und Cortisol chronisch erhöht.** Dies wiederum führt zu einem starken Abfall des Blutzuckerspiegels – was Essgelüste und Heißhunger auslöst. Fatalerweise wächst bei Stress vor allem das Verlangen auf süßes und fettiges Essen. Außerdem fördert die Ausschüttung der Stresshormone die Fetteinlagerung. Leider wird Fett nicht irgendwo gespeichert, sondern meist in der Bauchregion – also dort, wo es uns am meisten ärgert. Schlimmer noch: Das Risiko von Herz-Kreislauf-Erkrankungen und Diabetes erhöht sich dramatisch. Weitere unerwünschte Stress-Nebenwirkungen: Die Verdauung verlangsamt sich, die Produktion gewichtsregulierender Hormone (z.B. des Wachstumshormons HGH und des Sättigungshormons Leptin) nimmt ab. **Versuchen Sie in Zukunft, möglichst entspannt zu bleiben und den Dickmacher Stress zu vermeiden.** Mit diesen Tipps gelingt Ihnen das garantiert:

- Bauen Sie in Ihren Alltag Entspannungsinseln ein – legen Sie beispielsweise alle anderthalb Stunden eine kurze Pause ein.

- Nur abseits von der Stressursache (z.B. hohes Arbeitspensum im Büro) kann sich beim Essen Regeneration für Körper und Geist einstellen. Verlassen Sie zum Essen den Schreibtisch. Meiden Sie beim Essen Ablenkung (wie Lesen, Telefonieren oder Jobtalk). Kauen Sie gründlich.

- Dosierte Bewegung hilft gegen Stress: Sanfte Übungen (wie Qigong, Yoga oder Tai Chi) helfen, wieder ins Gleichgewicht zu kommen.

Fakt ist: Eine schlanke Figur ist auch Kopfsache. **Jeder kann es schaffen, fitter, gesünder und attraktiver zu werden!**

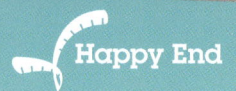
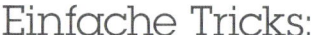

Einfache Tricks:
So überlisten Sie den kleinen Hunger

Der Magen knurrt, es macht sich Schwäche bemerkbar: Hunger! Hunger ist ein lebensnotwendiges Signal: Er veranlasst uns zur Nahrungsaufnahme. Sättigung hingegen ist das Stoppsignal, das die Nahrungsaufnahme beenden soll.

Diese Reaktion ist allerdings weniger zuverlässig als der Hunger und funktioniert auch nur richtig bei einem täglichen Mindestenergieverbrauch im Bereich von 2500 bis 3000 Kilokalorien – also deutlich mehr, als ein körperlicher »Leichtarbeiter« (und dazu zählen die meisten) an Energie umsetzt. Wer zu dieser Gruppe gehört, also einer (sitzenden) Bürotätigkeit nachgeht, sollte für sein schlankes Leben folgende Sättigungstipps beherzigen:

- Verwechseln Sie Durst nicht mit Hunger. Trinken Sie schluckweise ein großes Glas (Mineral-)Wasser, statt immer gleich zu fester Nahrung zu greifen – so können Sie das Hungergefühl austricksen.

- Wählen Sie große Portionen volumenreicher Lebensmittel (Salat, Gemüse, wasserreiche Früchte, ballaststoffhaltige Vollkornprodukte, Hülsenfrüchte), um den Magen zu füllen.

- Setzen Sie beim Abnehmen vor allem auf eiweißreiche Lebensmittel (Fleisch, Fisch, Ei, Käse und Quark), denn Eiweiß sättigt besonders gut (siehe S. 53).

- Nutzen Sie unsere Rezeptideen (ab S. 96) ruhig auch mal zwischen den 24STUNDEN**DIÄT**-Tagen und nach der Reduktionsphase. Sie eignen sich ideal, um das Gewicht dauerhaft und nachhaltig zu stabilisieren. Optimal ist es, wenn Sie z.B. das Abendessen durch eines unserer Gerichte ersetzen.

- Essen Sie langsam, kauen Sie gut und genießen Sie jeden Bissen wie ein Feinschmecker. Erst 20 Minuten nach Beginn der Nahrungsaufnahme sendet der Magen die ersten Sättigungssignale ans Gehirn.

Die Rolle von **Alkohol beim Abnehmen**

Es gibt überzeugende Gründe, den Genuss alkoholischer Getränke deutlich einzuschränken, wenn Sie abnehmen wollen. Denn Bier, Wein & Co. sind nicht nur flüssige Kalorienbomben, Alkohol regt auch den Appetit an. Nicht ohne Grund wird gern vor dem Essen ein Aperitif gereicht. Alkohol hat fast doppelt so viele Kalorien (7 kcal) wie Kohlenhydrate oder Proteine (4 kcal). **Wenn der Organismus Alkohol abbauen muss, wird immer der Fettabbau im Körper zurückgestellt.**
Und was ist mit der angeblich fettkillenden Wirkung von hochprozentigem Alkohol nach dem Essen? Der populäre Verdauungsschnaps ist in diesem Zusammenhang ein Trugschluss. Das Gegenteil ist der Fall: Er hilft nur bei der Fettverdauung und unterstützt die fettspaltenden Verdauungsenzyme bei ihrer Arbeit. Der Körper kann das Nahrungsfett hierdurch erst richtig nutzen, sei es zur Energiegewinnung oder zur Anlage von Fettdepots als Energiespeicher. Was nach schweren Speisen als Erleichterung empfunden wird, ist lediglich auf die bessere Bekömmlichkeit zurückzuführen, weil Alkohol die Verarbeitung im Darm verbessert. Dennoch, Fett mit Alkohol zu »bekämpfen« hilft beim Abnehmen kein bisschen.

Gegen ein Glas Weinschorle (gut verdünnt) zum Essen ist natürlich nichts einzuwenden. Generell empfiehlt es sich, nach jedem Schluck Wein stets großzügig Wasser zu trinken.

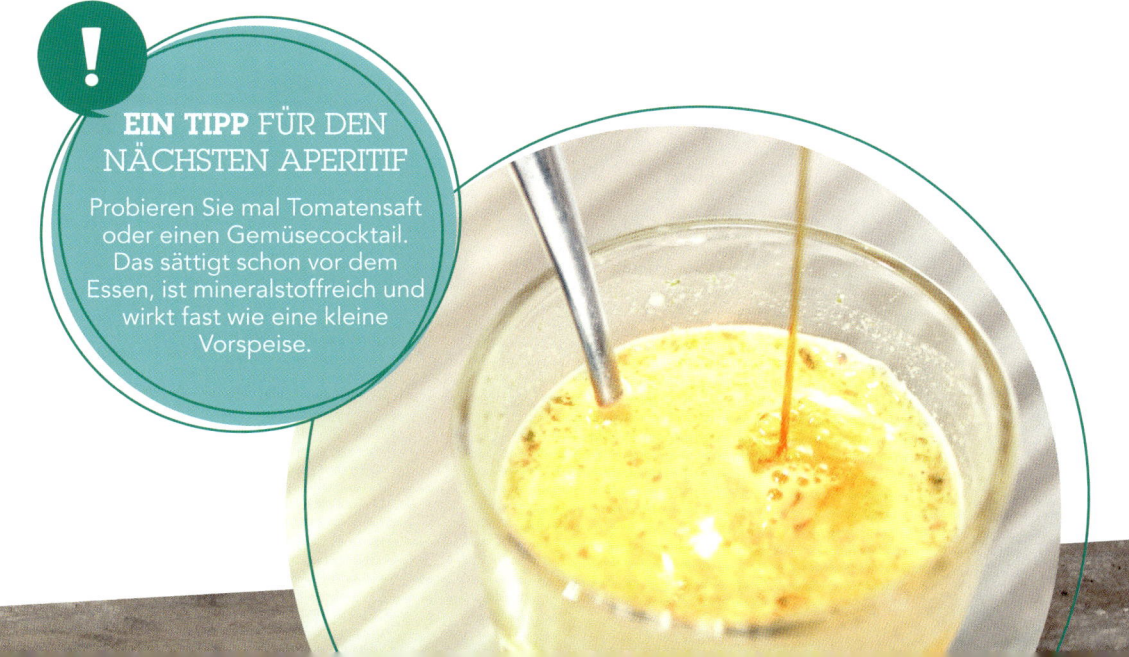

!

EIN TIPP FÜR DEN NÄCHSTEN APERITIF

Probieren Sie mal Tomatensaft oder einen Gemüsecocktail. Das sättigt schon vor dem Essen, ist mineralstoffreich und wirkt fast wie eine kleine Vorspeise.

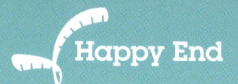
Was bedeutet die Käseformel »Fett i. Tr.«?

Käseliebhabern ist diese Abkürzung sicherlich vertraut. Sie steht für »Fett in der Trockenmasse«. Die Angabe erfolgt in Prozent. Käse besteht aus Wasser und Trockenmasse, in der das Fett steckt. Während der Käsereifung und der anschließenden Lagerung verdunstet ständig Wasser – der Käse verliert dadurch laufend an Gewicht. Würde sich die Fettangabe auf den ganzen Käse beziehen, müsste diese immer wieder geändert werden. Die Trockenmasse, also die Summe aller Bestandteile im Käse bis auf Wasser, verändert sich dagegen nicht. Darum verlangt der Gesetzgeber, dass der Fettgehalt bezogen auf die Trockenmasse angegeben wird.

Und wie kann ich die Käse-Fett-Formel entschlüsseln? Rechnen! Ziehen Sie zunächst vom Käsegewicht den Wasseranteil ab. Je weicher der Käse, desto höher sein Wassergehalt. So besteht Hartkäse nur zu etwa 40 Prozent, ein Frischkäse dagegen fast zu 80 Prozent aus Wasser. Beispiel: 100 Gramm Hartkäse (Wassergehalt = 40 Prozent) haben eine Trockenmasse von 60 Gramm. Bei einem Fettgehalt von 50 Prozent i. Tr. bedeutet dies: 50 Prozent der 60 Gramm Trockenmasse sind Fett, absolut also 30 Gramm. **100 Gramm Frischkäse mit demselben Fettgehalt i. Tr. haben dagegen nur zehn Gramm Fett** (siehe Tabelle). Wer den Wassergehalt bzw. die Trockenmasse kennt, kann also auch ohne die Aufschrift »light« oder »leicht« mithilfe der Angabe Fett i. Tr. fettarmen Käse finden. Denn fettarmer Käse ist eine wertvolle Proteinquelle und darf auch bei der 24STUNDEN**DIÄT** auf dem Speiseplan stehen.

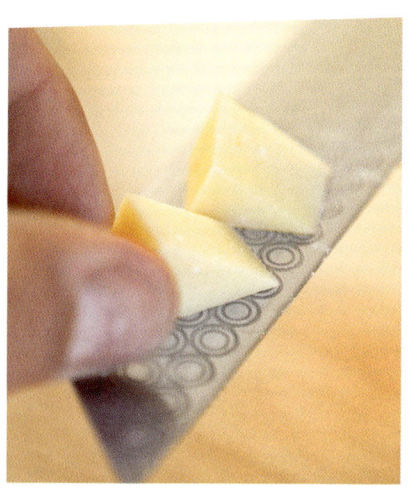

Fettgehalt absolut

	100 g Hartkäse	100 g Frischkäse
Wassergehalt	40 %	80 %
Trockenmasse	60 g	20 g
50 % Fett i. Tr.	30 g	10 g

Wie viel Fett steckt in **Wurst und Fleisch?**

Fleisch und Fleischwaren enthalten biologisch hochwertiges Eiweiß und sind darüber hinaus sehr gute Nahrungsquellen für Eisen und Zink. Außerdem liefern sie wichtige Vitamine der B-Gruppe: die lebensnotwendigen Vitamine B_1, B_6 und B_{12}, sowie Niacin und Pantothensäure. In der Ernährungsdiskussion wird häufig auf den (hohen) Fettgehalt von tierischen Produkten hingewiesen. Doch inzwichen haben Fleisch und Wurst deutlich abgespeckt. In vielen Fällen trifft das Dickmacher-Image nicht mehr zu.

Bei verpackter Ware wird der Fettgehalt in Prozent angegeben und bezieht sich auf 100 Gramm Fleischware. Damit entfällt das komplizierte Rechnen wie beim Käse. Kochschinken etwa hat vier Prozent Fett, das heißt vier Gramm Fett pro 100 Gramm. Bierschinken weist rund elf Prozent auf, während Fleischwurst schon auf 28 Prozent kommt und eine Salami sogar 35 Prozent und mehr Fett enthalten kann. Fett- und Kalorienanteil von Fleischwaren richten sich letztlich immer danach, wie viel mageres Fleisch und wie viel Fettgewebe verarbeitet wurden.

Seit einigen Jahren gibt es zahlreiche fettreduzierte Wurstsorten, zum Beispiel Leberwurst mit nur 15 Prozent Fett anstatt satter 36 Prozent wie früher. Fettarm sind übrigens auch Schinkensülze, Geflügelwurst und deutsches Corned Beef. Filet- und Schnitzelfleisch (unpaniert) von Schwein und Rind liegen zwischen zwei und vier Prozent Fett, während Hähnchen- und Putenbrust mit ungefähr einem Prozent Fett eindeutig »am schlanksten« sind.

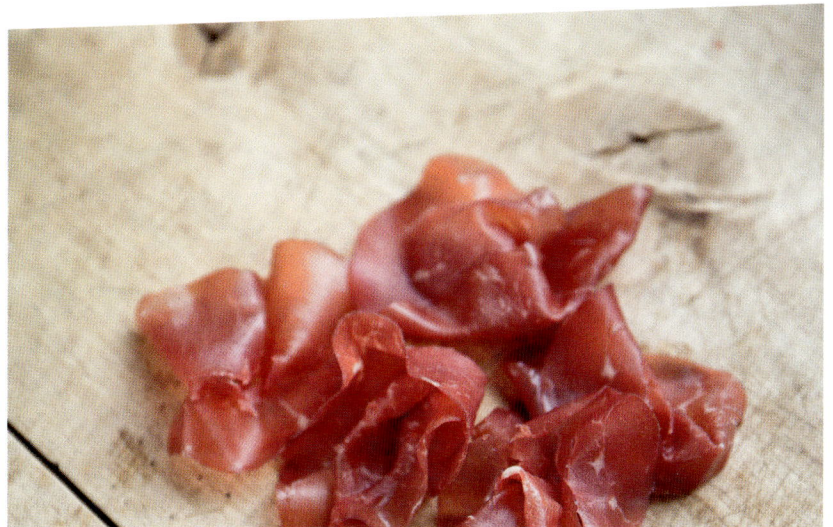
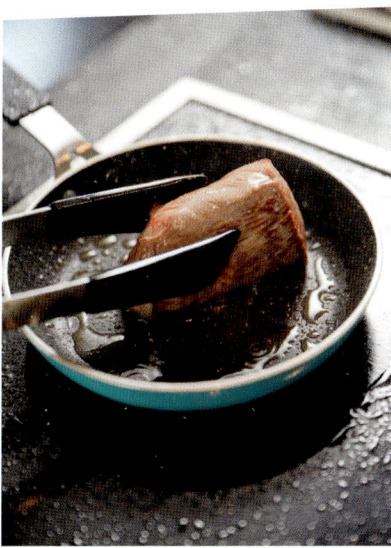

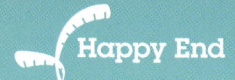

Die große **Fett-Checkliste**

Beim Verzehr eiweißhaltiger Lebensmittel müssen unterschiedliche Mengen Fett in Kauf genommen werden. Gerade bei Wurst und Käse gilt es, auf versteckte Fette zu achten. In der nachstehenden Tabelle sehen Sie die durchschnittlichen Fettwerte eiweißreicher Lebensmittel. Ein Daumen nach oben zeigt einen sehr geringen, ein Daumen nach unten einen besonders hohen Fettanteil an. Die so markierten Lebensmittel sollten Sie sehr sparsam verwenden. Mit einem horizontalen Daumen versehene Lebensmittel sind weder besonders fettarm, noch fettreich.

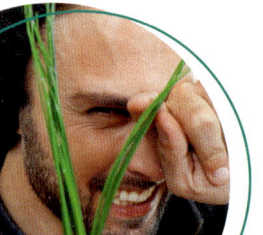

LEBENSMITTEL	MENGE*	EIWEISS*	FETT*
Vollmilch (3,5% Fett)	100	3,3	3,5
Milch fettarm (1,5% Fett)	100	3,4	1,5
Buttermilch	100	3,5	0,5
Dickmilch (Sauermilch)	100	3,4	3,5
Dickmilch fettarm (1,5% Fett)	100	3,4	1,5
Quark vollfett (40% F. i. Tr.)	100	9,0	10,3
Magerquark (0,2% F. i. Tr.)	100	9,5	0,2
Naturjoghurt vollfett (3,5% Fett)	100	3,9	3,5
Naturjoghurt fettarm (1,5% Fett)	100	3,5	1,5
Harzer Käse	100	30	0,7
Emmentaler (45% F. i. Tr.)	100	27,7	30
Gouda (45% F. i. Tr.)	100	21,9	30,8
Camembert	100	21	22,3
Mozzarella	100	17	21
Salami	100	24	45
Kochschinken	100	19	4

		MENGE*	EIWEISS*	FETT*
👎	Fleischwurst	100	12,1	28,3
👎	Kalbsleberwurst	100	13,6	32
🤏	Bierschinken	100	16,6	10,5
👍	Kassler	100	24,5	5
👍	Putenbrust-Aufschnitt	100	22	2
👎	Wiener Würstchen (Frankfurter)	100	11	30
👎	Rostbratwurst	100	14	25
👎	Bratwurst	100	15,2	25,6
👎	Mettwurst (einfach)	100	19,3	24,4
👍	Tatar	100	22	3
🤏	Rippchen	100	20	9
👍	Schweinekotelett	100	21,6	5,2
👍	Schweinelende (Filet)	100	22	2
👍	Roastbeef	100	22,5	4,5
👍	Rinderfilet	100	21,2	4
🤏	Brathähnchen	100	21,3	9,5
🤏	Ei	100	11,9	9,3
👍	Schellfisch, Kabeljau, Scholle	100	18–20	0,6–1
👎	Makrele (geräuchert)	100	18,9	29,2
👎	Hering (Konserve, abgetropft)	100	18	17,5
👎	Thunfisch (in Öl)	100	23,8	21
👍	Thunfisch (in Wasser)	100	25	1
👍	Shrimps (ohne Schalen)	100	13	1

* Mengenangabe in Gramm

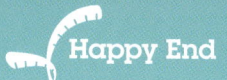

Kalorien sparen beim Frühstück

Was steckt wo drin? Unsere Tabelle zeigt, wie Sie schon am Morgen reichlich Kalorien sparen können.

+ Iss dies …	− Statt das …	= Ersparnis
Vollkornbrot pro Scheibe (45 g): 89 kcal	Croissant pro Stück (45 g): 230 kcal	141 kcal pro Stück
Kochschinken pro Portion (30 g): 35 kcal	Bacon pro Portion (30 g): 80 kcal	55 kcal pro Portion
Tatar pro Portion (30 g): 33 kcal	Leberwurst pro Portion (20 g): 107 kcal	74 kcal pro Portion
Frischkäse (50 % Fett i. Tr.) pro Portion (20 g): 40 kcal	Butter pro Portion (20 g): 148 kcal	108 kcal pro Portion
Kleiner Pfannkuchen pro Stück (50 g): 100 kcal	Donut pro Stück (50 g): 197 kcal	97 kcal pro Stück
Marmelade/Gelee pro Portion (20 g): 56 kcal	Nugatcreme pro Portion (20 g): 104 kcal	48 kcal pro Portion
Hüttenkäse (20 % Fett i. Tr.) pro Portion (40 g): 41 kcal	Gouda (45 % Fett i. Tr.) pro Portion (40 g): 146 kcal	105 kcal pro Portion
Saftschorle pro Glas (200 ml): 50 kcal	Orangensaft (100 %) pro Glas (200 ml): 86 kcal	36 kcal pro Glas
Gekochtes Ei pro Stück: 82 kcal	Spiegelei pro Stück: 126 kcal	44 kcal pro Stück
Naturjoghurt (1,5 % Fett) pro Becher (150 g): 74 kcal	Naturjoghurt (3,5 % Fett) pro Becher (150 g): 104 kcal	30 kcal pro Becher
Apfelmus pro Portion (20 g): 9 kcal	Honig pro Portion (20 g): 61 kcal	52 kcal pro Portion

+ Iss dies ...	– Statt das ...	= **Ersparnis**
Halbfettmilch (1,5 % Fett) pro Glas (200 ml): 94 kcal	Vollmilch (3,5 % Fett) pro Glas (200 ml): 128 kcal	34 kcal pro Glas
Lachsschinken pro Portion (30 g): 35 kcal	Salami pro Portion (30 g): 152 kcal	117 kcal pro Portion
Kaffee (ohne Zucker) pro Tasse (125 ml): 0 kcal	Kaffee (mit Zucker) pro Tasse (125 ml): 41 kcal	41 kcal pro Tasse
Müsli mit Trockenobst pro Portion (50 g): 161 kcal	Cornflakes (gesüßt) pro Portion (50 g): 179 kcal	18 kcal pro Portion

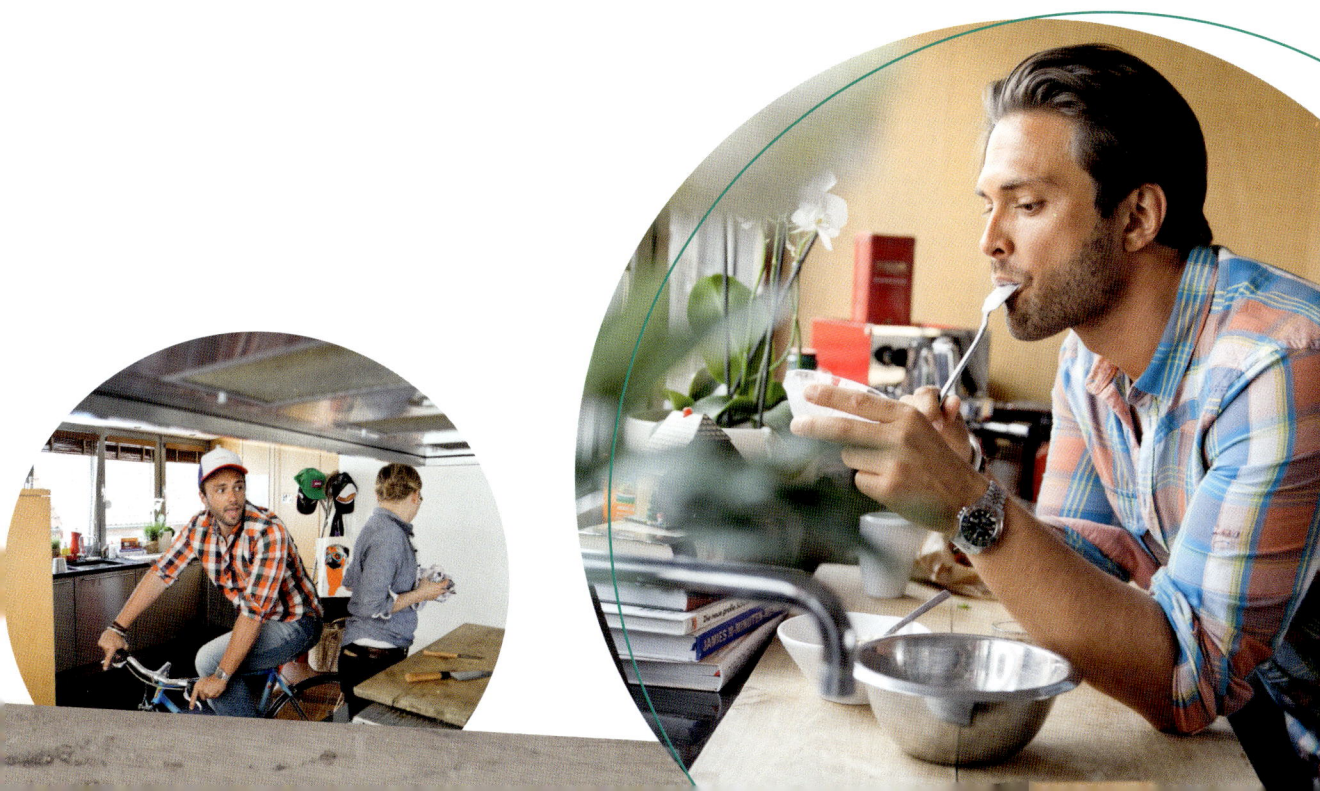

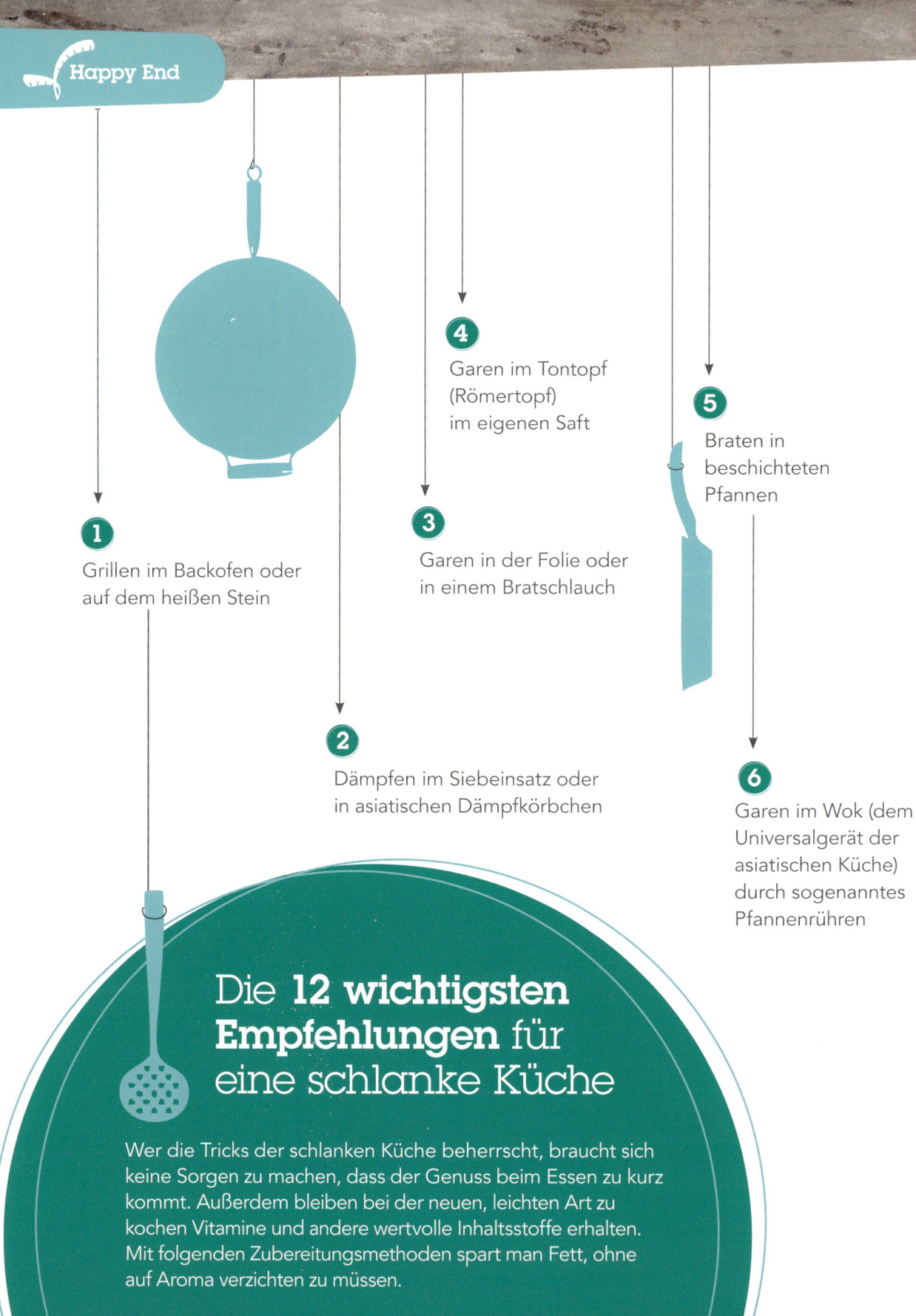

4 Garen im Tontopf
(Römertopf)
im eigenen Saft

5 Braten in
beschichteten
Pfannen

1 Grillen im Backofen oder
auf dem heißen Stein

3 Garen in der Folie oder
in einem Bratschlauch

2 Dämpfen im Siebeinsatz oder
in asiatischen Dämpfkörbchen

6 Garen im Wok (dem
Universalgerät der
asiatischen Küche)
durch sogenanntes
Pfannenrühren

Die 12 wichtigsten
Empfehlungen für
eine schlanke Küche

Wer die Tricks der schlanken Küche beherrscht, braucht sich
keine Sorgen zu machen, dass der Genuss beim Essen zu kurz
kommt. Außerdem bleiben bei der neuen, leichten Art zu
kochen Vitamine und andere wertvolle Inhaltsstoffe erhalten.
Mit folgenden Zubereitungsmethoden spart man Fett, ohne
auf Aroma verzichten zu müssen.

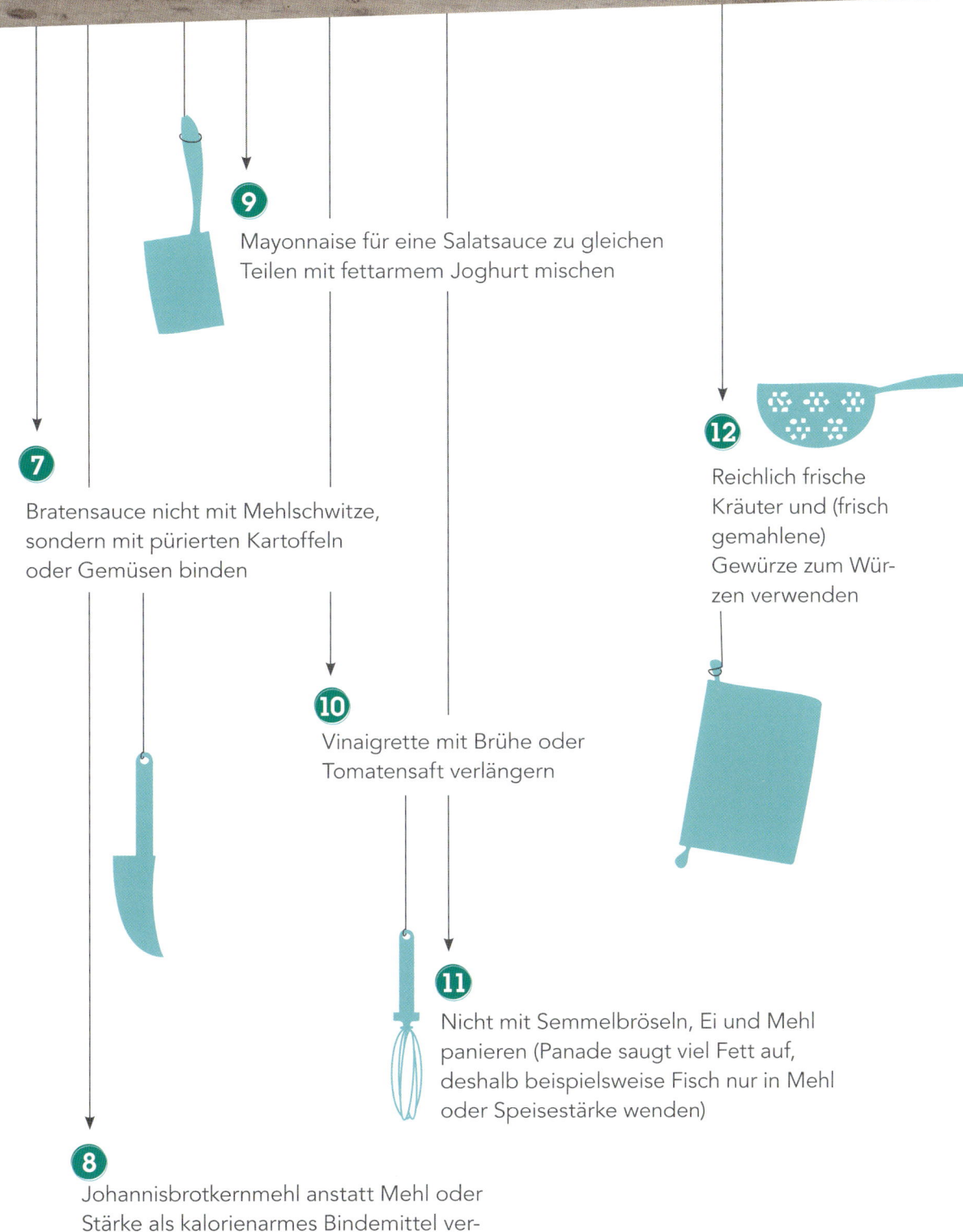

9

Mayonnaise für eine Salatsauce zu gleichen Teilen mit fettarmem Joghurt mischen

7

Bratensauce nicht mit Mehlschwitze, sondern mit pürierten Kartoffeln oder Gemüsen binden

12

Reichlich frische Kräuter und (frisch gemahlene) Gewürze zum Würzen verwenden

10

Vinaigrette mit Brühe oder Tomatensaft verlängern

11

Nicht mit Semmelbröseln, Ei und Mehl panieren (Panade saugt viel Fett auf, deshalb beispielsweise Fisch nur in Mehl oder Speisestärke wenden)

8

Johannisbrotkernmehl anstatt Mehl oder Stärke als kalorienarmes Bindemittel verwenden (in kalte Speisen einstreuen und gut verrühren, in warme Speisen vor dem Aufkochen geben)

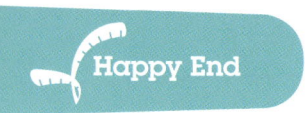

Wie Sie auch im **Job** und im **Restaurant figurbewusst** essen können

Ein schlanker Ess-Stil lässt sich auf Dauer nur verwirklichen, wenn man auch außerhalb der eigenen vier Wände – im Restaurant oder der Kantine – zielsicher auswählen lernt. Mit einem Steak, gegrilltem oder gedünstetem Fisch, einer großen Portion Salat oder gedünstetem Gemüse liegen Sie immer richtig.

Empfehlungen für den nächsten Restaurantbesuch

- Salate: Salate der Saison mit Putenbruststreifen, Käsewürfeln, Krabben oder Ei, Hirten- oder Bohnensalat mit Schafskäse und Oliven

- Suppen & Eintöpfe: Linsensuppe, Fischsuppe, Gemüseeintopf mit Rindfleischeinlage

- Gemüse: Gemüsestifte (Paprika, Möhren, Zucchini) oder gegrillte Aubergine mit Joghurtsauce, Tsatsiki, Gurkenjoghurt oder Kräuterquark

- Fisch & Meeresfrüchte: Fisch oder Meeresfrüchte (pochiert, gedünstet, gegrillt oder aus dem Ofen) mit Gemüse- oder Salatbeilage

- Fleisch: Rindfleischcarpaccio mit Rucola und Parmesan, Fleisch-Gemüse-Spieße mit Joghurtsauce, kleines Schweinekotelett, Rinder- oder Schweinesteak (gebraten oder gegrillt) mit reichhaltiger Gemüseauswahl und/oder Kräutersauce.

Tipps für einen leichten Imbiss im Job

- Vollkornbrot oder Eiweißbrot mit Käse (< 30 % Fett i. Tr.) oder magerem Geflügelaufschnitt, dazu Gemüse (Möhren, Paprika, Tomate) oder ein Stück Obst

- Obstsalat mit ein paar Walnusskernen, Kürbiskernen oder einigen Sesamsamen bestreut

- Quark oder Dickmilch mit frischem Obst

- Müsli aus Vollkornflocken mit Buttermilch oder Naturjoghurt und frischen Früchten

- Knäckebrot mit körnigem Frischkäse und Apfelscheiben sowie einer Prise Zimt

- kleiner bunter Salat der Saison mit Geflügelfleisch oder Käsewürfeln, dazu ein Vollkorn- oder Eiweißbrötchen

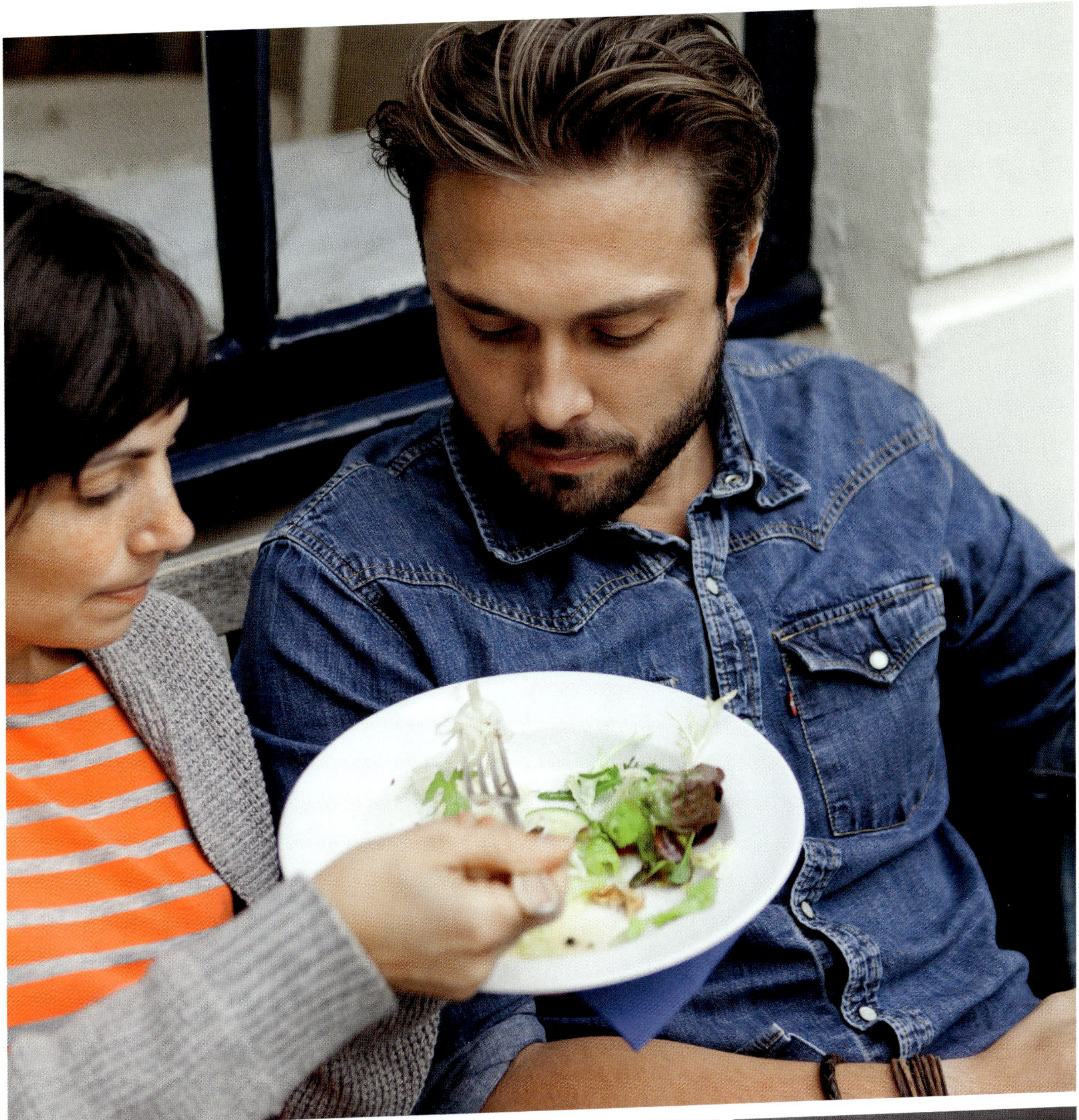

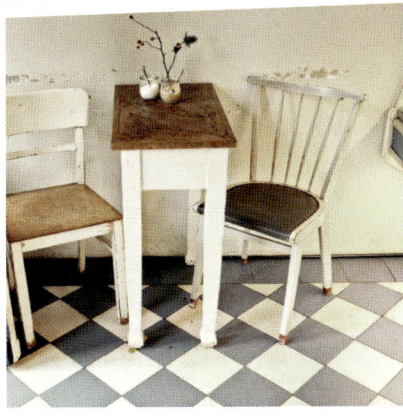
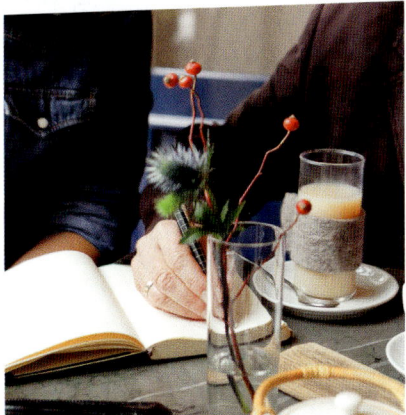
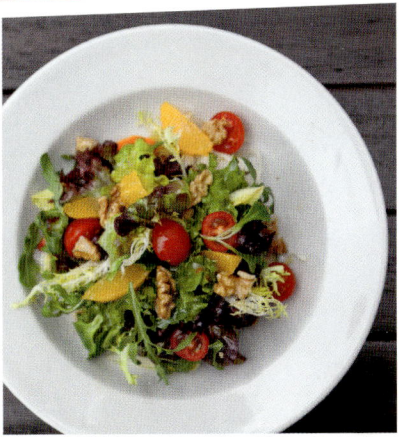

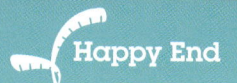

FAQ's: Was Sie sich vielleicht noch fragen

Die 24STUNDEN**DIÄT** wurde schon vielfach erfolgreich angewendet. Es erreichen uns aber auch immer wieder Fragen zur genauen Umsetzung. Das könnte Sie vielleicht auch interessieren:

Kann es sein, dass die 24STUNDEN**DIÄT** nicht bei jedem funktioniert? Ich habe nur 500 Gramm abgenommen!

Wahrscheinlich waren Ihre Kohlenhydratspeicher bereits vor der 24STUNDEN**DIÄT** so gut wie aufgebraucht. Das kann passieren durch ein intensives Training oder eine eiweißreiche Ernährung. Deshalb herrschte in Ihrem Körper bereits eine Glykogenarmut – ein Zustand, in dem man sich nach der ersten Trainingseinheit der 24STUNDEN**DIÄT** befindet. Sie können also davon ausgehen, dass die 500 Gramm hauptsächlich aus Fett bestanden, und dann ist der dauerhafte Verlust von so viel Fett doch ein sehr guter Erfolg, finden Sie nicht auch?

Ich habe mit der 24STUNDEN**DIÄT** super abgenommen, aber meine Fettmesswaage zeigt einen höheren Wert an als vor zwei Tagen. Wie kann das sein?

Verlassen Sie sich lieber auf Ihr Körpergefühl als auf die gemessenen Fettwerte – diese sind nämlich maßgeblich vom Wassergehalt des Körpers abhängig und schwanken extrem. Es kann sogar sein, dass die Waage nach dem Sport höhere Werte anzeigt als vorher, denn beim Sport verlieren Sie durch das Schwitzen viel Wasser – prozentual gesehen haben Sie dann einen höheren Körperfettanteil. Lassen Sie sich davon nicht irritieren! Wenn Sie sich an unser Programm halten, ist Ihnen ein hoher Fettverlust sicher.

Muss der Sportteil unbedingt nach dem Frühstück erfolgen?

Das hängt vom Trainingsstand, der Körperkonstitution, dem Kreislauf usw. ab. Wenn Sie sich am Morgen nach dem vorabendlichen Intervalltraining noch gut fühlen und der Kreislauf stabil ist, können Sie die Ausdauereinheit auch vor dem Frühstück machen. Denn dann sind die Kohlenhydratspeicher vielleicht noch nicht restlos geleert. Wenn Sie allerdings recht kaputt und schlapp sind, empfehlen wir dringend, vor dem Training zu frühstücken. Es besteht sonst die Gefahr, dass der Körper zur Energiegewinnung verstärkt die Muskulatur nutzt. Und das gilt es unbedingt zu vermeiden.

Kann ich die 24STUNDENDIÄT auch zwei bis drei Tage hintereinander machen, oder klappt es dann nicht?

Theoretisch schon – Ihr Körper greift dann massiv auf seine Fettdepots zurück. Aber übertreiben Sie es bitte nicht! Sie dürfen in diesem Fall kein Intervalltraining mehr absolvieren, denn Ihre Kohlenhydratspeicher sind bereits leer. Bewegen Sie sich moderat und locker. Wir empfehlen generell, ein bis zwei Regenerationstage einzulegen, damit Sie sich nicht überfordern. Verlassen Sie sich in diesem Fall auf Ihren Körper, der sagt Ihnen ganz genau, ob Sie bereit sind für den nächsten Fett-weg-Tag.

Ist generell eine Krafttrainingseinheit zu empfehlen (z.B. am Vorabend, zur Leerung der Kohlenhydratspeicher), oder sollte man lieber darauf verzichten?

Krafttraining ist generell gut, um die Muskelmasse zu erhöhen und somit den Grundumsatz auf Dauer zu steigern. Allerdings ist Krafttraining ungeeignet zur Leerung der Kohlenhydratspeicher, da diese hauptsächlich bei intensiverem Ausdauersport angegangen werden. Falls Sie die 24STUNDENDIÄT wiederholen möchten, ist ein Krafttraining zwischen den Diättagen hingegen ideal.

Darf man bei der 24STUNDENDIÄT Süßstoff benutzen?

Ja, sie dürfen ruhig auch mal Süßstoff verwenden. Allerdings sollten Sie koffeinhaltige Getränke (Kaffee, Cola, etc.) vor dem ersten Training am Vorabend meiden – diese wirken bei der Kohlenhydratspeicher-Leerung kontraproduktiv. Am eigentlichen Diättag können koffeinhaltige Getränke durchaus sinnvoll sein, da sie zur verstärkten Fettverbrennung beitragen.

Ich habe mit der 24STUNDENDIÄT auf Anhieb zwei Kilo abgenommen, das Gewicht hat sich aber in den Tagen danach bei 1,5 Kilo minus eingependelt. Warum sind nicht zwei Kilo weggeblieben?

Nach dem 24STUNDENDIÄT-Tag, also wenn man wieder wie gewohnt isst, steigt das Gewicht etwas, weil der Körper die Kohlenhydratspeicher auffüllt – das ist ganz normal. Aber die verbrannte Fettmenge (nach wissenschaftlichen Untersuchungen rund 500 Gramm reines Fett – das ist bei keiner anderen Diätmethode der Fall) bleibt erst einmal weg, vorausgesetzt natürlich, man isst hinterher nicht das Doppelte oder Dreifache. Und, ganz wichtig: Der Jo-Jo-Effekt bleibt aus, weil mit unserer Methode die Muskeln geschont werden und somit der Fettverbrennungsmotor des Körpers erhalten bleibt.

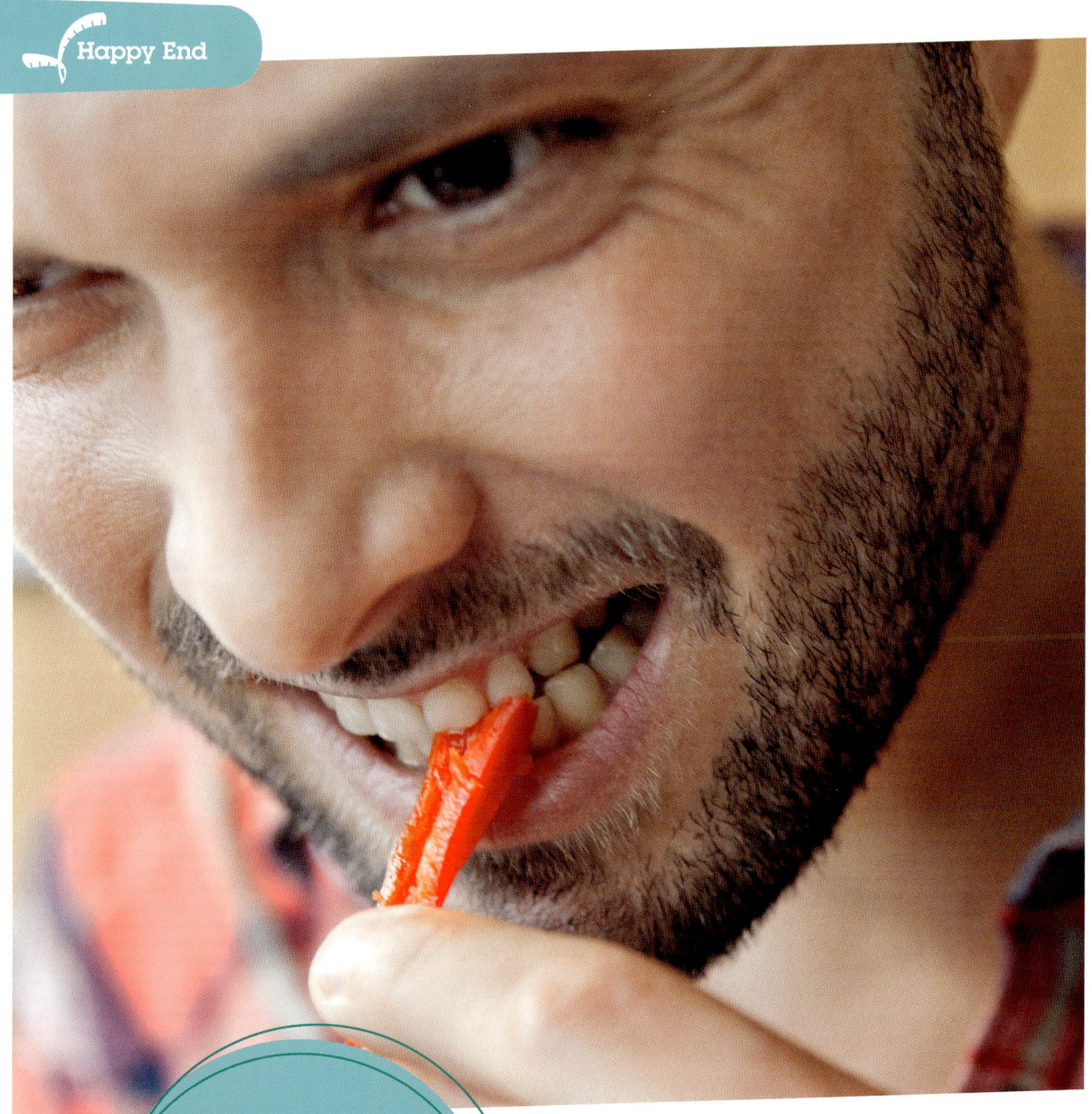

Die 12 besten
FATBURNER

Stimmt, möglichst viel Bewegung im Alltag und in der Freizeit ist immer noch der beste Fatburner. Doch es gibt auch Lebensmittel, die den Körper dabei unterstützen, mehr Fett zu verbrennen. Deshalb haben wir sie auch in vielen unserer Rezepte verwendet.

Chili: der Kalorienkiller

Bereits geringe Mengen der kleinen feurigen Schoten treiben uns dicke Schweißperlen auf die Stirn. Verantwortlich dafür ist der natürliche Scharfmacher Capsaicin, dem diverse Studien antioxidative, entzündungshemmende, schmerzlindernde, immunstärkende und appetitzügelnde Eigenschaften zuschreiben. Ähnlich wie Sport erhöht Capsaicin die Wärmebildung (Thermogenese) im Körper – um bis zu 25 Prozent. Über die allgemeine Stoffwechselanregung wird der Kalorienverbrauch angekurbelt. Eine Portion Cayennepfeffer peppt also nicht nur fade Gerichte auf, sondern auch den Body.

Zimt: der Insulin-Blocker

Amerikanische Forscher haben entdeckt, dass Zimt die Insulinwirksamkeit verbessert, sprich der Körper weniger Insulin benötigt. So lassen sich die negativen Folgen eines zu hohen Insulinspiegels, wie Heißhungerattacken und geringer Fettabbau, reduzieren. Übrigens: Zimt ist ein Gewürz, das nicht nur süße Speisen verfeinert (die ja auch nicht so gut zu Ihrem Schlankheitsziel passen). In der orientalischen und asiatischen Küche ist er eine beliebte Zutat für herzhafte Fleischgerichte.

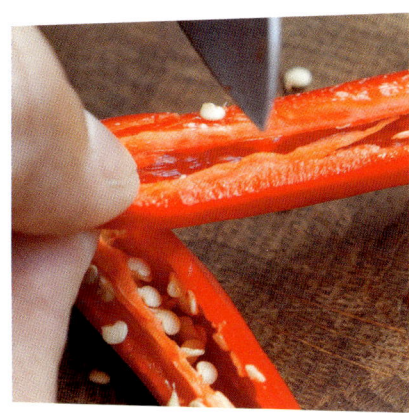
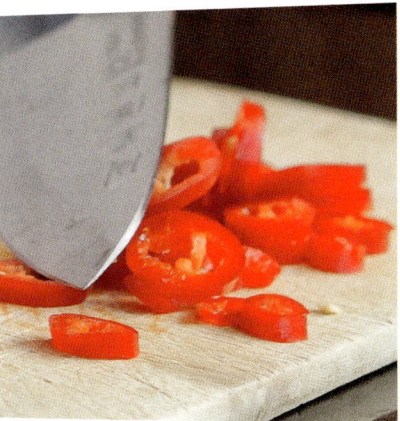
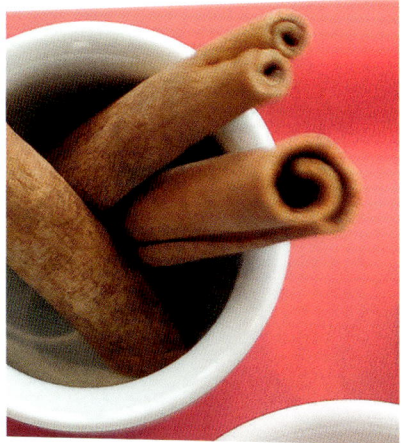

Zwiebel: die Zauberknolle

Das Lauchgewächs ist in seiner Vielseitigkeit kaum zu schlagen. **Das enthaltene Allicin steigert das Wohlbefinden, indem es den Blutfluss erhöht, sodass die Körperzellen besser mit Nährstoffen versorgt werden.** Positiver Effekt: Der Stoffwechsel und damit die Fettverbrennung werden angekurbelt. Zwiebeln sind außerdem verdauungsfördernd und harntreibend.

Ingwer: der Anheizer

Egal, ob in asiatischen Wokgerichten oder in süßem Obstsalat: Ingwer sorgt für eine interessante Note. Und: Seine Wirkstoffe Gingerol und Shogaol heizen dem Organismus ordentlich ein. Ähnlich wie bei Chili werden dadurch mehr Kalorien verbraucht. Mehr noch: Das Gewürz **stärkt den Magen und regt die Verdauung an.** Ingwer hilft schon in kleinen Mengen, daher reicht es, ihn sparsam zu verwenden, sonst wird der Geschmack auch schnell zu intensiv.

Hafer: der Motivator

Kennen Sie das alte Sprichwort »Ihn sticht der Hafer«? Dieses ist kein Zufall: Für die psychotrope (die Psyche anregende) Wirkung des Hafers sind möglicherweise der hohe Gehalt der Aminosäure Tyrosin und bestimmte Enzyme ausschlaggebend, die aus Tyrosin den hormonartigen Wirkstoff und Neurotransmitter Dopamin bilden. Dieser Muntermacher **hat Einfluss auf Wachsamkeit, Reaktionsvermögen, Konzentrati-**

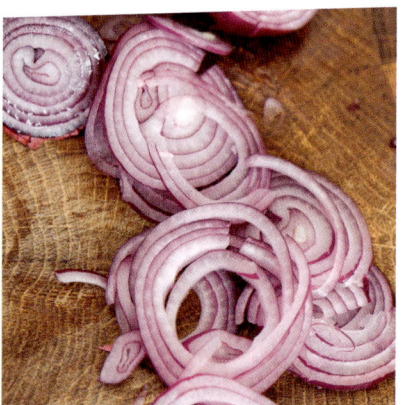
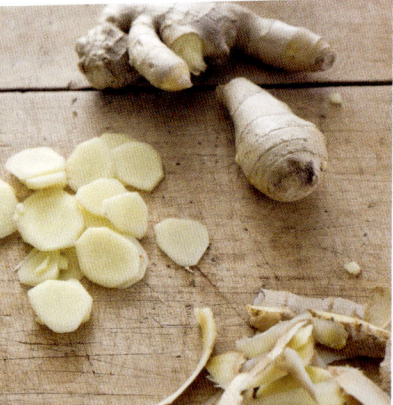
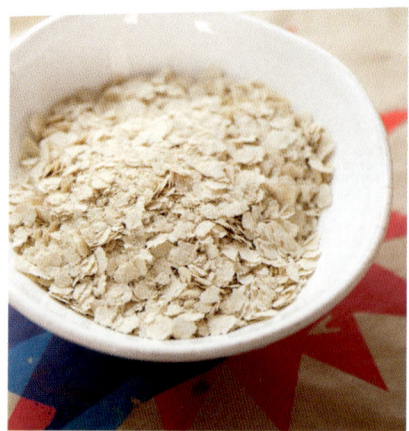

onsfähigkeit, Motivation und Stimmungslage. Dadurch erklärt sich die ausgezeichnete Eignung von Hafer als Brain-, Mood- und Fitnessfood. Hafer sorgt bei Schulkindern, Studierenden und Gehirnjoggern aller Art für bessere Konzentration. Bei körperlich Aktiven steigert Hafer das Durchhaltevermögen.

Grüner Tee: der Schlank-Trunk

Dieses Wellnessgetränk ist der ideale Durstlöscher während einer Diät. Die Grüntee-Catechine sollen Stoffwechselvorgänge zur Fettverbrennung fördern und durch Steigerung der Thermogenese den Energieumsatz stimulieren. Trinken Sie möglichst drei bis fünf Tassen Grüntee täglich, am besten ungesüßt. Der Geschmack ist sehr intensiv. In kontrollierten Studien konnten Grüntee-Extrakt bzw. seine Wirkstoffe nachweislich die Fettsäureoxidation, also die Fettverbrennung nach Mahlzeiten, steigern.

Wasser: das Lebenselixier

Wasser ist ein echter Alleskönner: Es löscht Durst ohne Kalorien, mindert das Hungergefühl und kurbelt darüber hinaus den Energieverbrauch deutlich an. Das fanden Wissenschaftler an der Berliner Charité in einer Studie heraus. Wer täglich zwei Liter Wasser trinkt, steigert seinen Energieumsatz um bis zu 100 Kalorien. Dieser zusätzliche Kalorienverbrauch addiert sich übers Jahr auf eine Summe, die etwa fünf Kilo Körperfett entspricht.

!

NICHT VERGESSEN:

Täglich eine große Flasche magnesiumhaltiges Mineralwasser als »Arbeitsplatzgetränk« trinken. So haben Sie schon über die Hälfte Ihres Flüssigkeitsbedarfs zum Nullkalorientarif gedeckt.

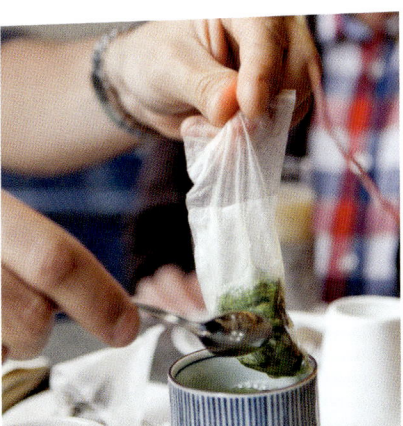
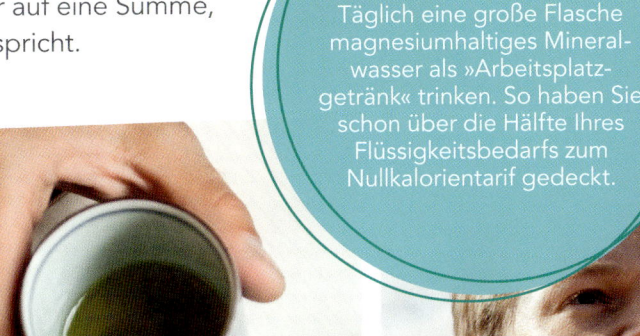

Lammfleisch: der Carnitin-Gigant

Mit 78 Milligramm L-Carnitin pro 100 Gramm ist Lammfleisch ein absoluter Toplieferant des Powerstoffs. Carnitin spielt eine entscheidende Rolle im Fettstoffwechsel, es schleust freie Fettsäuren in die Mitochondrien, die »Kraftwerke« der Zellen, in denen diese zur Energiegewinnung verbrannt werden. Wissenschaftliche Untersuchungen deuten darauf hin, dass eine optimale Versorgung mit Carnitin die Fettverbrennung um zehn bis 13 Prozent steigern kann. Das geschieht allerdings nur, wenn nach der Portion Lamm noch eine Sporteinheit folgt.

Buttermilch: die Kalziumbombe

Buttermilch sagt überschüssigen Pfunden den Kampf an! Wie Untersuchungen aus den USA zeigen, beugt der hohe Kalziumgehalt von Buttermilch Übergewicht vor. Ein halber Liter Buttermilch deckt bereits über 50 Prozent des täglichen Kalziumbedarfs. Buttermilch ist außerdem sehr eiweiß- und lecithinreich und mit weniger als ein Prozent Fett fast in grenzenlosen Mengen genießbar.

Zitrone: der saure »Leicht-Macher«

Dass Zitronen einen Top Vitamin-C-Gehalt haben, ist ja bekannt. Aber der Immun-Powerstoff ist auch für den Fettstoffwechsel wichtig, weil er im menschlichen Körper zusammen mit den B-Vitaminen Niacin und Pyridoxin (B_6) die Produktion von L-Carnitin (siehe oben) steuert und so die Fettverbrennung fördert.

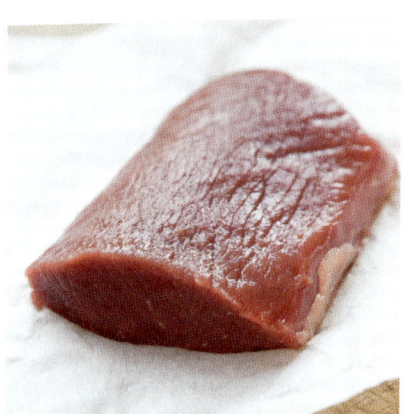
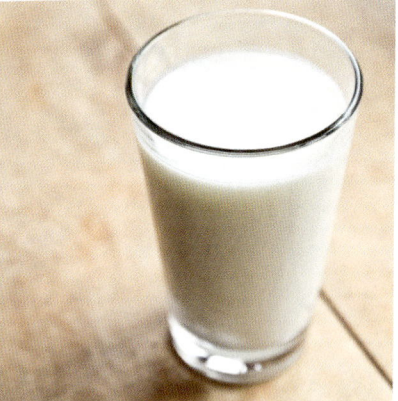
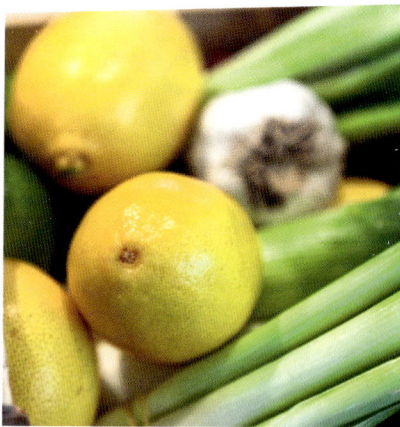

Kaffee und Espresso: die Koffein-Booster

Kaffee und Espresso heizen dem Stoffwechsel auf angenehme Weise ein. Koffein und das Vitamin Niacin sind verantwortlich dafür, dass die Fettverbrennung stimuliert und der Energieumsatz gesteigert wird. **Diesen Effekt erreichen Sie schon mit zwei Tassen Filterkaffee oder einem doppelten Espresso.** Außerdem liefert Espresso Schutzstoffe, die unseren Körper vor freien Radikalen schützen. Darüber hinaus aktiviert er die Verdauung auf natürlichem Weg. Wichtig: Trinken Sie ihn ohne Milch und Zucker und auch nicht unmittelbar bevor Sie sportlich Ihre Kohlenhydratspeicher entleeren wollen.

Lachs: der Jod- und Omega-3-Turbo

Dieser Fisch kann, aufgrund seines hohen Jodgehalts, einen wichtigen Beitrag bei der Gewichtsregulierung leisten. Jod ist essenziell für die Produktion von Schilddrüsenhormonen, die wiederum die Höhe des Grundumsatzes regeln. Eine ausreichende Versorgung mit Jod über die Nahrung ist keineswegs garantiert, es kommt in vielen Lebensmitteln nur in minimalen Mengen vor. Reich an Jod sind Seefische, Milchprodukte, Hühnereier sowie jodiertes Speisesalz und die damit hergestellten Lebensmittel. Sie sollten also **mindestens zweimal pro Woche Seefisch essen und Jodsalz verwenden** – Ihrer Gesundheit und der schlanken Linie zuliebe.

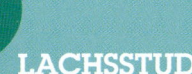

LACHSSTUDIE

Eine aktuelle Studie zeigt, dass die im Lachs reichlich enthaltenen Omega-3-Fettsäuren die Insulinwirkung verbessern, sodass der Körper weniger Insulin braucht. Und weniger Insulin heißt: eine höhere Fettverbrennung und weniger Heißhunger!

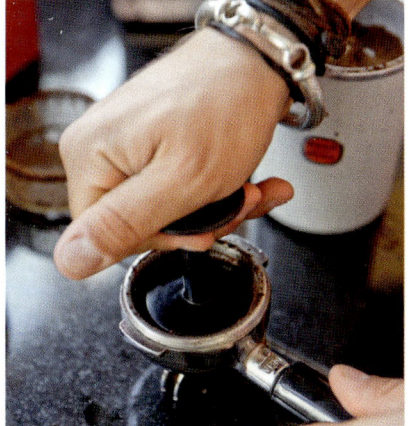
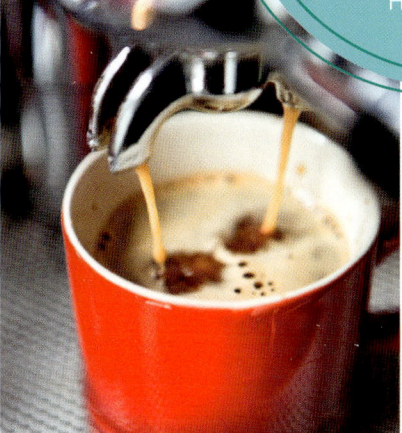
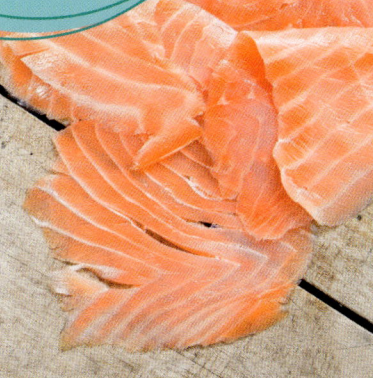

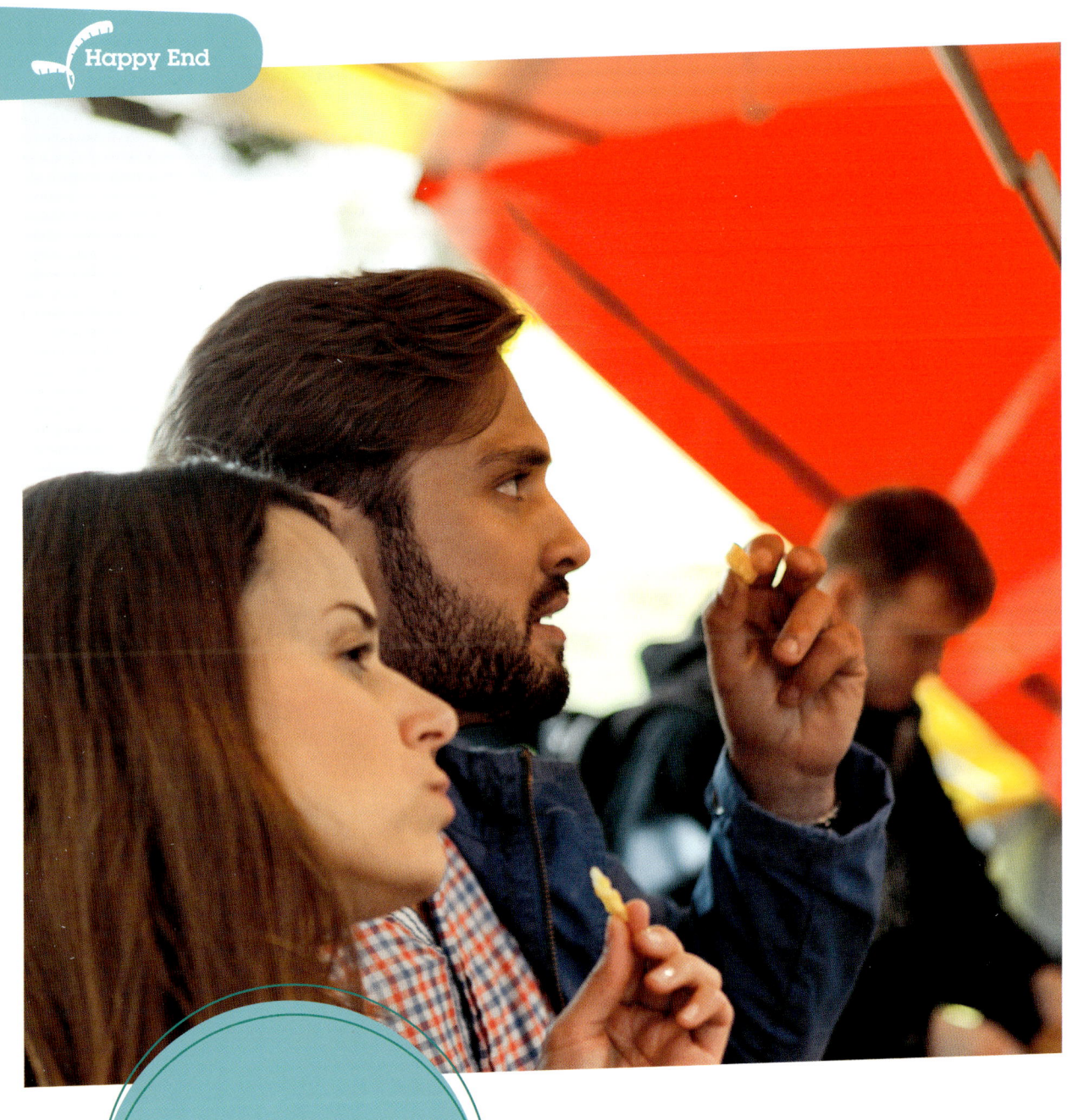

Welcher Ess-Typ
bin ich?

Typgerecht abnehmen: **Jeder is(s)t anders**

»Eines schickt sich nicht für alle« – was Johann Wolfgang von Goethe schon einst in einem Gedicht (»Beherzigung«) formulierte, trifft auch auf unser Essverhalten und ganz besonders auf das Thema Diät zu. Was beim einen durchschlagende Wirkung zeigt, kann beim anderen völlig ergebnislos bleiben. Der Grund dafür: die psychische und physische Individualität des Menschen und die dadurch bedingten unterschiedlichen Stoffwechselreaktionen. Leider wird dies auch in der Ernährungswissenschaft nicht immer genügend berücksichtigt.

Jeder Mensch gehört einem bestimmten Typus an, mit individuellen Bedürfnissen und Stoffwechselbedingungen. Um dem Einzelnen gerecht werden zu können, sollten sich Ernährungsempfehlungen quasi »maßgeschneidert« nach der persönlichen Esstypologie, Risikokonstellation und – ganz aktuell in der Diskussion – nach genetischen Veranlagungen richten. Die wissenschaftliche Forschung zu diesem Thema läuft unter den Namen Nutrigenetik und Nutrigenomik.

Welche Rolle spielen **unsere Gene?**

Der genetische Einfluss in der menschlichen Ernährung wird mit bis zu 70 Prozent veranschlagt. Das ist viel. Vermutlich greifen rund 130 Erbanlagen wie Zahnräder ineinander und verpassen jedem Menschen sein Format. Dieses robuste biologische System lässt sich nur sehr schwer ändern. Die Gene waren einst für den Menschen – besonders während Hungersnöten – Lebensretter. Die Gene sorgten dafür, dass höchst effi-

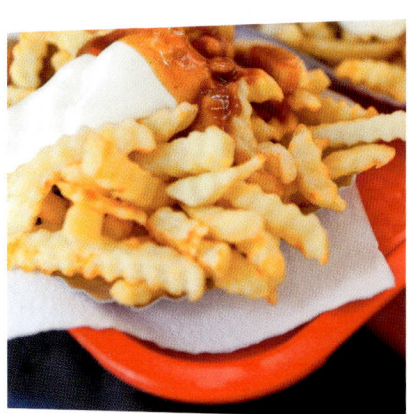
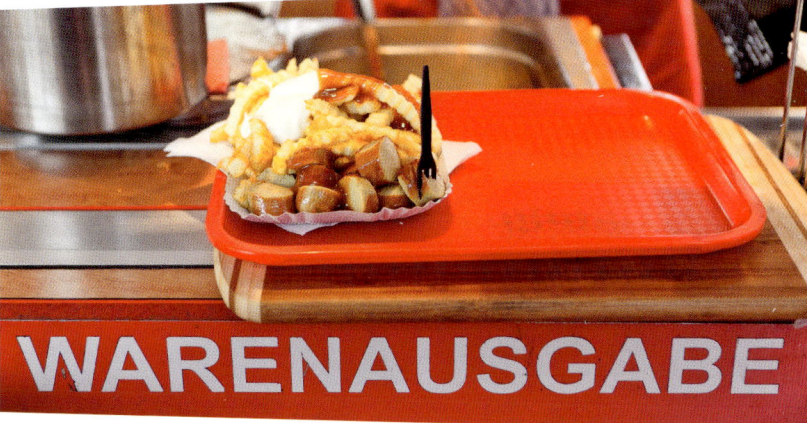

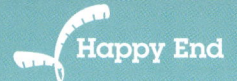
zient mit der Energie umgegangen und überflüssige Energie in Form von Fett gespeichert wurde. Dieses genetische Erbe macht all jenen, die Gewicht verlieren wollen, nun das Leben schwer. Während in fast allen Phasen der menschlichen Evolution immer galt: »Iss möglichst viel energiedichte, fettreiche und süße Nahrung«, müssen wir im heutigen Schlaraffenland diese Überlebensregeln des Bauchs mit Vernunft außer Kraft setzen. Gar nicht so leicht.

Und dann gibt es noch den Unterschied zwischen »guten« und »schlechten« Futterverwertern. Auch dies ist genetisch vorbestimmt.

Welcher **Ernährungstyp** bin ich?

Bin ich ein Hektiker oder Frust-Esser? Ein Gesundheitsapostel oder Genießer? Ein Nimmersatt oder Futterneider? Bevor Sie sich diese Fragen stellen, sollten Sie zunächst Ihr eigenes Ess- und Diätverhalten kritisch reflektieren. Besonders bereits gemachte Diäterfahrungen können wichtige Hinweise geben. Sind Sie schon mal mit sogenannten Low-Fat-Diäten, die das Fett einschränken und die Kohlenhydrate mehr oder weniger pauschal freigeben, gescheitert? Nehmen Sie rasch bzw. leichter an Gewicht zu, wenn häufig Brot, Reis, Nudeln und Kartoffeln auf dem Speiseplan stehen? Haben Sie oft das Bedürfnis, mit Süßigkeiten und süßen Snacks wieder neue Energie zu tanken? Wenn Sie diese Fragen mit »Ja« beantworten, lässt sich daraus schließen, dass Sie kohlenhydratempfindlich sind. In diesem Fall kommen Sie sicher besser mit einer proteinbetonten und kohlenhydratbewussten Ernährung unter Beachtung des Glykämischen Index (siehe S. 44) zurecht.

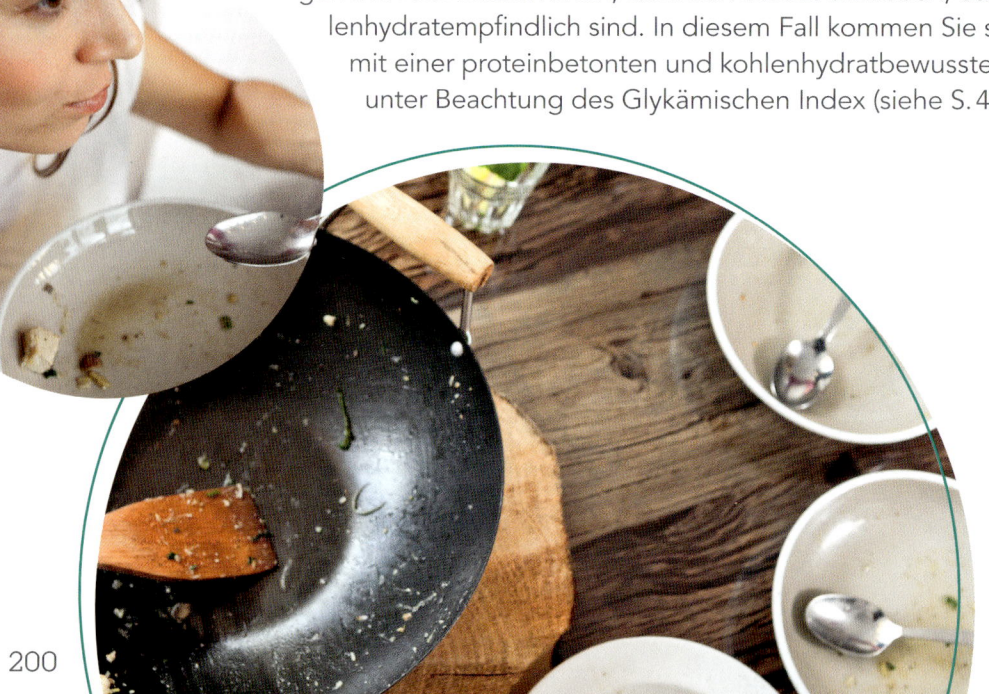

Oder sind Sie ein stoffwechselaktiver »Verbrenner« mit hohem Bewegungspensum? Dann können Sie den Anteil an Kohlenhydraten (und Fetten) durchaus aufstocken, ohne Gewichtsprobleme zu riskieren.

Im Folgenden lesen Sie unsere kleine Ernährungs-Typologie. Wo finden Sie sich wieder? Wenn Sie sich richtig einschätzen, können Sie sich besser mit geeigneten Strategien rüsten. Natürlich sind auch Überschneidungen der einzelnen Ausprägungen möglich.

Der Hektiker

Ständig unter Stress: Der Hektiker frühstückt unzureichend oder gar nicht; das Mittagessen fällt aus oder wird heruntergeschlungen. Oft ist der Stress durch falsche Zeiteinteilung »hausgemacht«. Der Stress-Esser ist weder Kopf- noch Bauchtyp, von der Balance zwischen Verstand und Gefühl sehr weit entfernt. Übergewichtig wird er durch zu hektisches und deshalb zu reichliches Essen vor allem abends, wenn er sich zum ersten Mal ein bisschen Ruhe gönnt. Nicht minder figurfeindlich ist tagsüber das fortwährende Knabbern von Süßigkeiten. Dabei wäre schon allein regelmäßiges Essen eine Hilfe gegen Stress. Nikotin, zu viel Koffein und Alkohol sollten dagegen gerade Stresstypen meiden.

➡ **Das schafft Ausgleich:** Mal richtig ausspannen – das wäre Balsam für Seele und Figur des hektischen Essers. Regelmäßig drei Mahlzeiten essen. Das verhindert Heißhunger und liefert beständige Energie.

Der Rechner

Eine lästige Pflicht: Essen ist für Kopftypen eine ernährungsphysiologische Notwendigkeit. Sättigung ist ihnen wichtiger als Genuss. Vor allem aber muss der Preis stimmen. Dem Rechner bietet das heutige Angebot an Lebensmitteln eine sichere Nährstoffversorgung, die relativ preiswert und bequem ist. Und falls das Fertiggericht auch noch als Sonderangebot im Supermarktregal liegt – wunderbar! Rechner sind weder besonders anfällig für Übergewicht noch diätbesessen, denn »Bauch«, also besondere Leidenschaft fürs Essen und Trinken haben sie nicht. Bei Rechnertypen siegt die Geldbörse über den Genuss.

➡ **Das schafft Ausgleich:** Der Rechner sollte sich unter Menschen mischen, die etwas vom Genießen verstehen. Das färbt auf Dauer ab. Übrigens: Der soziale Aspekt spielt fürs Essverhalten eine große Rolle.

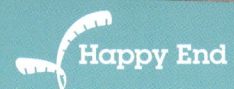
Der Gesundheitsapostel

Kein gesundes Mittelmaß: Für sie ist Ernährung eine ernste Angelegenheit. Solche Menschen entsprechen dem klassischen Kopftyp, der seine Ernährung mit der Kalorientabelle plant, Vitamine, Mineralstoffe und Ballaststoffe in den Mittelpunkt stellt, Kalorien und Cholesterin als Teufelszeug meidet. Dabei macht kein Lebensmittel allein dick oder dünn, krank oder gesund. Es kommt immer auf deren Zusammenspiel an. Dann stellt sich automatisch das Gleichgewicht der Nährstoffe ein, und außerdem schmeckt das Essen dann auch am besten. Genuss und Gesundheit sind in Nahrungsdingen voneinander nicht zu trennen. Obwohl sie eigentlich nie übergewichtig sind, herrscht bei extrem Gesundheitsbewussten nicht selten die Tendenz vor, sich auf Diäten einzulassen.

 Das schafft Ausgleich: Essen und Trinken sind mehr als Kalorien- und Nährstoffaufnahme. Der Genuss beim Essen ist sogar das Salz in der Suppe des gesunden Lebens. So darf es ruhig einmal ein »überflüssiges« Stück Schokolade sein. Zum Ausgleich kann ja ein wenig Sport getrieben werden. Doch auch hier ist Vorsicht geboten: Der Spaß an der Bewegung ist wichtiger als verbissen zurückgelegte Kilometer.

Der Fitness-Esser

Am besten nur Power-Food: Sie bevorzugen Mineraldrinks und beziehen Proteine lieber als Konzentrat aus der Dose als aus rotem Muskelfleisch, denn das könnte ja Fett und Cholesterin enthalten. Fitness-Esser vernachlässigen zugunsten der Power den Geschmack. Um ihre Pfunde

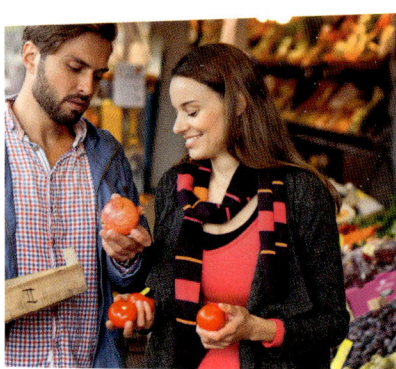
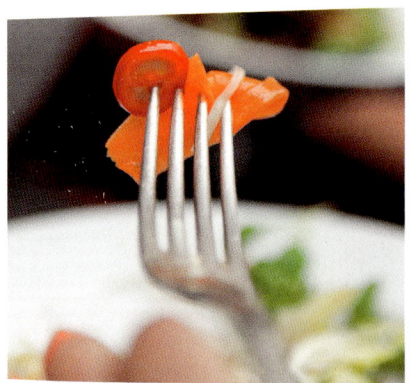
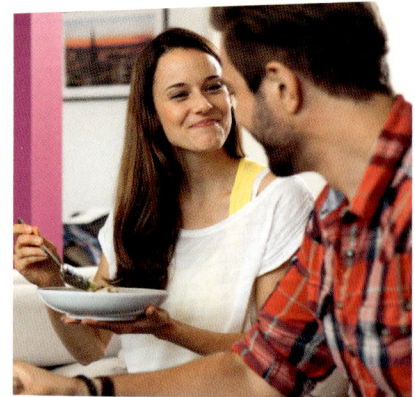

müssen sich diese verbissenen Fitness-Freaks allerdings keine Gedanken machen. High-Tech-Food setzt halt nicht an, weil Fett – das »Schmeckt-nach-mehr-Prinzip« – darin eben nicht eingebaut ist. Und Sport treiben sie meist ohnehin reichlich.

➡ **Das schafft Ausgleich:** Der Muskelaufbau findet erst nach dem Training statt. Deshalb ist die richtige Regeneration auch so wichtig. Und dazu kann der Genuss einer schmackhaften und ausgewogenen Mahlzeit einen großen Beitrag leisten.

Der Frust-Esser

Die gehaltvolle Ersatzbefriedigung: Sie sind die bedauernswertesten in der Essverhaltens-Typologie – die Frust-Esser. Sie können weder richtig genießen, weil sie andauernd ein schlechtes Gewissen haben, noch haben sie mit Diäten dauerhaft Erfolg. Denn ihre Abnehmerwartungen sind stets so hoch angesetzt, dass Enttäuschungen und der Abbruch der Diät geradezu programmiert sind. Also isst dieser Typ wieder frustriert allerlei Ungesundes in sich hinein. Ein verhängnisvoller Kreislauf beginnt, aus dem viele Betroffene allein leider kaum noch herauskommen.

➡ **Das schafft Ausgleich:** Bevor sie ganz in Selbstmitleid versinken, sei diesen Menschen eine energische sachkundige Ernährungsberatung empfohlen. Ebenfalls ratsam: die Teilnahme an einem Ernährungs- und Bewegungsprogramm – am besten in einer Gruppe.

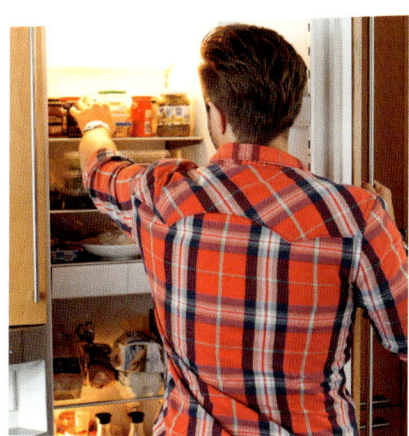
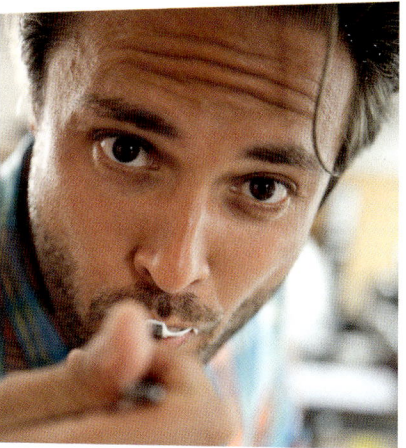
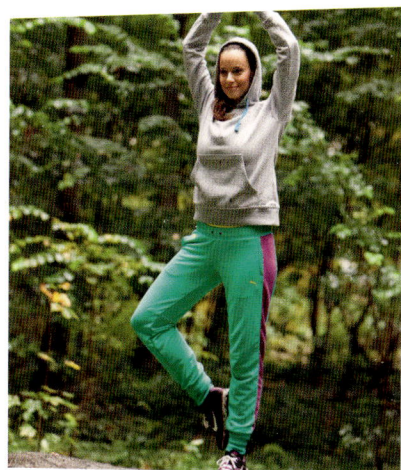

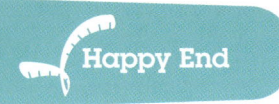

Der Jo-Jo-Diäter

Wie unter Zwang: Jo-Jo-Diäter (meist Diäterinnen) kennen jede Diät und probieren sie auch konsequent aus. Manchmal sind sie sogar erfolgreich – aber nie auf Dauer. Ihr Gewicht bewegt sich wie ein Jo-Jo auf und ab. Dadurch droht die Stoffwechselregulation aus dem Gleichgewicht zu geraten. Das Risiko, übergewichtig zu bleiben und sogar Essstörungen zu entwickeln, wächst. Die Intervalle zwischen zwei Diäten werden immer kleiner, der Frust immer größer. Von Esslust keine Rede: Alles wird nur noch durch die Kalorienbrille betrachtet. Das ewig schlechte Gewissen treibt den Jo-Jo-Typ selbst in den Diätwahn.

 Das schafft Ausgleich: Endlich Schluss mit dem sinnlosen Diät-Stress – für die »kopfbetonten« Jo-Jo-Diäter gibt es dafür nur ein Erfolgsrezept: die Umstellung auf einen ausgewogenen Speiseplan, ergänzt durch körperliche Aktivität, die Spaß macht.

Der Genießer

Hauptsache, es schmeckt: Die Lust am Leben müssen sie nicht lernen, und dass die Liebe durch den Magen geht, ist für sie nicht nur ein Sprichwort. Ihr Hang, sich mit Essen und Trinken zu verwöhnen, birgt allerdings auch Risiken. Dieser sinnenfrohe, eher bauchbetonte Esstyp achtet vor allem aufs Ambiente und darauf, dass es ihm schmeckt. Er wählt seine Lebensmittel mit dem Auge und dem Gaumen, und das aus dem Bauch heraus. Der moderne Genießer kann zwei gesundheitliche Vorteile für sich reklamieren: Er bevorzugt frische Lebensmittel, nährstoff- und aromaschonend zubereitet, und er liebt beim Essen die Abwechslung. Außerdem lässt er sich Zeit. Als Nachteil erweist sich oft die Menge: Als Gourmet und Schlemmer isst er gerne zu viel und kennt bei alkoholischen Getränken, die für ihn unabdingbar zu einem guten Essen gehören, mitunter kein Maß. Das Risiko zum Übergewicht ist somit die Schattenseite im Leben des Genießer-Typs.

 Das schafft Ausgleich: Mehr Bewegung erhöht den Spielraum für Essen-Dürfen und Genießen-Können. Es gilt zudem, die Genussfreude auch auf andere Lebensbereiche auszudehnen, wie z.B. Hobbys oder Reisen. Und nicht nur den Körper, sondern auch die Seele zu verwöhnen.

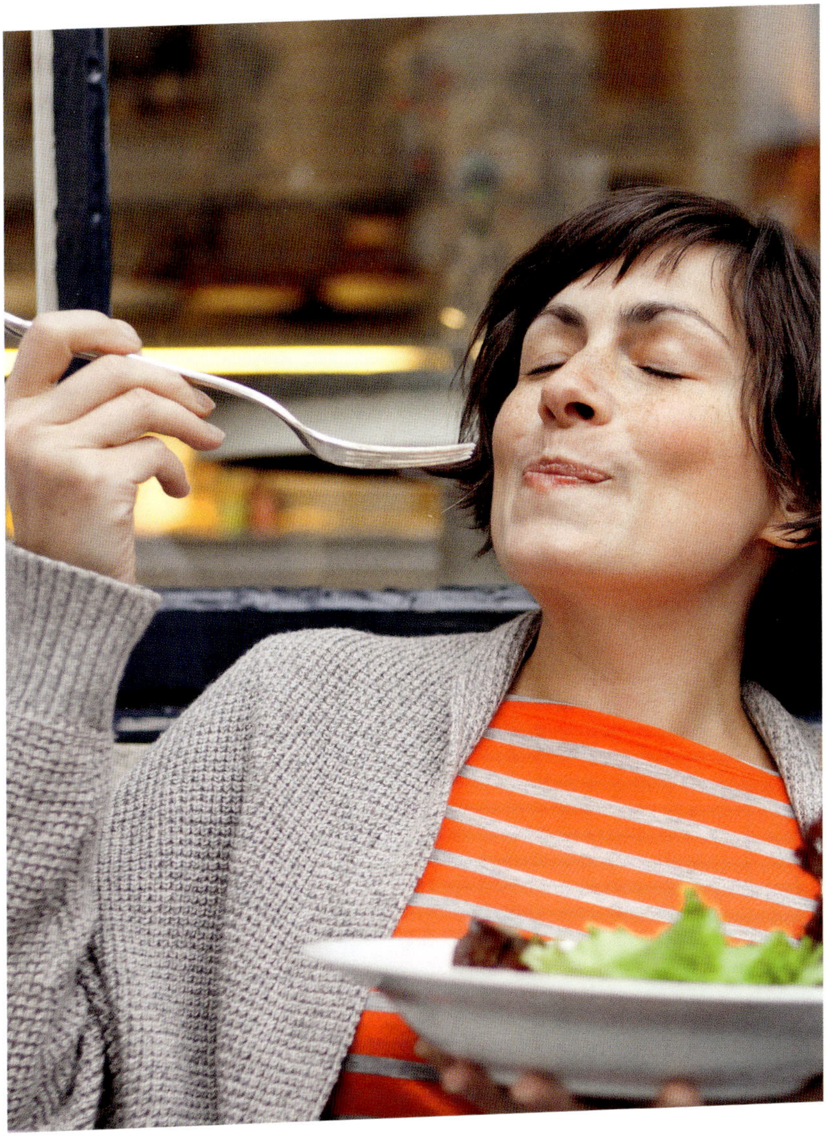

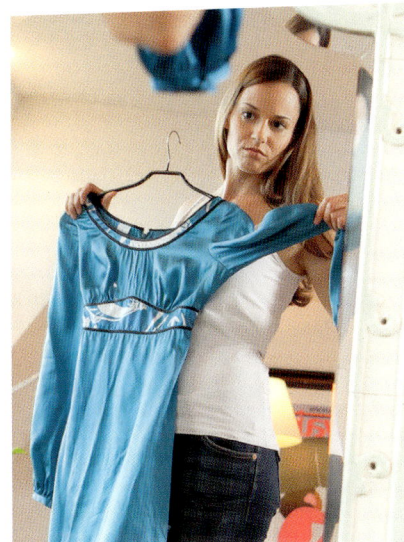

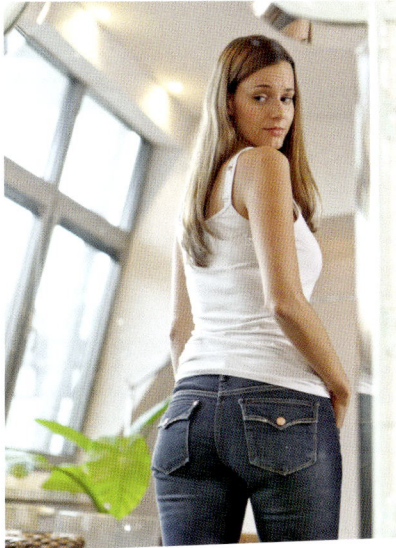

Fazit:

Der ideale Ernährungstyp ist der bewusste Genießer. Ihm gelingt es, das gesunde Gleichgewicht von Kopf (vernunftorientiert) und Bauch (lustorientiert) zu halten. Diese Balance findet er auch, weil er sein Augenmerk sowohl auf die richtige und maßvolle Ernährung als auch auf ausreichende Bewegung legt.

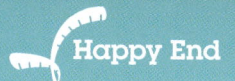
6 Blitzübungen für zwischendurch

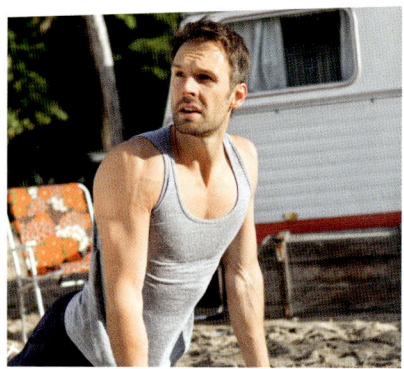
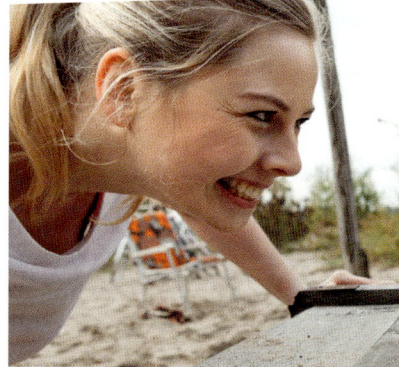
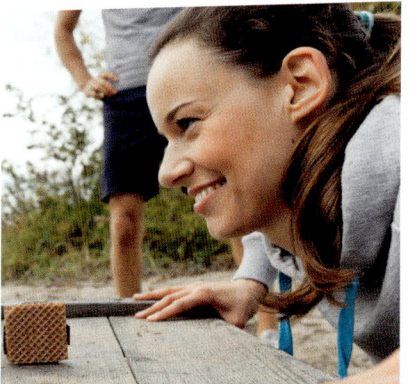

NATÜRLICH FIT: Christo Förster, Diplom-Sportwissenschaftler und systemischer Coach, aktiviert mit seiner JungleFit-Methode ganz gezielt das natürliche Bewegungspotenzial (naturalcoaching.de). In seinem Fokus stehen kreative, spielerische Übungen mit dem eigenen Körpergewicht, die sich wirklich jederzeit und an jedem Ort durchführen lassen. »Wichtig ist nicht, wie lange wir trainieren, sondern wie intensiv«, weiß der Coach. »Kurz und knackig liegt viel mehr in unserer Natur als lang und lahm. Außerdem ist es deutlich effektiver: 20 Minuten intensives Workout an drei Tagen pro Woche reichen völlig aus, um in Form zu kommen.« Und in Form zu bleiben.

BLITZSCHNELL **FIT?**

Verbinden Sie die hier gezeigten Übungen zu einem Blitz-Workout, indem Sie bei jeder Übung so viele Wiederholungen machen, wie Sie schaffen. Aber: nach maximal 1 Minute für 1 Minute pausieren und dann zur nächsten Übung gehen. Insgesamt zwei Durchgänge, also maximal 24 Minuten. Das Ziel: nach und nach die Pausen verkürzen.

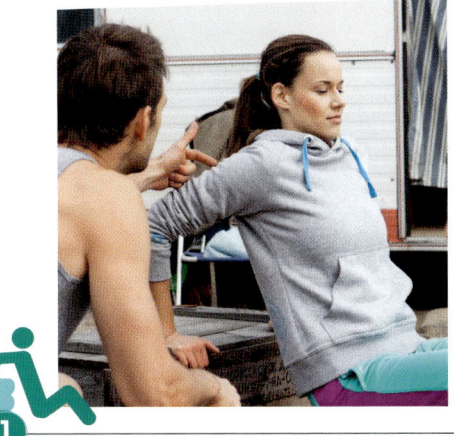

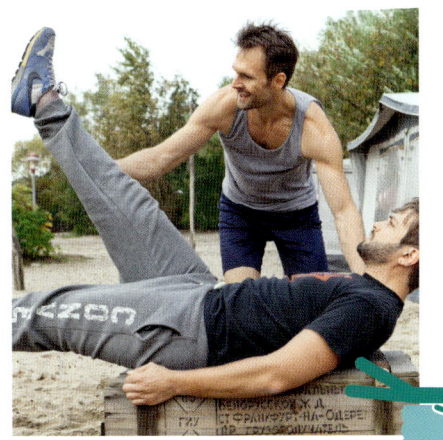

DIPS MIT AUFGESTELLTEN FÜSSEN

DIE Übung für schöne Arme. Setzen Sie sich auf eine Kiste oder Parkbank (ein Stuhl tut es auch), stützen Sie sich mit den Händen ab, und schieben Sie Ihren Körper dann so nach vorne, dass Ihr Po den Kontakt zu der Sitzgelegenheit verliert. Die Füße wandern dabei etwas nach vorne.

Aus dieser Position heraus senken Sie Ihren Körper so weit wie möglich, ohne den Boden zu berühren, nach unten ab. Aus dem Trizeps (rückseitige Armmuskulatur) heraus drücken Sie sich dann wieder nach oben.

Wichtig: Die Hände sollten möglichst eng am Körper bleiben und die Arme sollten beim Hochkommen nicht ganz durchgestreckt werden.

CORE-WORK LIEGEND

Power für den Bauch! Legen Sie sich auf den Rücken und heben Sie die Beine leicht vom Boden ab. Kopf und Schultern ebenfalls etwas anheben (der Blick geht in Richtung Himmel). Jetzt spannen Sie Ihre Körpermitte an.

Aus dieser Grundposition haben Sie verschiedene Möglichkeiten: Halten Sie die Beine zum Beispiel einfach im doppelten 90-Grad-Winkel (Knie- und Hüftgelenk) in der Luft, oder strecken Sie die Beine, um sie abwechselnd kontrolliert auf und ab zu bewegen. Sie können die Beine zum Beispiel auch wie eine Schere nach außen bewegen.

Wichtig: Der untere Rücken sollte nie den Kontakt zum Boden verlieren.

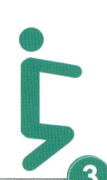

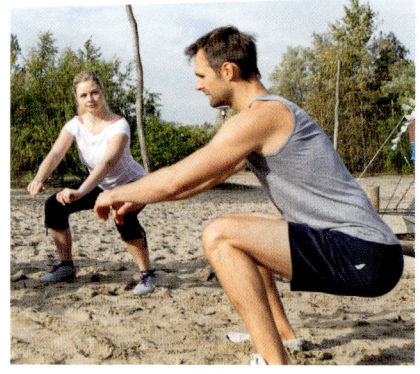

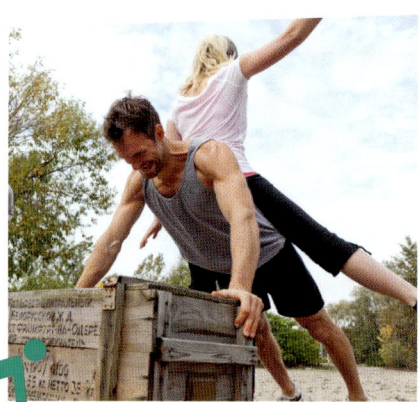

3

4

TIEFE KNIEBEUGE

Kniebeugen trainieren nahezu die komplette Beinmuskulatur. Je tiefer Sie runtergehen, desto größer ist der Effekt – vor allem für den Po.

Stellen Sie die Füße etwa schulterbreit auseinander, die Fußspitzen zeigen dabei leicht nach außen. Senken Sie den Po kontrolliert ab, der Oberkörper bleibt so gerade und aufrecht wie möglich.

Wichtig: Das Gewicht sollte auf den Fersen liegen, die Knie nicht über die Fußspitzen hinaus nach vorne schieben.

Variante: Nutzen Sie die Grundbewegung der Kniebeuge für dynamische Sprünge, zum Beispiel auf eine Kiste oder eine Parkbank.

LIEGESTÜTZ-VARIANTEN

Klassische Liegestütze trainieren vor allem die große Brustmuskulatur und die Körpermitte. Je nach Variation eignen sie sich fast für ein Ganzkörpertraining.

Zur Abwechslung setzen Sie die Hände eng nebeneinander auf, heben Sie ein Bein an, oder stellen Sie beide Füße auf einer Parkbank auf. Sie werden merken, welche Muskeln besonders intensiv angesprochen werden.

Tipp für das Training der Wirbelsäulenbeweglichkeit: Aus dem Liegestütz die Hüften Richtung Boden bringen, die Arme dabei lang lassen und nach vorne oben blicken (»Kobra-Stellung«).

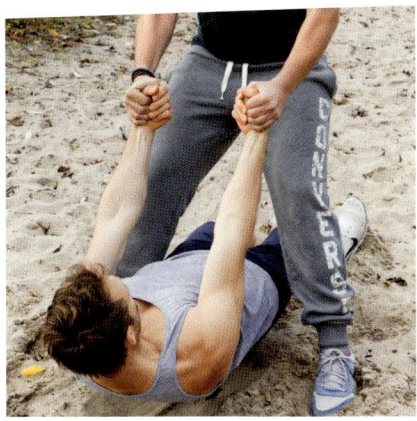

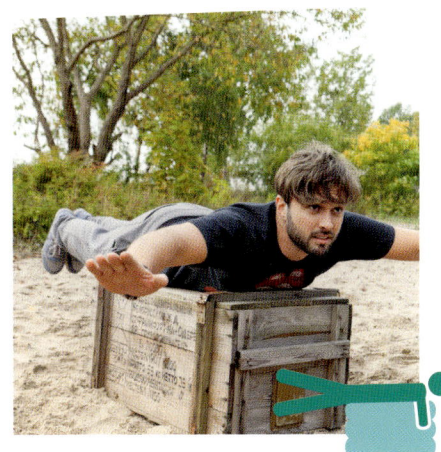

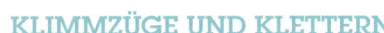

KLIMMZÜGE UND KLETTERN

Perfekt geeignet für das Tuning der Arm- und Rückenmuskulatur. Möglichkeiten, um Klimmzüge zu machen, finden Sie fast überall.

Variieren Sie auch hier die Griffarten (mal eng, mal weit, mal Daumen nach innen, mal nach außen), um immer wieder neue Reize zu setzen. Wer keinen Klimmzug schafft, kann sich auch rücklings unter ein Geländer oder den stehenden Trainingspartner legen und sich »steif wie ein Brett« hochziehen (die Füße bleiben am Boden).

Ein Top-Training sind auch alle Arten des Kletterns. Wann zum Beispiel waren Sie zuletzt auf einem Baum?

BEINPENDEL LIEGEND

Legen Sie sich mit dem Gesicht nach unten auf eine Kiste oder eine Parkbank. Die Beine sollten dabei deutlich über den Rand herausragen und quasi »in der Luft hängen«.

Jetzt bauen Sie Körperspannung auf und bewegen die gestreckten Beine abwechselnd und kontrolliert auf und ab. Diese Übung trainiert nicht nur die Beine und den Po, sondern vor allem auch die untere Rückenmuskulatur.

Fortgeschrittene können bei dieser Übung noch die Arme seitlich anheben, dann wird's noch ein bisschen schwerer.

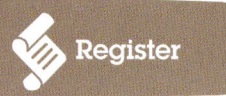
Literaturverzeichnis

Bannasch, L.: genetic balance. Die Diät-Revolution. Heyne, München 2013

Hamm, M.: Knaurs Handbuch Ernährung. München 2003

Hamm, M.: Die GX-Diät. Knaur, München 2006

Hamm, M., Donhauser, R. M.: Die Slow Carb Diät. Knaur, München 2005

Hamm, M.: Die richtige Ernährung für Sportler. Riva, München 2011

Helberg, D., Hamm, M.: Die FIT FOR FUN Basic-Diät. Südwest, München 2001

Hamm, M., Bohlmann, F.: Die Ideal-diät. Lizenzausgabe. Goldmann, München 2012

König, D., Hamm, M., Dickhuth, H. H., Berg, A.: Proteinzufuhr im Sport. In: Sport und Präventiv-medizin 2010, 40:7-12

Larsen, T. M. et al.: Diets with High or Low Protein Content and Glycemic Index for Weight-Loss Maintenance. In: N. Engl. J. Med. 2010, 363: 2102-2113

Trunz, E., Hamm, M.: Style your body. Midena, München 2001

Sachregister

Rezeptregister

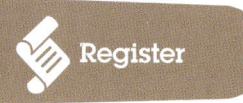
Fotos:

Umschlag-, People- und Foodfotos: Gulliver Theis;
www.gullivertheis.de
Foodstyling: Eliane Muller; www.ellikocht.de
Weitere Bilder:
Privat: S. 9 links, Mitte, rechts; S. 10
Klas Neidhardt: S. 11 oben

Haftungshinweis:

Das vorliegende Buch ist mit größter Sorgfalt und bestem
Wissen erarbeitet worden. Dennoch erfolgen alle Angaben
ohne Gewähr. Autoren und Mitarbeiter können für eventuelle
Nachteile oder Schäden, die sich aus den praktischen Hinwei-
sen ergeben, keine Haftung übernehmen.

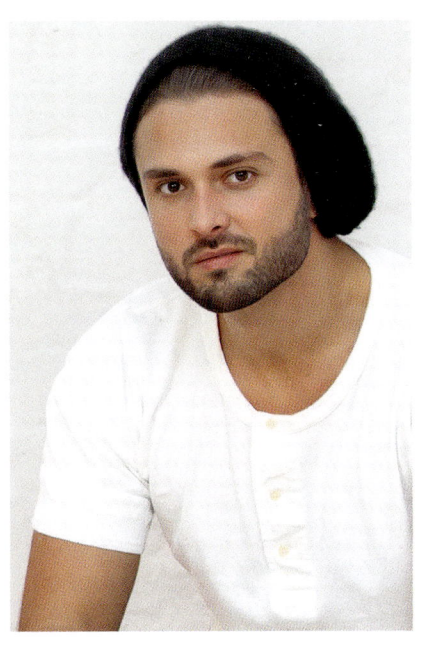

Achim Sam

Als Sohn einer Metzgerfamilie wuchs Achim Sam quasi mit vollen Tellern auf – und das sah man ihm auch an. Bereits in seiner Jugend hatte er mit massiven Gewichtsproblemen zu kämpfen, die er sich zunächst auf dem Fahrrad vom Leib strampelte. Er begann Radrennen zu fahren, gewann viele Landesmeisterschaften und absolvierte Einsätze für die deutsche Nationalmannschaft. Während seines Ökotrophologie-Studiums in Hamburg volontierte Achim Sam parallel an der Burda Journalistenschule. Er belegte außerdem die Masterclass Crossmedia und ist Autor und Co-Autor von Sport- und Food-Ratgebern wie »Die richtige Ernährung für Sportler« und »Perfektes Radtraining«. Heute ist Achim Sam Ressortleiter beim Sport- und Lifestylemagazin FIT FOR FUN und arbeitet als Lehrbeauftragter an der Hochschule für Angewandte Wissenschaften in Hamburg.

Prof. Dr. troph. **Michael Hamm**

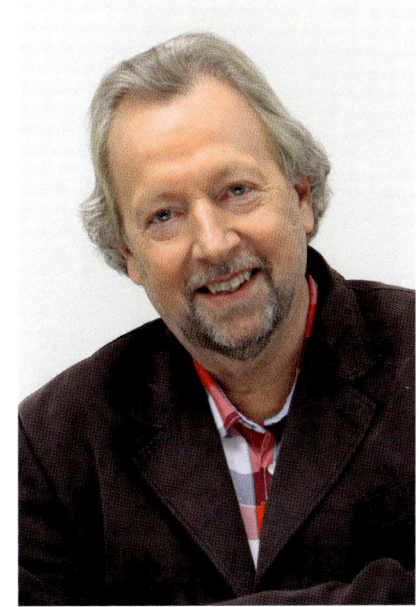

Der renommierte Ernährungswissenschaftler und Dozent im Department Ökotrophologie der Hochschule für Angewandte Wissenschaften Hamburg ist Mitbegründer und Autor der 24STUNDEN**DIÄT**. Seine bisherigen Diätratgeber waren Bestseller (u.a. »Fit For Fun-Diät« und »Die Idealdiät«) und fanden auch in Fachkreisen höchste Anerkennung. Die Arbeitsgebiete des Hamburger Hochschullehrers sind Ernährungsphysiologie, Sportlerernährung und Diätetik. Außerdem ist Prof. Dr. Hamm Mitglied im wissenschaftlichen Beirat der Deutschen Herzstiftung, des Arbeitskreises »Omega 3« und Leiter des Kompetenzbereichs Ernährung beim interdisziplinären Adipositas-Programm M.O.B.I.L.I.S. e.V. in Freiburg. Er ist darüber hinaus Mitglied der Deutschen Akademie für Ernährungsmedizin sowie in verschiedenen internationalen Arbeitskreisen zur Sportlerernährung.

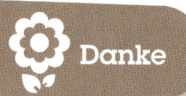 Danke

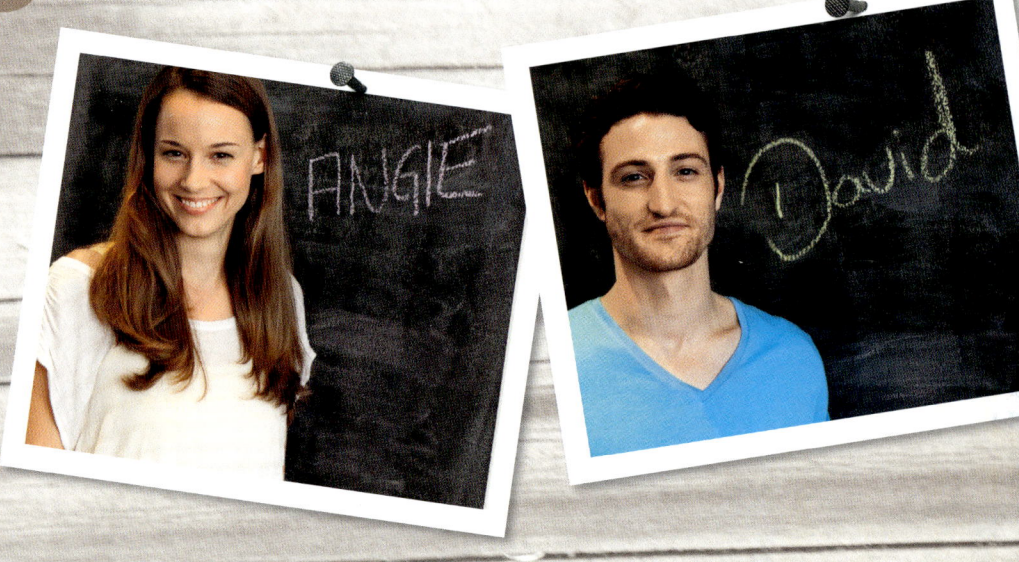

Herzlichen Dank für die Mithilfe

RAPP Germany
Geschirrhersteller RICE
Landschlachterei Frischkorn
Fischfeinkost Faerber
Haralds Imbiss
Bernd Wobbe Obst, Gemüse, Südfrüchte
Café Tide

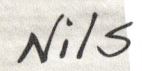 Nils

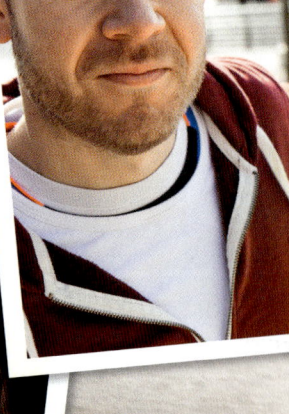

Gulliver

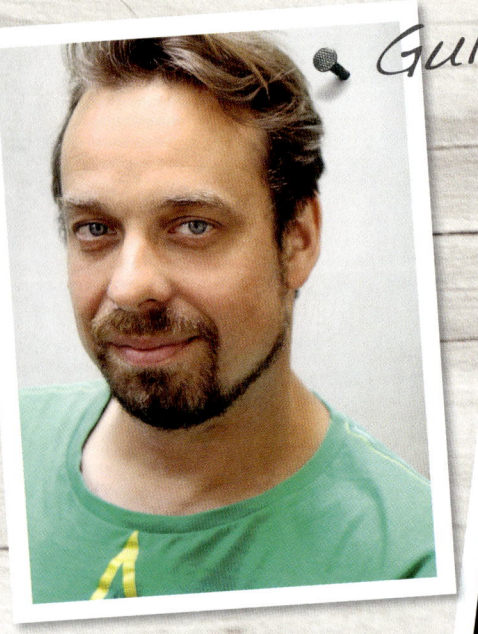

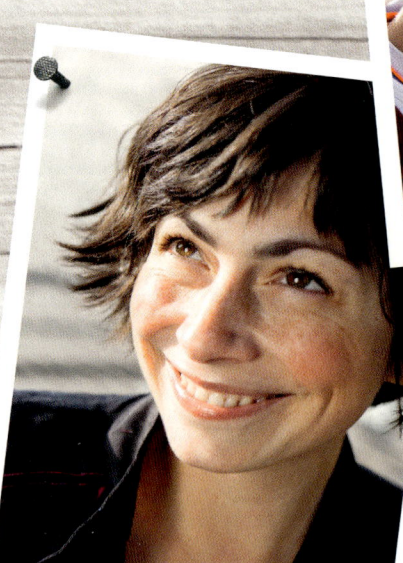

Atessa

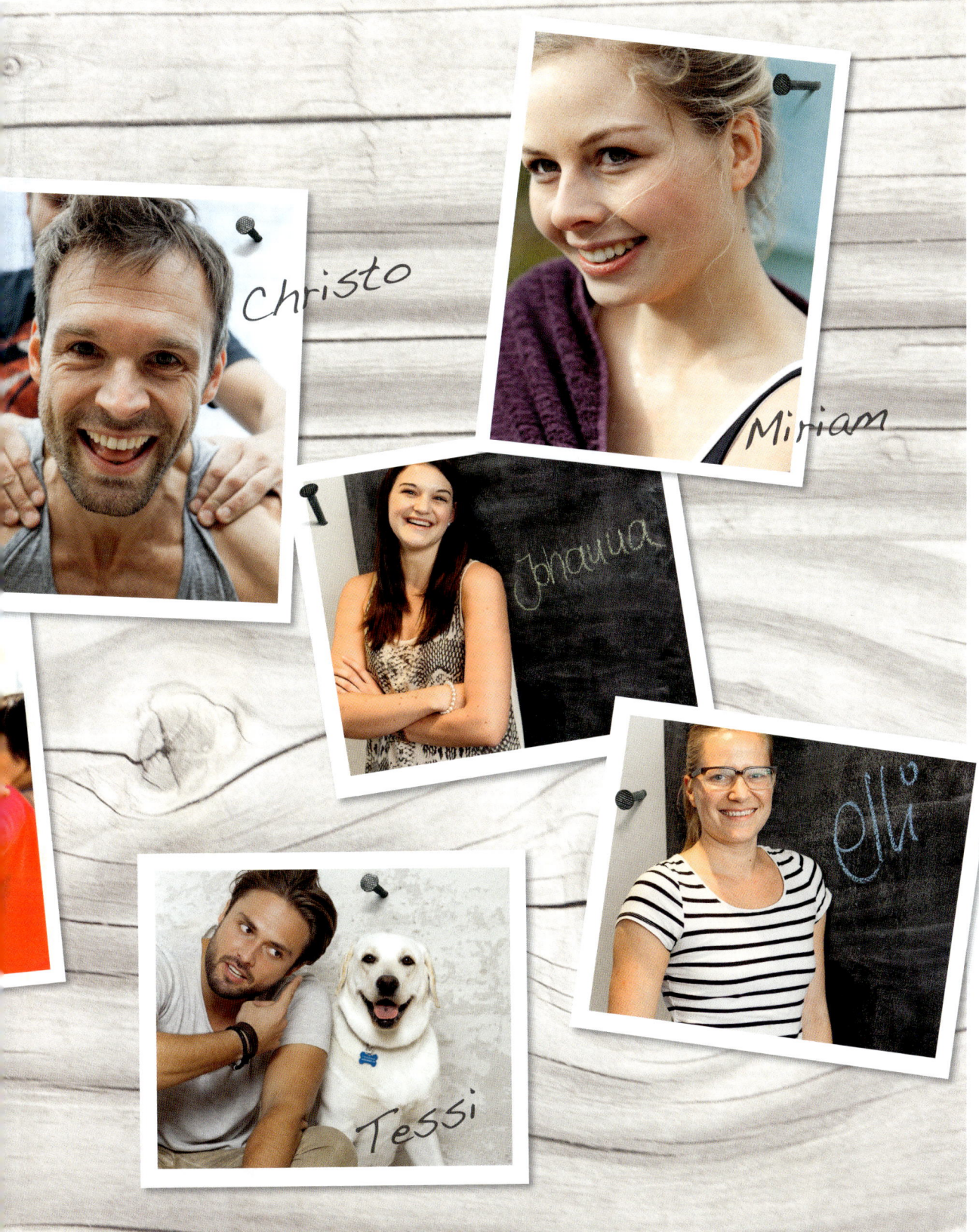

Christo

Miriam

Johanna

Elli

Tessi

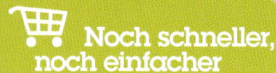
Die Produkte zur 24STUNDEN**DIÄT**:
Sinnvolle Ergänzung für alle mit wenig Zeit

Grundsätzlich gilt: Sie können die 24STUNDEN**DIÄT** ohne weiteres mit den leckeren Rezepten aus unserem Buch absolvieren und so tolle Erfolge erzielen. Wer nach unseren Rezepten kocht, setzt sich sogar automatisch mit gesunder Ernährung auseinander und schult nachhaltig ein bewusstes Essverhalten.

Doch wir bekommen auch immer wieder Zuschriften von Anwendern, die wenig Zeit zum Kochen haben, und trotzdem mit der 24STUNDEN**DIÄT** das ein oder andere Extra-Kilo verlieren wollen. Oder es kommt die Frage auf, wie man sich besser zum Sport motiviert und ob es Tricks gibt, um die Fettverbrennung weiter anzukurbeln.
Wir haben uns also mit vielen Produkten auseinandergesetzt, die auf dem Markt angeboten werden. Und obwohl diese genauen gesetzlichen Richtlinien entsprechen, genügten sie unseren Ansprüchen nicht. Eine Empfehlung für handelsübliche Ersatzmahlzeiten oder Energyshots wollten wir nicht aussprechen. Also haben wir uns daran gemacht und selbst Produkte entwickelt, die unseren zusätzlichen Anforderungen gerecht werden. Diese Produkte ersetzen natürlich keine abwechslungsreiche und ausgewogene Ernährung, aber sie können Sie beim Abnehmen unterstützen.

1 BE MY **MEAL**
Die Diät-Mahlzeit zum Abnehmen und Schlankbleiben

Wir wollten für unsere Anwender ein Produkt, das aus hochwertigen und pflanzlichen Proteinquellen hergestellt wird und somit gleichermaßen für Vegetarier und eine vegane Lebensweise geeignet ist. Es sollte die Muskeln fördern und erhalten und mit Stoffen wie Zink und Cholin den Fettsäurestoffwechsel in Schwung halten. Daraus entstand BE MY **MEAL**, eine Diät-Mahlzeit, die schnell zubereitet ist, richtig lecker schmeckt und dabei höchst wirkungsvoll ist – die ideale Ersatzmahlzeit um Gewicht abzubauen. BE MY **MEAL** enthält enorm viel Eiweiß und basiert auf vier besonders hochwertigen und rein pflanzlichen Proteinquellen (Soja-, Weizen-, Erbsen- und Reiseiweiß). Cholin und Zink unterstützen zusätzlich den Fettsäurestoffwechsel, und Chrom hält unter anderem den Blutzuckerspiegel stabil.

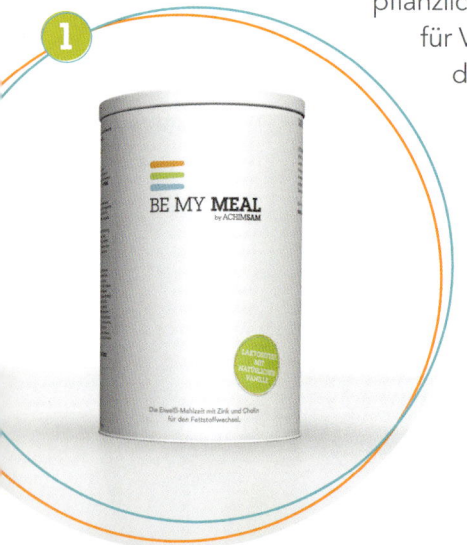

② GET ME **STARTED**
Zum Einheizen und für den Fettstoffwechsel!

Viele Energyshots enthalten viel Zucker und grenzwertige Mengen an stimulierenden Substanzen wie Koffein und Guarana – die zwar wach machen, aber in der Zusammensetzung nicht in jedem Fall das Abnehmen unterstützen. GET ME **STARTED** ist ein natürlicher und aktivierender Turbo mit Pflanzenextrakten aus Grüntee, Ingwer, Hafer und Fenchel sowie Tyrosin und Zink für den Fettsäurestoffwechsel. Er unterstützt zudem mit wertvollem Vitamin C das Immunsystem und wirkt– gerade bei sportlicher Aktivität – Ermüdungserscheinungen entgegen.

③ MAKE MY **DAY**
Wenn es besonders schnell und einfach gehen muss

Aus den beiden Produkten BE MY **MEAL** und GET ME **STARTED** haben wir schließlich MAKE MY **DAY** geschnürt: das SOS-Figur-Paket mit allem, was Sie für einen erfolgreichen 24STUNDEN**DIÄT**-Tag brauchen – und ein hochwertiger Shaker ist auch dabei.

④ 24STUNDEN**BROT**
Schlank mit Biss – das Brot für Ihre Figur

Gemeinsam mit erfahrenen Bäckermeistern haben wir unser aromatisches 24STUNDEN**BROT** kreiert. Darin werden wertvolle Zutaten verbacken: Wir setzen auf Weizenkeime – sie enthalten von Natur aus einen hohen Anteil an Zink und Cholin. Beide Nährstoffe sorgen dafür, dass der Fettstoffwechsel optimal und ungestört ablaufen kann. Eine Extraportion Cholin steckt außerdem in den Inhaltsstoffen Soja und Sonnenblumenkernen. Ein Hauch von Ingwer und Chili runden den Geschmack ab und heizen dem Stoffwechsel mit ihren Scharfmachern (Gingerol und Capsaicin) zusätzlich ein. Das 24STUNDEN**BROT** ist in ausgewählten Bäckereien erhältlich und hat anders als die meisten Brote einen sehr hohen Eiweiß- und einen geringen Kohlenhydratanteil – es enthält 30 Prozent mehr Eiweiß und 60 Prozent weniger Kohlenhydrate als herkömmliche Weizenvollkorn- oder Mischbrote. Und das bei einem Fettgehalt von nur 6,6 Gramm pro 100 Gramm Brot.

Die Produkte sowie eine Suchmaschine für Bäckereien, die unser 24STUNDEN**BROT** führen, finden Sie unter: **www.24-stunden-diaet.de** oder **www.apo-rot.de** Besuchen Sie uns auch auf **Facebook**!

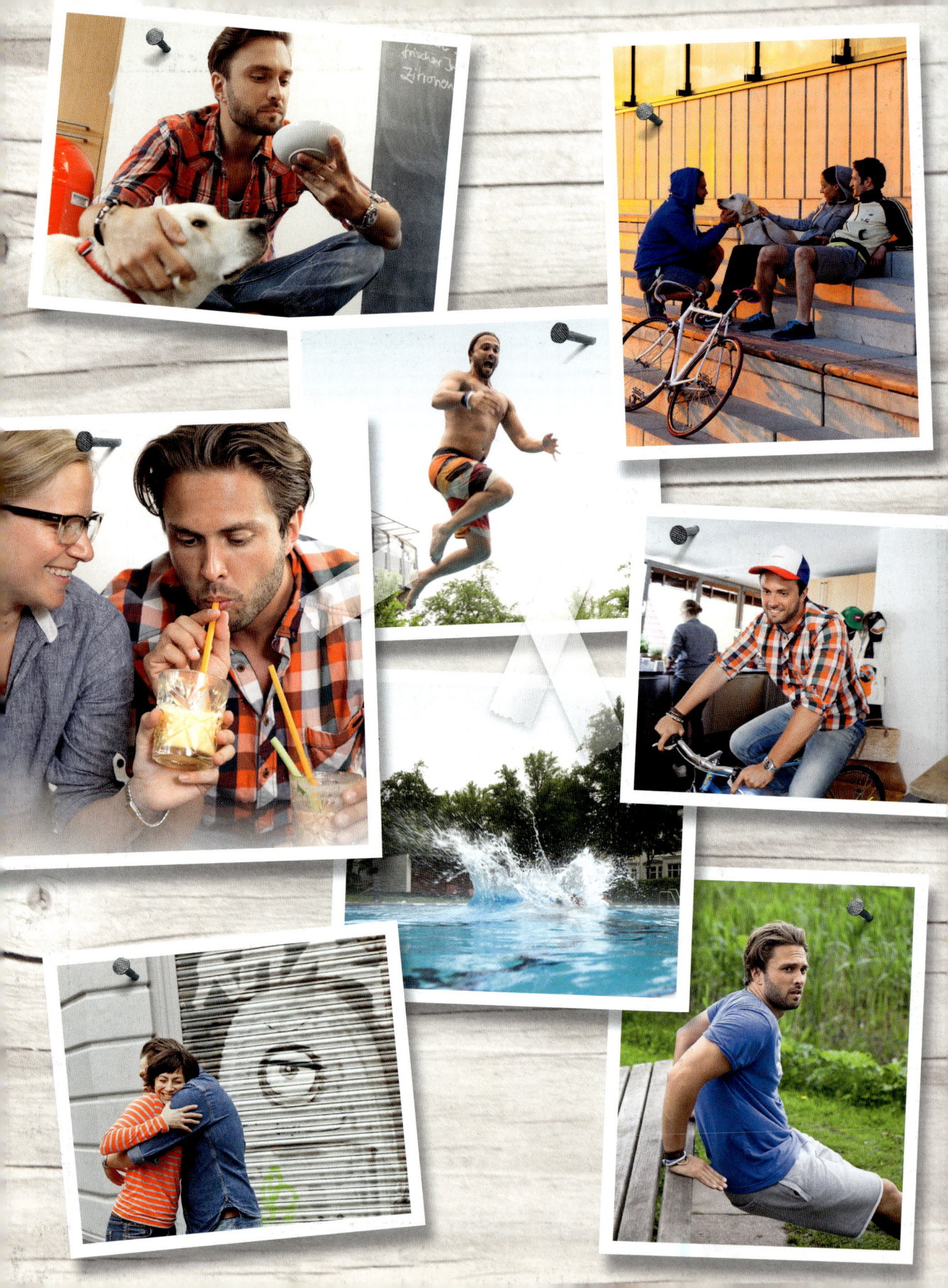